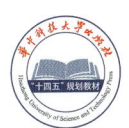

高等职业学校"十四五"规划医学美容技术专业新形态纸数融合教材

中医美容非药物治疗技术（AR版）

主　编　杨国峰　董文静　赵　丽
副主编　王　卓　张　薇　申芳芳
编　者　（以姓氏笔画为序）

王　卓　　西安海棠职业学院
申芳芳　　山东中医药高等专科学校
杨　妮　　西安海棠职业学院
杨国峰　　西安海棠职业学院
沈思阳　　西安海棠职业学院
宋文阳　　西安海棠职业学院
张　奇　　西安海棠职业学院
张　婷　　西安海棠职业学院
张　薇　　重庆三峡医药高等专科学校
赵　丽　　辽宁医药职业学院
董文静　　西安海棠职业学院

华中科技大学出版社
http://www.hustp.com
中国·武汉

内 容 简 介

本书是高等职业学校"十四五"规划医学美容技术专业新形态纸数融合教材。

本书分上、下篇。上篇为理论篇,内容包括中医美容非药物治疗技术概述、针刺技术、灸法、拔罐技术、刮痧技术、推拿美容保健、食物疗法、音乐美容、中医传统养生功法和其他操作技术。下篇为实训篇。

本书可供高职高专医学美容技术等专业使用。

图书在版编目(CIP)数据

中医美容非药物治疗技术:AR版/杨国峰,董文静,赵丽主编.—武汉:华中科技大学出版社,2021.9 (2025.8重印)

ISBN 978-7-5680-7484-1

Ⅰ.①中… Ⅱ.①杨… ②董… ③赵… Ⅲ.①美容-中医学 Ⅳ.①R275

中国版本图书馆CIP数据核字(2021)第196538号

中医美容非药物治疗技术(AR版)

杨国峰 董文静 赵 丽 主编

Zhongyi Meirong Feiyaowu Zhiliao Jishu(AR Ban)

策划编辑:居 颖
责任编辑:张 琴
封面设计:廖亚萍
责任校对:阮 敏
责任监印:周治超

出版发行:华中科技大学出版社(中国·武汉)   电话:(027)81321913
　　　　武汉市东湖新技术开发区华工科技园　　邮编:430223

录　　排:华中科技大学惠友文印中心
印　　刷:湖北新华印务有限公司
开　　本:787mm×1092mm　1/16
印　　张:14.25
字　　数:342千字
版　　次:2025年8月第1版第2次印刷
定　　价:88.00元

本书若有印装质量问题,请向出版社营销中心调换
全国免费服务热线:400-6679-118　竭诚为您服务
版权所有　侵权必究

中医美容非药物治疗技术（AR版）
数字资源编者名单

（以姓氏笔画为序）

申芳芳	山东中医药高等专科学校
杨　妮	西安海棠职业学院
沈思阳	西安海棠职业学院
宋文阳	西安海棠职业学院
张　奇	西安海棠职业学院
张　婷	西安海棠职业学院
张　薇	重庆三峡医药高等专科学校
范　红	西安海棠职业学院
董文静	西安海棠职业学院

网络增值服务

使用说明

欢迎使用华中科技大学出版社医学资源网

1 数字资源浏览

扫对应页码上的课程二维码,即可浏览本书资源页面,点击资源,按系统要求进行账户注册,即可获取相关数字资源。

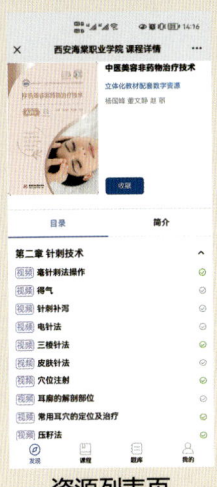

资源列表页

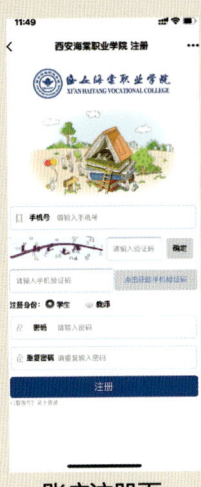

账户注册页

2 视频观看方法

账户注册登录——扫二维码——观看视频。

3 相关课件下载

扫对应页码上的课件二维码,即可进行课件下载(在电脑端打开下载网址,亦可在电脑上下载课件)。

4 AR使用说明

使用微信扫描封面上的"华中出版AR"二维码,或者在微信中搜索"华中出版AR"小程序,进入本书资源列表,按系统提示扫描书中带有AR标识的图片即可进行AR交互体验。

前言

PREFACE

《"健康中国 2030"规划纲要》指出,健康中国是国家战略,并首次提出"大力发展中医非药物疗法",明确要求"到 2030 年,中医药在治未病中的主导作用、在重大疾病治疗中的协同作用、在疾病康复中的核心作用得到充分发挥"。中医美容非药物疗法是一门具有独特的美容保健理论、技术和方法的应用型学科。

西安海棠职业学院联合辽宁医药职业学院、山东中医药高等专科学校、重庆三峡医药高等专科学校三所院校编写本书。本书始终坚持以立德树人为根本,传承和弘扬中华文化,发展并运用中医传统非药物美容技术,以技能操作为主导,突出基本技能训练,以操作细节、流程、要领、技巧、效果、手法准确性及顾客满意度为教学考核重点;注重产教融合、工学结合,突出教材的完整性、系统性、实用性、指导性,同时,注重内容的精准性、简洁性、创新性。本书所有操作流程均以表格呈现,直观、方便,并穿插大量与教学同步的数字资源,配以多媒体课件、视频演示、习题,首次使用 AR(增强现实)技术以方便师生使用,激发学生的学习兴趣。

本书分上、下篇。上篇为理论篇,内容包括中医美容非药物治疗技术概述、针刺技术、灸法、拔罐技术、刮痧技术、推拿美容保健、食物疗法、音乐美容、中医传统养生功法和其他操作技术。其中,推拿美容保健重点介绍了全身美容保健的方法;食物疗法与音乐美容从五行的角度阐述食物与音乐对人体的疗愈作用;中医传统养生功法介绍了易筋经、五禽戏、八段锦三种传统功法;其他操作技术介绍了穴位贴敷、中药熏蒸、中药药浴三种当前热门的古法今用的保健方法。下篇为实训篇。本书编写过程中,编者反复面对面审稿,交叉审稿,主编、副主编统筹定稿以确保教材质量。

本书重视数字教学资源对学习过程和具体教学环节的跟踪和支持,书内的大部分重点知识点有配套视频演示,并将 AR 技术、测验统计等信息化教学手段融入其中。

本书作为数字化资源的载体平台,使教材内容得以跨媒介拓展延伸,且本书的设计理念符合职业教育教学规律和教学环境结合数字化资源开发建设的指导思想。在信息化教学的背景下,服务于教学是本书编写与数字化资源开发融合建设的出发点和落脚点。本书既是一本数字化融合教材,也是课程资源的重要组成部分。

本书编写过程中得到了各兄弟院校和华中科技大学出版社的大力支持,在数字资源编辑过程中得到了北京智学客教育科技有限公司的支持,在此表示深深的感谢。由于形式新,时间紧,任务重,编者水平有限,尽管各环节严谨把关,但也难免有疏漏之处,恳请广大读者及专家批评指正,以便再版时修正提高。

本书中方剂组成尽量与原方保持一致,但需关注国家重点保护野生药材的应用,此类药物在临床应用中应灵活处理,不可照搬照抄原方。

编　者

目录

上篇 理论篇

- 3 第一章 中医美容非药物治疗技术概述
  - 3 第一节 中医美容非药物治疗技术的定义及内容
  - 5 第二节 中医美容非药物治疗技术的特点及应用

- 6 第二章 针刺技术
  - 6 第一节 毫针刺法
  - 17 第二节 电针法
  - 20 第三节 三棱针法
  - 22 第四节 皮肤针法
  - 23 第五节 穴位注射
  - 26 第六节 耳针法
  - 33 第七节 穴位埋线
  - 36 第八节 针灸治疗方法
  - 39 第九节 针灸美容

- 42 第三章 灸法
  - 42 第一节 灸法的概念和特点
  - 43 第二节 施灸材料
  - 46 第三节 灸法的分类及施术方法
  - 54 第四节 灸法的作用与应用
  - 55 第五节 灸法的补泻
  - 56 第六节 灸法操作的注意事项

第四章　拔罐技术　58

第一节　拔罐的基本知识　58
第二节　拔罐的操作　59
第三节　拔罐的作用和适用范围　64
第四节　拔罐的禁忌证及注意事项　65

第五章　刮痧技术　67

第一节　刮痧概述　67
第二节　刮痧的基本操作　68
第三节　刮痧的临床应用及注意事项　73

第六章　推拿美容保健　75

第一节　推拿美容保健的基本知识　75
第二节　推拿美容保健的常用手法　76
第三节　全身推拿美容保健方法　82
第四节　全身推拿美容保健操作流程一览表　93
第五节　注意事项　94

第七章　食物疗法　95

第一节　食疗的概述　95
第二节　食疗的原则　96
第三节　食物的一般性能　97
第四节　食物的配伍　99
第五节　常用食物的功效　99
第六节　食疗禁忌　103
第七节　常用的食疗美容方　104

第八章　音乐美容　109

第一节　音乐美容疗法　109

114　　第二节　常用的美容保健音乐

118　第九章　中医传统养生功法
118　　第一节　中医传统养生功法基础知识
120　　第二节　易筋经
133　　第三节　五禽戏
140　　第四节　八段锦

147　第十章　其他操作技术
147　　第一节　穴位贴敷技术
152　　第二节　中药熏蒸技术
156　　第三节　中药药浴技术

下篇　实训篇

163　项目一　针刺技术
163　　实训一　毫针刺法操作
166　　实训二　针刺补泻操作
168　　实训三　穴位注射的基本操作方法
170　　实训四　穴位埋线的基本操作方法
172　　实训五　耳针法

174　项目二　灸法操作技术
174　　实训一　艾炷灸
181　　实训二　艾条灸

184　项目三　拔罐技术
184　　实训　拔罐的基本操作

项目四　刮痧技术　　188
实训　刮痧的基本操作　　188

项目五　推拿美容保健　　191
实训一　头面部推拿保健训练　　191
实训二　胸腹部推拿保健训练　　194
实训三　上肢部推拿保健训练　　197
实训四　下肢部推拿保健训练　　200
实训五　颈肩部推拿保健训练　　203
实训六　背腰部推拿保健训练　　205

项目六　中医传统养生功法的操作　　207
实训一　易筋经的练习　　207
实训二　五禽戏的练习　　209
实训三　八段锦的练习　　211

项目七　其他操作技术　　213
实训　穴位贴敷　　213

主要参考文献　　215

上篇

理论篇

第一章

中医美容非药物治疗技术概述

全书课件

全书视频

【学习目标】

1. 掌握中医美容非药物治疗技术的定义。
2. 熟悉常见治疗技术概况。
3. 了解中医美容非药物治疗技术的特点及应用。

【情景导入】

经络感传

20世纪50年代,人们在针刺中发现了一种奇怪的现象:有些人接受针刺治疗时,会产生一种沿经脉路线移动的感觉,后来称之为循经感传,产生这一现象的人称为"经络敏感人",但这类人只占人群中很小的一部分。循经感传现象的发现,扭转了以往人们认为经络就是血管的观点,显然,血管无法形成这种感觉循经移动的现象。

问题:

1. 中医非药物治疗技术的理论依据是什么?
2. 中医非药物治疗技术常用方法是什么?

中医是中华民族的瑰宝。即使在现代医学主导的今天,中医学以其医学与文化一体,以及简、便、验、廉、治未病等特色优势,依然护佑着中国人民的健康,滋养着华夏儿女的心灵,并在世界范围内产生越来越大的影响力和吸引力。

现代社会,绿色医疗成为主流。在人们越来越关注健康与养生的今天,仍有一些的因素影响着人类健康。抗生素的滥用促使了耐药性细菌的出现,使临床很多严重感染者死亡;同时,药物的副作用也严重危害着人类的生命。统计表明,我国每年新增聋哑儿童3万左右,其中50%与药物的副作用相关。因此,呼吁绿色医疗方式,呼吁没有副作用的治疗方法,呼吁慢性病、顽固性疾病根本逆转的声音,成为现代医疗中的主流声音。中医非药物疗法可用于养生、保健和治疗,为中医所独有。中医不仅有药物疗法,而且有各种非药物疗法,如砭、针、灸、导引、按跷、拔罐、刮痧、按摩、点穴等,可以应对某些疾病,使患者受益终生。传统疗法与用药一样,也是调动人体的自我康复能力。

第一节 中医美容非药物治疗技术的定义及内容

【任务实施】

中医美容非药物治疗技术主要是在中国传统医学理论指导之下辨证施治,利用一些物理疗法如针灸、拔罐、刮痧、推拿、膳食、功法、穴位贴敷等方法起到美容、保健、防病治病作用的特色疗法,包括针刺技术、灸法、拔罐技术、刮痧技术、推拿技术、养生功法及其他疗法。

一、针刺技术

针刺技术是从中国传统医学的整体观念出发,以针刺手法(毫针、三棱针、皮肤针、穴位埋线)为手段,通过对局部皮肤及穴位的刺激,达到养护皮肤、美化容颜、延缓衰老、治疗面部皮肤病目的的一种方法。此法具有简便易行、无毒无害、安全可靠、效果迅速、适应证广等特点。

二、灸法

灸法属于温热疗法,以艾绒作为施灸材料,对局部皮肤及穴位进行烧灼温熨,达到温通经脉、扶阳固脱、防病保健的目的。此法操作简便,患者容易掌握且能自我治疗,有利于常见病的家庭保健和治疗。

三、拔罐技术

拔罐技术是以罐为工具,利用火力等方法使罐内产生负压,使罐吸拔于特定部位上,从而能够促进局部机体的新陈代谢,加快血液循环,减少多余热量在体内的转化,防止脂肪、毒素、代谢垃圾的沉积,从而达到减肥、濡养、润泽、美颜的效果。

四、刮痧技术

刮痧技术是以脏腑经络学说为指导,用刮痧器具刮拭皮肤经络穴位,达到养生保健及治疗目的的一种理疗技术。此法具有适应证广、疗效明显、操作方便、经济安全等优点。

五、推拿技术

推拿技术是通过手法作用于腧穴或体表,来调节脏腑组织的功能,调动机体内在因素,协调阴阳,调节气血,消除引起损容性皮肤问题的原因,使机体达到正常的生理状态。

六、养生功法

中医传统养生功法康复技术历史悠久,与我国古代"导引"有着极深的渊源,它是在中医基础理论和中医传统养生功法理论指导下产生的一种预防疾病、祛病延年的身心锻炼方法。

七、其他疗法

1. 穴位贴敷技术 在一定的穴位上贴敷某种药物,通过药物、腧穴和经络的共同作用以防治疾病的一种外治法。此法既可以用于养生保健、增强体质,也可以用来治疗常见病及损美性疾病等。

2. 中药熏蒸技术 将中草药煎煮之后,对全身或者局部进行熏蒸,达到治病、保健和美容目的的一种治疗方法,可化瘀消肿、散寒止痛、祛风除湿等。

3. 中药药浴技术 在中医理论的指导下,选配适当的中药,将药物煎汤取液进行全身或局部洗浴(如坐浴、足浴、手臂浴、面浴、目浴等),以达到防治疾病、康复目的的一种外治技术。

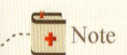

第二节 中医美容非药物治疗技术的特点及应用

【任务实施】

中医学认为：外部容貌只是人体这个有机整体的一部分，它的荣衰与脏腑、经络、气血有密切联系。只有脏腑功能正常，气血旺盛，才能青春常驻。因此，美容应当从补益脏腑，调理经络气血着手，这才是真正、根本的美容方法。而中医美容非药物治疗技术就是从这种整体观念出发，滋补脏腑气血，保健身体，使健康与美容相辅相成。

针灸、推拿、刮痧、拔罐、食疗、功法等美容保健的方法被用于各种美容项目中，并取得了显著的疗效。实践证明，针灸美容对于治疗黄褐斑、痤疮、扁平疣、老年斑、脱发等都有显著的效果。针灸美容的禁忌证较少，同其他疗法适当配合能提高疗效；而且针灸美容与仅注重局部皮肤营养而达到美化容颜的美容方法，效果更加稳定、持久，这也是针灸美容越来越引起人们重视和关注的一个重要原因。可以断言，在21世纪里中医美容非药物疗法将有一个突飞猛进的发展。

同步测试

1. 简述中医美容非药物治疗技术的定义。
2. 简述中医美容非药物治疗技术的内容。
3. 中医美容非药物治疗技术有哪些特点？

第二章

针刺技术

【学习目标】
1. 掌握得气的概念、毫针刺法、行针手法和针刺异常情况的处理与预防。
2. 掌握耳针、电针、穴位注射、穴位埋线操作的要求及注意事项。
3. 熟悉针灸美容、针灸治疗方法。
4. 了解皮肤针、三棱针的操作。

【情景导入】
　　小王和小李是一对好朋友,他们考上了同一所大学。由于环境改变,他们出现了一些不适症状。小王最近每天排便次数增多,小李则出现便秘症状。他们去中医诊所进行针灸调理,医生给两人都针刺了天枢,并且很快见效了,两人对此疑惑不解。
　　问题:腹泻和便秘为什么都可以针刺天枢?

第一节　毫 针 刺 法

毫针刺法操作视频

【任务实施】
一、毫针的结构、规格、检查和保养
（一）毫针的结构
　　毫针可分为5个部分,即针尖、针身、针根、针柄、针尾(图2-1)。
　　针尖是针身的尖端锋锐部分,亦称针芒;针身是针尖与针柄之间的主体部分,亦称针体;针身与针柄连接的部分称为针根;针体与针根之后执针着力的部分称为针柄;柄的末梢部分称为针尾。针柄与针尾多用铜丝或银丝缠绕,呈螺旋状或圆筒状,针柄的形状有圈柄、花柄、平柄、管柄等多种。针柄的作用主要是便于着力,有利于进针操作。其中花柄又称盘龙针,较粗大,常用于火针,有利于散热,使用时不烫手。
（二）毫针的规格
　　毫针的规格主要以针身的直径和长度来区分。临床上以粗细28～30号(0.32～0.38 mm)和长短为1～2寸(25～50 mm)者最为常用。短针多用于耳针及浅刺,长针多用于肌肉丰厚部穴位的深刺和某些穴位的横向透刺(表2-1、表2-2)。

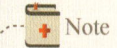

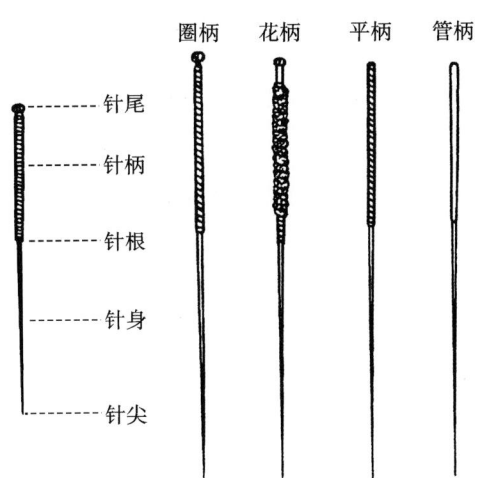

图 2-1　毫针的结构

表 2-1　毫针长短规格表

寸	0.5	1.0	1.5	2.0	2.5	3.0	3.5	4.0	4.5
毫米(mm)	15	25	40	50	65	75	90	100	115

表 2-2　毫针粗细规格表

号　数	26	27	28	29	30	31	32	33
直径/mm	0.45	0.42	0.38	0.34	0.32	0.30	0.28	0.26

（三）毫针的检查

毫针是治病的工具，在使用前要对毫针进行检查，以免影响进针和治疗效果。检查时要注意如下内容。

(1) 针尖要端正不偏，圆而不钝，无毛钩，光洁度高，尖中带圆，形如"松针"，使进针阻力小而不易钝涩。

(2) 针身要光滑挺直，圆正均匀，坚韧而富有弹性。

(3) 针根要牢固，无剥蚀、伤痕。

(4) 针柄的金属丝要缠绕均匀，牢固而不松脱或断丝，针柄的长短、粗细要适中，便于持针。

（四）毫针的保养

保养针具，是为防止针尖受损、针身弯曲或生锈、污染等。因此，对针具应当妥善保存。藏针的器具有针盒、针管和藏针夹等。若用针盒或藏针夹，可多垫几层消毒纱布，将消毒后的针具，根据毫针的长短，分别置于或插在消毒纱布上，再用消毒纱布敷盖，以免污染，然后将针盒、针夹盖好备用。

二、练针法

针刺练习主要是对指力和手法的练习。良好的指力是掌握针刺手法的基础，熟练的手法是运用针刺治病的条件。

（一）纸垫练针法

将报纸折叠成长约 8 cm、宽约 5 cm、厚 2～3 cm 的纸块，用线如"井"字形扎紧，做成纸垫(图 2-2)。练习时,一手拿住纸垫,另一手如执毛笔式持针,使针尖垂直抵在纸垫上,然后右手拇指与食指、中指前后交替地捻动针柄,并逐渐施加一定的压力,待针穿透纸垫后,换另一处再刺。纸垫练习主要用于锻炼指力和捻转等基本手法。

(二)棉团练针法

取棉花一团,用棉线缠绕,外紧内松,做成直径为 6～7 cm 的圆球,外用纱布包裹(图 2-3)。因棉团松软,可以练习提插、捻转、进针、出针等各种手法。

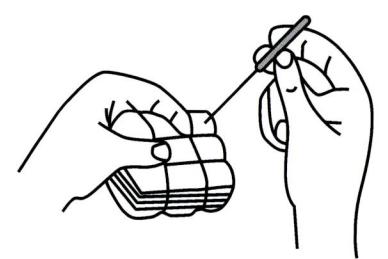

图 2-2　纸垫练针法

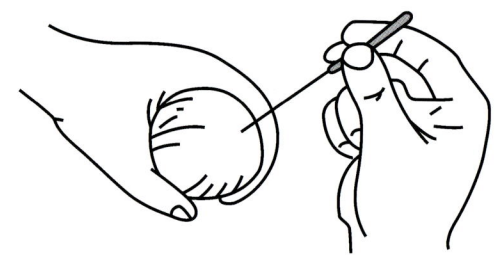

图 2-3　棉团练针法

捻转时,角度均匀,快慢自如,运用灵活;提插时,深浅适宜,幅度一致,针身垂直无偏斜。

(三)自身试针

通过纸垫和棉团的模拟练习,掌握一定的指力和手法熟练后,就可在自己身上或同学之间进行试针。试针时先选择肌肉丰厚的四肢腧穴,亲身体会指力的强弱、针刺的感觉、行针的手法等。

要求能逐渐做到进针无痛或微痛,针身挺直不弯,刺入顺利,提插、捻转自如,指力均匀,手法熟练。

三、针刺前准备

(一)针具的选择

现在多选用不锈钢所制针具,因不锈钢不仅能防锈蚀、耐热,而且具有一定的硬度、弹性和韧性。

金质、银质的针,弹性较差,价格昂贵,故较少应用。临床应用前须按照要求进行检查,以免在针刺施术过程中,给患者造成不必要的痛苦。在选择针具时,除应注意上述事项外,还应根据患者的性别、年龄的长幼、形体的肥瘦,体质的强弱、病情的虚实、病变部位的表里浅深和所取腧穴所在的具体部位,选择长短、粗细适宜的针具。

如对于男性、体壮、形肥,且病变部位较深者,可选稍粗稍长的毫针。对于女性、体弱形瘦而病变部位较浅者,就应选用较短、较细的针具。至于根据腧穴的具体部位进行选针时,一般是皮薄肉少之处和针刺较浅的腧穴,选针宜短而针身宜细;皮厚肉多而针刺宜深的腧穴宜选针身稍长、稍粗的毫针。

临床上选针常以将针刺入腧穴应至之深度,而针身还应露在皮肤上稍许为宜。如应刺入 0.5 寸,可选 1.0 寸的针,应刺入 1.0 寸时,可选 1.5～2.0 寸的针。

(二)体位的选择

体位的选择如表 2-3 所示。

表 2-3　体位的选择

体　位	适　宜　腧　穴
仰卧位	适宜于取前身部（头面、颈部、胸腹、四肢前侧）的腧穴
侧卧位	适宜于取侧身部（侧头、胁肋、侧腰、臀部、四肢侧面）的腧穴
俯卧位	适宜于取后身部（头颈、背、腰、臀、下肢背侧）的腧穴
仰靠坐位	适宜于取头面、颈、胸、四肢的部分腧穴
侧伏坐位	适宜于取侧头、面颊、耳、颈侧、上肢的部分腧穴
俯伏坐位	适宜于取头顶、后头、项、肩、背、上肢的部分腧穴

（三）消毒

消毒包括针具器械消毒、医者手指消毒、针刺部位消毒。

1. 针具器械消毒

（1）高压蒸汽消毒：将毫针等器具用纱布包扎好，或放在针盒里，放在高压蒸汽消毒锅里，一般在 118 kPa 的压力，120 ℃的高温下，保持 30 分钟以上，即可达到消毒灭菌的目的。此法消毒效果最佳。

（2）煮沸消毒：将毫针等器具用纱布包扎好，放入清水锅中，加热待煮沸后再煮 15 分钟左右。此法简便易行，但容易导致锋利的金属器械变钝。

（3）药物消毒：将针具器械放入 75% 的酒精中浸泡 30 分钟，取出后用消毒纱布擦干后使用。

2. 医者手指消毒　医者在针刺前，先用肥皂水将手洗刷干净，再用 75% 的酒精棉球或 0.5% 的碘伏棉球擦拭后，方可持针操作。

3. 针刺部位消毒　在所选的穴位皮肤上用 75% 的酒精棉球擦拭消毒，或先用 2% 的碘酊涂擦，稍干后，再用 75% 的酒精棉球擦拭脱碘。注意应从腧穴部位的中心向外周绕圈消毒。

【知识链接】

95%的酒精和75%的酒精的区别

1. 95%酒精：95%的酒精是工业酒精，酒精纯度高，燃烧充分，燃点旺盛，可于拔罐时使用或用于擦拭紫外线灯。

2. 75%的酒精：75%的酒精主要用于医用消毒。75%的酒精与细菌的渗透压相近，可以在细菌表面蛋白质未变性前不断地向菌体内部渗入，使细菌蛋白质脱水、变性，最终达到杀死细菌的目的。

四、进针方法

进针方法是毫针刺法的首要操作技术，是运用各种手法将毫针刺入腧穴的操作方法。

（一）刺手与压手

刺手与压手的相关内容如表 2-4 所示。

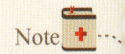

表 2-4　刺手与压手

项　目	概　念	作　用
刺手	持针的手	持针、进针和行针
压手	辅助进针的手	固定腧穴皮肤或使毫针长针针身有所依靠，不致摇晃和弯曲

（二）持针姿势

持针的姿势状如持毛笔。一般以拇、食、中三指夹持针柄，无名指抵住针身，进针时帮助着力，防止针身弯曲。

（三）常用进针方法

常用的进针方法分为单手进针法、双手进针法、针管进针法。双手进针法包括如下4种。

1. 单手进针法　单手进针法的操作流程及操作要领如表 2-5 和图 2-4 所示。

表 2-5　单手进针法的操作流程及操作要领

操作步骤	操作要领	备　注
体位选择	根据所选腧穴的定位，选择正确体位	①患者舒适； ②医者取穴正确、便于操作
选穴及禁忌证	①叙述并指出腧穴定位； ②检查皮肤是否完好无损	①暴露施术部位，注意保暖； ②女性经期禁针
材料准备	0.30 mm×1 寸、0.30 mm×1.5 寸毫针、酒精缸、75％酒精棉球、干棉球、镊子、弯盘等	①材料准备齐全； ②摆放整齐
消毒	①针具无菌； ②操作者双手消毒； ③穴位消毒（一穴一棉球）	消毒要严格
单手进针	①拇指、食指捏持针柄，中指、无名指抵住针身，无名指指腹抵住腧穴旁皮肤； ②速度（快速）、角度（直刺）、深度适宜； ③动作协调	此法多用于短针的进针
出针	①用干棉球按压穴旁皮肤，刺手捏持针柄，将针缓慢退至皮下，快速出皮肤； ②按压针孔，处理医用垃圾	核对针数 防止漏拔
注意事项	整理患者衣物；嘱患者注意保暖、避风寒、畅情志、饮食清淡	
整理	清洁用具、操作台，物品归原处	严格消毒

2. 双手进针法 相关内容如表 2-6 所示。

表 2-6 双手进针法

双手进针法	操 作 要 领	适应腧穴
指切进针法（图 2-5）	①左手拇指或食指端切按在腧穴位置上,右手持针,紧靠左手指甲面将针刺入腧穴。 ②速度（快速），角度（直刺），深度适宜。 ③动作协调	适用于短针的进针
夹持进针法（图 2-6）	①左手拇、食指持消毒干棉球夹住针身下端,针尖露出2～3分,并固定在穴位皮肤表面,右手持针柄,双手配合,左手下压,右手捻转,将针刺入穴位。 ②动作协调	适用于长针的进针
舒张进针法（图 2-7）	①压手拇、食指或食、中指将所刺腧穴部位皮肤向两侧撑开,使皮肤绷紧,刺手持针,将针从压手拇、食指或食、中指的中间刺入。 ②速度（快速），角度（直刺），深度适宜。 ③动作协调	适用于皮肤松弛部位腧穴的进针
提捏进针法（图 2-8）	①压手拇、食指将所刺腧穴部位的皮肤捏起,刺手持针,从捏起部的上端将针刺入。 ②速度（快速），角度（向上斜刺），深度适宜。 ③动作协调	适用于皮肉浅薄部位腧穴的进针

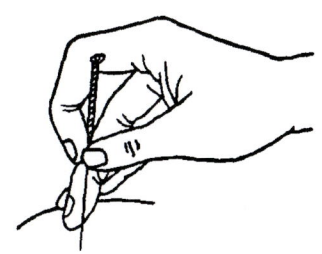
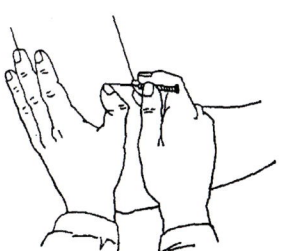
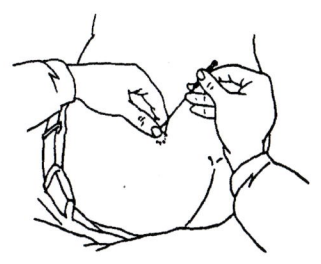

AR 图 2-4 单手进针法　　图 2-5 指切进针法　　图 2-6 夹持进针法

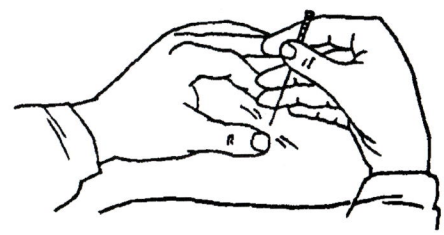
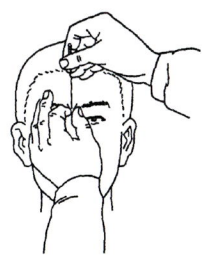

图 2-7 舒张进针法　　　　　　图 2-8 提捏进针法

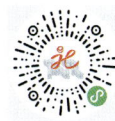
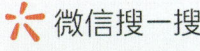

操作提示：微信扫码打开AR小程序,
　　　　　扫描有AR标注的图片

3. 针管进针法　用塑料、玻璃或不锈钢等材料制成的针管,代替压手进针的方法。选用比针管长3分左右的毫针装入针管中,将针尖放置于腧穴上,压手压紧针管,刺手手指快速拍打针柄尾端,使针尖刺入腧穴,再将针管去掉,施行各种手法。

此法进针快捷,患者无痛感,多用于小儿以及惧怕针刺者。

五、针刺的角度和深度

（一）针刺的角度

针刺角度指进针时针身与皮肤表面形成的夹角。一般可分为直刺、斜刺和平刺3种（表2-7）。

表2-7　针刺角度

针刺角度	操作要领	适应腧穴
直刺（图2-9）	针身与皮肤表面成90°角垂直刺入	适用于肌肉较为丰厚部位的大部分腧穴,如四肢、腰臀、腹部的穴位
斜刺（图2-10）	针身与皮肤表面成45°角左右倾斜刺入	适用于肌肉浅薄处或内有重要脏器处的腧穴,如胸、背部穴位,或为避开血管、骨骼、瘢痕部位而采用此法,或为施行行气手法而采用此法
平刺（图2-11）	针身与皮肤表面成15°角左右横向刺入,又称横刺、沿皮刺	适用于皮薄肉少处的腧穴,如头部穴位

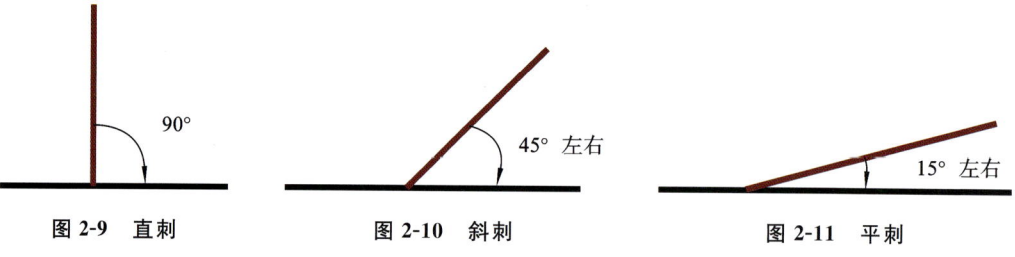

图2-9　直刺　　　　图2-10　斜刺　　　　图2-11　平刺

（二）针刺的深度

针刺深度,主要根据年龄、体质、病情、部位确定（表2-8）。

表2-8　针刺深度

针刺深度	深　刺	浅　刺
年龄	青年、身体强壮者宜深刺	年老体弱、小儿娇嫩之体宜浅刺
体质	形盛体强者宜深刺	形瘦体弱者宜浅刺
病情	阴证、久病,宜深刺	阳证、新病,宜浅刺
部位	四肢、臀、腹及肌肉丰满处的腧穴宜深刺	头面、胸腹部及皮薄肉少处的腧穴宜浅刺

六、行针手法

（一）基本手法

行针的基本手法主要有提插法和捻转法2种（表2-9）。

表 2-9 基本手法

基本手法	操作要领	刺激量	注意事项
提插法 （图 2-12）	①将针刺入腧穴的一定深度后，施以上提下插动作的操作方法。 ②针由深层向上退至浅层为提，由浅层向下刺入深层为插。 ③幅度为 3~5 分，频率为每分钟 60 次	①提插幅度大、频率快、时间长，刺激量就大。 ②提插幅度小、频率慢、时间短，刺激量就小	操作时，提插幅度相等，指力均匀，防止针身弯曲
捻转法 （图 2-13）	①将针刺入腧穴的一定深度后，以刺手拇、食、中指夹持针柄做一前一后、左右交替旋转捻动动作的操作方法。 ②一般捻转的角度为 180°~360°	①捻转角度大，频率快、时间长，刺激量就大。 ②捻转角度小、频率慢、时间短，刺激量就小	指力、角度、频率要均匀，不能单向捻转，否则针身易被肌纤维缠绕，引起局部疼痛，滞针，出针困难

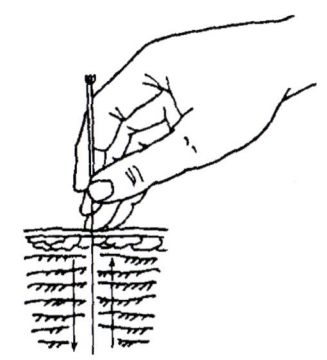

图 2-12 提插法

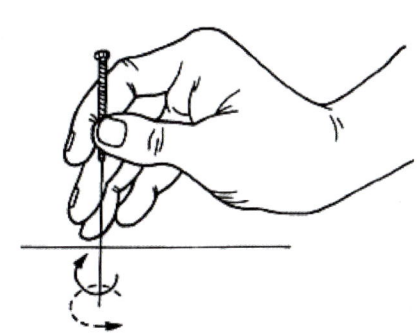

图 2-13 捻转法

（二）辅助手法

辅助手法相关内容如表 2-10 所示。

表 2-10 辅助手法

辅助手法	操作要领	作用
循法 （图 2-14）	施术者用手指顺着经脉的循行路线，在腧穴的上下部轻轻地按揉或叩打	此法能激发经气，易于得气或促使针感向一定方向传导。也可以减轻患者的紧张情绪，使肌肉松弛，解除滞针
弹法 （图 2-15）	在留针过程中，用手指轻弹针尾或针柄，使针体轻微震动的方法	本法有催气、行气的作用
刮法 （图 2-16）	将针刺入一定深度后，以拇指指腹抵住针尾，用食指的指甲由下而上频频刮动针柄的方法	此法可加强针刺感应的传导与扩散，有催气、行气的作用

续表

辅助手法	操作要领	作　用
摇法 （图 2-17）	针刺入一定深度后，手持针柄，将针轻轻摇动的方法。一般摇法有两种：一种是直立针身而摇，以加强针感；另一种是卧倒针身而摇，使经气向一定方向传导	此法可加强针刺感应的传导与扩散
震颤法 （图 2-18）	针刺入一定深度后，以拇、食、中指夹持针柄，小幅度、高频率地提插和捻转，使针身发生轻微震颤的方法	此法可促使得气，增强针刺感应

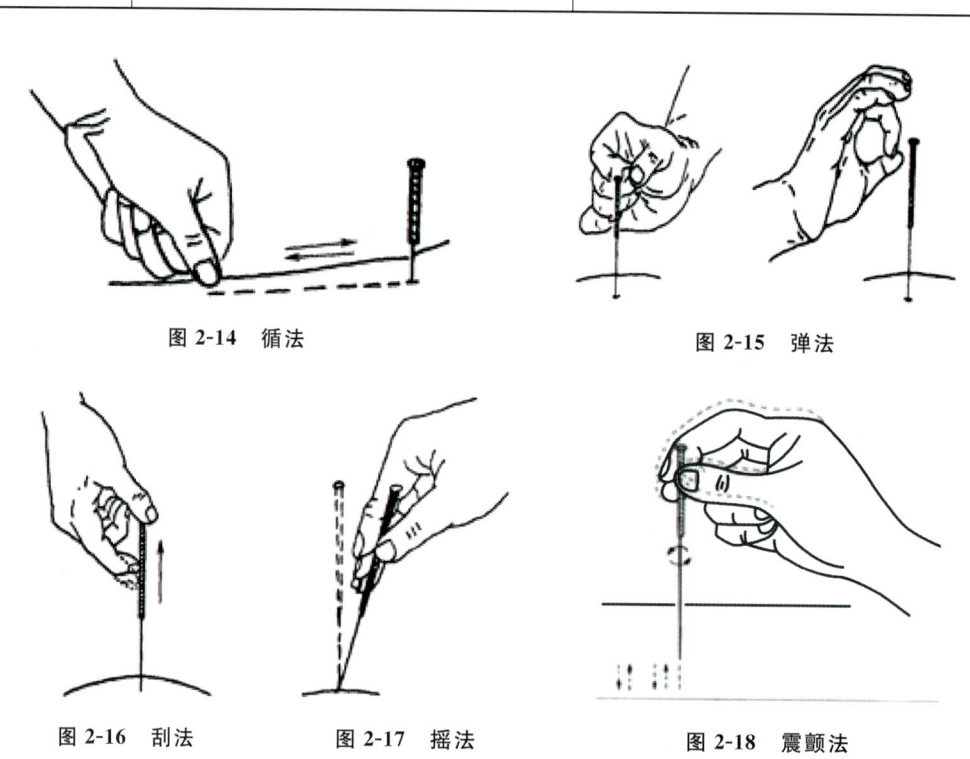

图 2-14　循法　　　　　图 2-15　弹法

图 2-16　刮法　　　图 2-17　摇法　　　图 2-18　震颤法

七、得气

（一）得气的概念

得气，又称"针感"，是指毫针刺入腧穴一定深度后，施以提插或捻转等行针手法，使针刺部位获得的经气感应。经气感应表现在两个方面，一是患者感觉到针刺部位有酸、麻、胀、重等感觉，有时还会出现热、凉、痒、痛、蚁行等感应，这些感应有时还可沿一定的方向和部位传导、扩散。二是医者能体会到针下沉、紧、涩、滞，或针体颤动等感应。正如《标幽赋》所说："轻滑慢而未来，沉紧涩而已至……气之至也，如鱼吞钩饵之浮沉；气未至也，如闲处幽堂之深邃"。

（二）得气的临床意义

得气与否及气至的速迟，不仅关系到针刺的疗效，而且可以借此推断正气的盛衰和疾病的预后及转归。《灵枢·九针十二原》曰："为刺之要，气至而有效。"《金针赋》指出："气速效速，气迟效迟。"一般而言，得气迅速，疗效较好；得气缓慢，疗效较差；不得气者，难以取效。

八、针刺补泻

常用的针刺补泻手法如表 2-11 所示。

表 2-11 针刺补泻

针刺补泻	补 法	泻 法
捻转补泻	针下得气后,捻转角度小、用力轻、频率慢、操作时间短,结合拇指向前、食指向后(左转用力为主)者为补法	针下得气后,捻转角度大、用力重、频率快、操作时间长,结合拇指向后、食指向前(右转用力为主)者为泻法
提插补泻	针下得气后,先浅后深,重插轻提,提插幅度小,频率慢,操作时间短,以下插用力为主者为补法	针下得气后,先深后浅,轻插重提,提插幅度大,频率快,操作时间长,以上提用力为主者为泻法
徐疾补泻	进针时徐徐刺入,少捻转,疾速出针者为补法	进针时疾速刺入,多捻转,徐徐出针者为泻法
迎随补泻	进针时,针尖顺着经脉循行的方向刺入为补法	针尖逆着经脉循行的方向刺入为泻法
呼吸补泻	患者呼气时进针,吸气时出针为补法	吸气时进针,呼气时出针为泻法
开阖补泻	出针后迅速按压针孔为补法	出针时摇大针孔而不按压为泻法
平补平泻	进针得气后,均匀地捻转、提插后即可出针	

针刺补泻
(课件)

九、针刺异常情况的表现、处理和预防

(一)晕针

晕针,是指在针刺过程中,患者发生昏厥的现象。多见于初针患者。

1. 原因 患者精神过度紧张;或体质虚弱;或饥饿,过度劳累,大汗、大泻、大出血后;或体位不当;或医者手法过重。

2. 表现 患者突然出现精神疲倦,头晕目眩,面色苍白,恶心欲吐,多汗,心慌,四肢发冷,脉沉细弱;严重者会出现神志昏迷,扑倒在地,唇甲青紫,二便失禁,血压下降,脉微细欲绝。

3. 处理 立即停止针刺,将针全部拔出。让患者仰卧,头部放低,注意保暖,饮温开水或糖水,轻者即可恢复。重者在上述处理基础上,指掐或针刺水沟、素髎、内关、合谷、太冲、足三里、涌泉等穴,即可恢复。仍不省人事,呼吸细微、脉细弱者,应及时采用西医急救措施。

4. 预防 对初次接受针灸治疗、精神紧张者,应先做好解释工作,消除顾虑;选穴宜少,手法宜轻;体位要舒适,尽量采用卧位;对饥饿、疲劳者,待其进食、体力恢复后,再行针刺。医者在针刺过程中要精神专一,密切观察患者的情况。

(二)滞针

滞针,是指在行针时或留针后,医者感觉针下滞涩,捻转、提插、出针困难的现象。

1. 原因 患者精神紧张;医者进针手法过重,局部肌肉痉挛;医者单向捻转太过,肌纤维缠绕针身引起滞针。

2. 表现 行针时或留针后,医者感觉针下滞涩,捻转不动,提插、出针均感困难,患者感到疼痛。

3. 处理 因患者精神紧张而局部肌肉过度收缩者,嘱其不要紧张,使肌肉放松,可稍延长留针时间；或在附近再刺1针，使局部肌肉放松后即可拔针。因行针不当，或单向捻转而致者，可向相反方向将针捻回，并用刮柄、弹柄法，使缠绕的肌纤维回释，即可消除滞针。

4. 预防　对精神紧张者，应先做好解释工作，消毒患者的紧张情绪；针刺手法要轻巧；行针时捻转角度不要太大，避免单向捻转太过。

（三）弯针

弯针是指进针时，将针刺入腧穴后，针身在体内形成弯曲的现象。

1. 原因　医者进针手法不熟练，用力过猛、过速；或针下碰到坚硬物质；或患者在针刺过程中或留针时移动体位；或针柄受到某种外力碰压；或滞针处理不当等。

2. 表现　进针时或将针刺入腧穴后，针身弯曲，针柄改变了原来的方向和角度，提插、捻转和出针时均感到困难，局部疼痛。

3. 处理　如针身轻度弯曲，可将针缓慢起出；如针身弯曲角度较大，应顺着弯曲方向将针起出；若因患者移动体位所致，应嘱咐患者恢复至原来的体位，放松局部肌肉，再将针缓慢起出。弯针时切忌强行拔出，以防出现断针。

4. 预防　医者进针手法要熟练，指力要轻巧、均匀，避免进针过速、过猛；患者选择舒适体位，留针期间不要改变体位；避免外力碰撞或压迫针柄。

（四）断针

断针，是指针体折断在患者体内。

1. 原因　针具质量欠佳，针身或针根有损坏剥蚀，进针前疏于检查；或行针时强力提插、捻转，引起肌肉猛烈收缩；或针刺时将针身全部刺入腧穴内；或留针时患者随意移动体位；或外力碰撞针柄；或弯针、滞针未能及时处理。

2. 表现　针身折断，残端部分尚露于皮肤外，或全部没于皮肤之下。

3. 处理　发现断针后，医者要冷静，嘱患者切勿变动体位。如残端部分尚露于皮肤外，可用镊子将针起出；如残端与皮肤相平，可用手指按压针孔两旁皮肤，使残端暴露体外，用镊子将针起出；如残端全部没于皮肤之下，应在X线下手术取出。

4. 预防　针刺前应严格检查针具，剔除不符合要求的针具；针刺手法要轻巧，行针时不可强力提插、捻转；针刺时不宜将针身全部刺入腧穴内；留针时嘱患者不要随意移动体位；避免外力碰撞针柄；弯针、滞针时要及时处理。

（五）血肿

血肿，是指针刺部位出现皮下出血而引起肿痛的现象。

1. 原因　针刺前疏于检查，针尖带钩，使皮肉受损；或刺伤血管；或出针时没有及时按压针孔。

2. 表现　针刺部位出现皮下出血而引起疼痛。

3. 处理　若为微量的皮下出血而局部小块青紫，一般不必处理，可自行消退；局部肿胀疼痛较剧，青紫面积大而影响到活动功能时，可先做冷敷止血，24小时后再做热敷，或在局部轻轻揉按，以促使局部瘀血消散吸收。

4. 预防　针具要经常检修，针刺时要注意避开血管，出针时立即用消毒干棉球按压针孔。

十、针刺注意事项

（一）颈项部、眼区、胸背等部位的针刺注意事项

针刺眼区穴和项部的风府、哑门等穴以及脊椎部的腧穴，要注意掌握一定的角度，

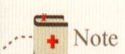

不宜大幅度提插、捻转和长时间留针。对胸、胁、腰、背脏腑所居之处的腧穴,不宜直刺、深刺,对于肝脾肿大、肺气肿患者更应注意。对尿潴留等患者,在针刺小腹部腧穴时,应掌握适当的针刺方向、角度、深度等,以免误伤膀胱等器官。小儿囟门未合时,头顶部腧穴不宜针刺。

（二）妊娠妇女针刺时的注意事项

妇女怀孕 3 个月以内者,不宜针刺小腹部的腧穴。若怀孕 3 个月以上者,腹部、腰骶部腧穴皆不宜针刺。至于合谷、三阴交、昆仑、至阴等穴,在怀孕期禁刺。

同步测试

1. 晕针的表现是什么？如何处理？
2. 双手进针法包括哪些？如何操作？
3. 行针的基本手法有哪些？如何操作？

第二节 电 针 法

【情景导入】

患者张女士,素体偏胖,嗜食肥甘,既往高血压病史 1 年,现言语欠清晰,右侧肢体活动无力,右上肢不能活动,右下肢可抬离床面,无饮水呛咳,无吞咽困难,无头痛、头晕,无心慌、胸闷,无视物旋转,饮食及睡眠可,大小便正常。舌质淡红,苔黄腻,脉弦滑。

问题：
1. 该患者应选择什么针灸疗法？
2. 该疗法有什么优点？

电针法操作视频

【任务实施】

电针法是将针刺入腧穴得气后,在针具上通以接近人体生物电的微量电流,使针和电两种刺激相结合,以防治疾病的一种方法。其优点是能代替人做较长时间的持续运针,节省人力,且能比较客观地控制刺激量。

一、操作流程及操作内容

电针操作流程及内容如表 2-12 所示。

表 2-12 电针操作流程及内容

操作流程	操作内容	备注
物品准备	准备电针仪、治疗盘、毫针、消毒液、棉签、干棉球、镊子	
选穴	选穴配穴方法与针刺法相同。 (1) 经络辨证选穴； (2) 脏腑辨证选穴； (3) 根据神经干通过部位和肌肉神经运动点选穴	(1) 选取主穴； (2) 选择同侧肢体的 1~3 对穴位
摆体位	一般采用卧位	

续表

操作流程	操作内容	备 注
消毒	（1）医者手指消毒； （2）患者针刺部位消毒	75%酒精消毒
针刺	同常规毫针刺法操作	针刺须有得气感
连接电针仪	（1）将输出电位器调至"0"位； （2）负极接主穴，正极接配穴； （3）打开电源开关； （4）选择波形； （5）慢慢调节至所需输出电量，适应后可以增加刺激量	（1）也可不分正负极； （2）通电时间一般在5～20分钟，用于镇痛则一般在15～45分钟
结束操作	（1）将输出电位器退至"0"位； （2）关闭电源开关； （3）取下导线； （4）按起针方法将针取出	

【知识链接】

电针仪的种类很多，主要有交流、直流可调电针机，脉动感应电针机，音频振荡电针机，晶体管电针机等。目前蜂鸣式电针机、电子管式电针机已被半导体电针机所取代。半导体电针机是用半导体元件制作的电针仪，交直流电两用，不受电源限制，且具有省电、安全、体积小、携带方便、耐震、无噪音、易调节、性能稳定、刺激量大等特点。它采用振荡发生器，输出接近人体生物电的低频脉冲电流，既可作电针，又可将点状电极或板状电极直接放在穴位或患处进行治疗，在临床上被广泛应用。

二、波形及作用特点

常见的三种电针波形见表2-13和图2-19。

表2-13 电针波形

波 形	特 点	作用特点	治疗病证
疏密波	疏密波是疏波、密波自动交替出现的一种波形	能增加代谢，促进气血循环，改善组织营养，消除炎性水肿	出血、扭挫伤、关节周围炎、气血运行障碍、坐骨神经痛、面瘫等
断续波	断续波是有节律地时断、时续自动出现的一种波形	能提高肌肉组织的兴奋性，对横纹肌有良好的刺激收缩作用	痿证、瘫痪等
连续波	连续波亦叫可调波，是单个脉冲采用不同方式组合而形成	高频连续波易抑制感觉神经和运动神经，常用于止痛、镇静、缓解肌肉和血管痉挛等； 低频连续波短时兴奋肌肉，长时抑制感觉神经和运动神经	痿证，各种肌肉、关节、韧带、肌腱的损伤及慢性疼痛等

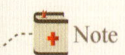

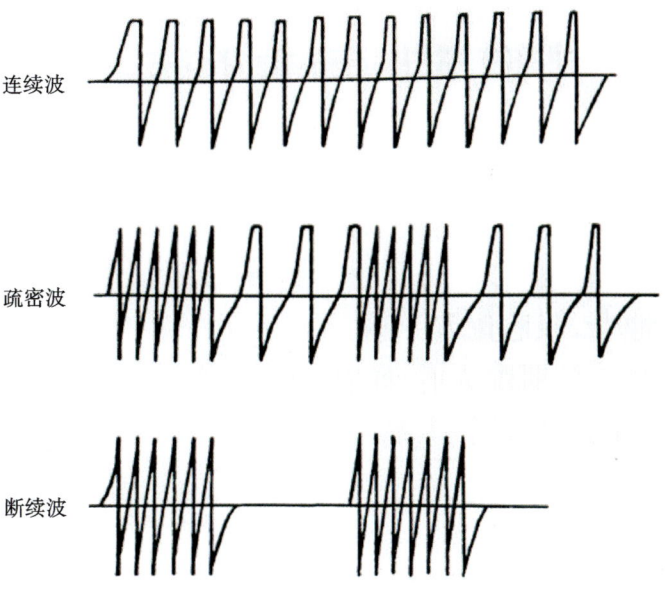

图 2-19 连续波、疏密波、断续波

三、适用范围

电针可调节人体生理功能,有止痛、镇静、促进气血循环、调整肌张力等作用。电针的适应范围基本和毫针刺法相同,故其治疗范围较广。临床常用于各种痛证、痹证和心、胃、肠、膀胱、子宫等器官的功能失调,以及癫狂和肌肉、韧带、关节的损伤性疾病等,并可用于针刺麻醉。

四、注意事项

(1) 电针刺激量较大,需要防止晕针,体质虚弱、精神紧张者,尤应注意电流不宜过大。

(2) 调节电流时,不可突然增强,以防止引起肌肉强烈收缩,造成弯针或折针。

(3) 电针仪最大输出功率在 40 W 以上者,最大输出电流应限制在 1 mA 以内,防止触电。

(4) 温针灸中的毫针使用过后,针柄表面因氧化而不导电,使用时需将输出线夹在毫针的针体上或使用新的毫针。

(5) 心脏病患者,应避免电流回路通过心脏。尤其是安装心脏起搏器者,应禁止应用电针。在接近延髓、脊髓部位使用电针时,电流量宜小,切勿通电太强,以免发生意外。孕妇亦当慎用电针。

(6) 应用电针要注意"针刺耐受"现象的发生。所谓"针刺耐受",就是长期多次反复应用电针,机体对电针刺激产生耐受,而使其疗效降低的现象。

(7) 电针仪在使用前须检查性能是否完好,如电流输出时断时续,须注意导线接触否良好,应检查修理后再用。干电池使用一段时间后如输出电流微弱,须更换新电池。

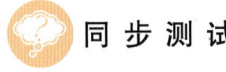

同 步 测 试

1. 简述电针的概念。
2. 电针的波形有哪些?作用特点分别是什么?
3. 电针的适用范围包括哪些?

第三节 三棱针法

三棱针法操作视频

【任务实施】

三棱针古称"锋针",是一种常用的放血工具,属于古代"九针"之一,由不锈钢材料制成,针长约6 cm,针柄稍粗,呈圆柱体,针身呈三棱状,尖端三面有刃,针尖锋利,常用规格有大号、小号两种。

用三棱针刺破人体的一定部位或腧穴,放出少量血液,达到治疗疾病的目的,古人称之为"刺血络"或"刺络",现代称为"放血疗法"。古代对此法十分重视,如《灵枢·九针十二原》提出:"宛陈则除之,去血脉也。"《灵枢·官针》篇更有"络刺""赞刺""豹纹刺"等具体的记载,表明三棱针刺络放血是一种十分重要而且常用的针刺法。

一、操作流程及内容

三棱针的针刺方法一般分为点刺法、散刺法、刺络法、挑刺法。

三棱针操作流程及内容见表2-14。

表2-14 三棱针操作流程及内容

针刺方法	概　念	操作流程	备　注
点刺法	将三棱针快速刺入腧穴,放出少量血液或挤出少量黏液的方法	(1) 用左手拇、食指从周围向针刺处推按; (2) 先用2%碘酒消毒,再用75%酒精棉球脱碘; (3) 针刺时左手拇、食、中指固定被刺部位; (4) 右手持针刺入3～5 mm,随即将针迅速退出; (5) 挤压出血少许,用消毒棉球按压针孔	用于指、趾末端的十宣、十二井穴和耳尖及头面部的攒竹、上星、太阳等穴
散刺法	散刺法又称豹纹刺,是对病变局部周围进行点刺的一种方法	(1) 选择针刺区域; (2) 消毒(同上); (3) 根据病变部位大小的不同,可刺10～20针; (4) 由病变外缘环形向中心点刺	排出瘀血,消除水肿,祛瘀生新,通经活络。用于治疗局部瘀血、血肿或水肿、顽癣等
刺络法	将三棱针刺入浅表血络(静脉),放出适量血液的方法	(1) 将止血带结扎在针刺部位上端、近心端; (2) 消毒(同上); (3) 针刺时左手拇指压在被针刺部位下端; (4) 针刺静脉2～3 mm; (5) 立即起针,解开止血带; (6) 待出血停止后用消毒棉球按压针孔	用于曲泽、委中等穴,治疗急性吐泻、中暑、发热等

续表

针刺方法	概　念	操作流程	备　注
挑刺法	用三棱针挑破腧穴皮肤或皮下纤维组织以治疗疾病的方法	(1) 消毒(同上)； (2) 用左手按压施术部位两侧，或捏起皮肤，使皮肤固定； (3) 右手持针迅速刺入皮肤 1～2 mm 或 5 mm； (4) 随即将针身倾斜以挑破皮肤，放出少量血液或少量黏液；或挑断部分皮下纤维组织； (5) 出针后用敷料覆盖	用于治疗肩周炎、胃痛、颈椎病、失眠、血管神经性头痛、痔疮等

每日或隔日治疗 1 次，13 次为 1 个疗程。出血量多者，每周 1～2 次。一般每次出血量以数滴至 5 mL 为宜。

【知识链接】

围　刺

围刺是一种在病变部位周围进行包围式针刺以提高疗效的刺法。本法也是古代扬刺法的发展。围刺法的主要特点有两个：一是多针，每一穴区或部位的针刺数均超过 4 根，多则数十根，意在增强刺激量；二是围刺，即以病变部位(或穴区)为中心，进行一层或多层包围性针刺。

二、适用范围

三棱针放血疗法具有通经活络、开窍泻热、消肿止痛等作用。其适用范围较为广泛，凡各种实证、热证、瘀血、疼痛等均可应用。较常用于某些急证和慢性病，如昏厥、高热、中暑、中风闭证、咽喉肿痛、目赤肿痛、顽癣、痈疖初起、扭挫伤、疳证、痔疮、顽痹、头痛、丹毒、指(趾)麻木等。

三、注意事项

(1) 施术前，要做好必要的解释工作，以消除患者顾虑。
(2) 严格消毒，防止感染。
(3) 点刺时手法宜轻、稳、准、快，不可用力过猛，防止刺入过深，创伤过大，损害其他组织。一般出血不宜过多，切勿伤及动脉。
(4) 体质虚弱者、孕妇、产后及有出血倾向者，均不宜使用本法。患者体位要舒适，谨防晕针。

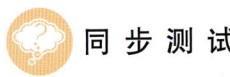

同 步 测 试

1. 简述三棱针的概念。
2. 三棱针的适用范围包括哪些？
3. 使用三棱针的注意事项是什么？

皮肤针法操作视频

第四节 皮肤针法

【任务实施】

运用皮肤针叩刺人体一定部位或穴位,激发经络功能,调整脏腑气血,以达到防治疾病的方法,叫作皮肤针法。

皮肤针,又有"梅花针""七星针""罗汉针"之分,是以多支短针组成,用来叩刺人体特定部位或穴位的一种针具。

皮肤针的针头呈小锤形,针柄一般长15～19 cm,一端附有莲蓬状的针盘,针盘下面散嵌着不锈钢短针。根据所嵌不锈钢短针的数目不同,可分别称为梅花针(5支针)、七星针(7支针)、罗汉针(18支针)等;根据针柄的材质不同,有硬柄皮肤针和软柄皮肤针之分。皮肤针针尖不宜太锐,呈松针形,针柄要坚固、具有弹性,全束针平齐,防止偏斜、钩曲、锈蚀和缺损。现代又发明了一种滚刺筒,是用金属制成的筒状皮肤针,具有刺激面广、刺激量均匀、使用简便等优点。

【知识链接】

硬柄皮肤针与软柄皮肤针的持针方法

硬柄皮肤针:将针柄末端置于掌心,拇指居上,食指在下,余指呈握拳状固定针柄末端。

软柄皮肤针:用拇指和中指夹持针柄两侧,食指置于针柄的上面,无名指和小指将针柄末端固定于大小鱼际之间。

一、操作流程及内容

皮肤针操作流程及内容见表2-15。

表2-15 皮肤针操作流程及内容

操作流程	操作内容	备注
物品准备	梅花针或七星针等针具、75%酒精、干棉球、镊子等	物品摆放整齐
患者准备	嘱患者放松,有刺痛感属正常现象	
针刺部位选择	(1) 选择体位; (2) 针对不同疾病选择不同的针刺部位	体位一般为卧位或坐位
消毒	取75%酒精消毒医者手指和叩刺部位	严格消毒
叩刺	右手拇指、中指、无名指握住针柄,食指伸直按住针柄顶端,垂直叩刺	(1) 叩刺方法有循经叩刺、穴位叩刺、局部叩刺; (2) 持针姿势正确,垂直叩刺
结束操作	(1) 对于局部有出血者,用酒精棉球再次消毒; (2) 嘱患者保持针刺局部清洁,不可立即洗涤; (3) 物品归原处	

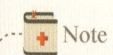
Note

【知识链接】

皮肤针的刺激强度分为轻、中、重三种。

（1）轻：用力小，皮肤仅潮红充血，适用于头面部位及老弱患者、妇女。

（2）中：皮肤有明显潮红，但不出血，适用于一般部位及一般患者。

（3）重：用力大，皮肤明显潮红，微出血，适用于压痛点、背部、臀部及年轻体壮者。

二、适用范围

皮肤针的适用范围很广，临床上各种病证均可应用，如近视、视神经萎缩、急性扁桃体炎、感冒、咳嗽、慢性肠胃病、便秘、头痛、失眠、腰痛、斑秃、痛经等。

三、注意事项

（1）要经常检查针具，注意针尖有无毛钩，针面是否平齐，滚刺筒转动是否灵活。

（2）叩刺时动作要轻，正直无偏斜，以免造成患者疼痛。

（3）局部有溃疡或损伤者不宜使用本法，急性传染性疾病和急腹症患者也不宜使用本法。

（4）叩刺局部或穴位时，若手法重而出血，应进行清洁和消毒，注意防止感染。

（5）滚刺筒不要在骨骼突出部位滚动，以免产生疼痛或出血。

同步测试

1. 简述皮肤针的概念。
2. 皮肤针的适用范围包括哪些？
3. 使用皮肤针的注意事项是什么？

第五节　穴位注射

【任务实施】

穴位注射又称水针疗法，是将针刺与药物治疗相结合的治疗疾病的方法。针对所患的疾病，根据穴位相应的治疗作用和药物的药理性能，选择相应的腧穴及药物，把针刺、药物对穴位的渗透作用结合在一起，发挥综合效应，对某些疾病有特殊的疗效。

穴位注射操作视频

一、常用药物

凡是可以肌内注射的药物，都可用于穴位注射，主要有3类。

1. 中草药制剂　常用的中草药制剂有丹参注射液、复方当归注射液、川芎嗪注射液、鱼腥草注射液、银黄注射液、柴胡注射液等。

2. 维生素类制剂　如维生素B_1、维生素B_6、维生素B_{12}注射液，维生素C注射液，维丁胶性钙注射液等。

3. 其他常用药物　如5%~10%葡萄糖、生理盐水、泼尼松龙、曲安奈德、盐酸普鲁卡因、利多卡因、神经生长因子、甲钴胺、硫酸阿托品、山莨菪碱、加兰他敏、氯丙嗪等。

二、适用范围

穴位注射的适用范围很广，内、外、妇、儿科疾病中凡是针灸治疗适应证的，大部分可采用本法。

1. 运动系统疾病 如肩周炎、关节炎、腰肌劳损、骨质增生、扭挫伤等。

2. 神经精神系统疾病 如三叉神经痛、面神经麻痹、坐骨神经痛、多发性神经炎、头痛、癫痫、神经衰弱等。

3. 消化系统疾病 如胃下垂、胃肠功能紊乱、肠易激综合征、痢疾等。

4. 呼吸系统疾病 如急慢性支气管炎、上呼吸道感染、支气管哮喘、肺结核等。

5. 心血管疾病 如高血压、冠心病、心绞痛等。

6. 皮肤疾病 如荨麻疹、痤疮、神经性皮炎等。

7. 妇科疾病 如子宫脱垂、滞产。

8. 儿科疾病 如小儿肺炎、小儿腹泻等。

三、操作流程及内容

穴位注射操作流程及内容见表2-16。

表2-16 穴位注射操作流程及内容

操作流程	操作内容					备注
准备工具	(1) 消毒注射器针头; (2) 碘伏,75%的酒精,棉签; (3) 注射药物					根据需要选择不同型号的针头、不同的药物
穴位及体位选择	(1) 根据针灸治疗时处方原则选穴; (2) 依据穴位选择合适的体位					(1) 也可结合经络、穴位的触诊法,选取阳性反应点; (2) 每次2~4穴,"少"而"精",宜选肌肉丰满的部位
注射剂量	耳部	头面	胸背	四肢	腰臀	不超过药物说明书规定的肌内注射剂量
	0.1 mL	0.3~0.5 mL	0.5~1 mL	1~2 mL	2~5 mL	
消毒	(1) 用75%的酒精消毒医者的手; (2) 用碘伏消毒穴位处皮肤					
抽药	使用注射器抽取一定量药物,并排出针筒内空气					
进针	(1) 右手持注射器对准穴位或阳性反应点,快速刺入皮下; (2) 将针缓慢推进,达规定深度后产生得气感应; (3) 回抽无血,便可将药液注入。药液较多时边退针边推药,或使注射器针头向几个方向注射药液					对急性病、体强者,给予较强刺激,推液可快;对慢性病、体弱者,给予较轻刺激,推液可慢;一般疾病,则用中等刺激,推液也宜以中等速度
出针	棉签轻压针孔处,快速出针,并按压针孔					

急症患者每日1~2次,慢性病患者一般每日或隔日1次,6~10次为1个疗程。反应强烈者,可隔2~3日1次,穴位可左右交替使用。疗程间可休息3~5日。

四、临床应用

穴位注射的适用范围非常广泛,凡是针灸的适应证大部分可用本法治疗。现将部

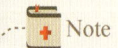

分常见病证的穴位注射法介绍如下(表2-17)。

表2-17 常见病证的穴位注射法

病 名	穴 位	常 用 药 物
支气管哮喘	定喘、肺俞、孔最	发作期：鱼腥草注射液 缓解期：胎盘组织液、人参注射液
胃下垂	脾俞、胃俞、足三里	黄芪注射液
痢疾	上巨虚、天枢	庆大霉素注射液、黄连素注射液
泌尿系统结石	肾俞、关元、三阴交、阴陵泉	10%葡萄糖20～40 mL，每穴注射2～8 mL
多发性神经炎	上肢：曲池、外关 下肢：足三里、三阴交	ATP，辅酶A，加兰他敏，注射用复方三维B（Ⅱ）
风湿性关节炎	上肢：肩髃、曲池、外关、阿是穴 下肢：环跳、血海、梁丘、阳陵泉、阿是穴	丁公藤注射液、肿节风注射液、威灵仙注射液、当归注射液
肩关节周围炎	肩髃、肩贞、阿是穴	丹参注射液、丁公藤注射液、2%普鲁卡因2 mL＋泼尼松龙1 mL
腰椎病	腰夹脊穴	威灵仙注射液、当归注射液、2%普鲁卡因2 mL＋泼尼松龙1 mL
腰肌劳损	肾俞、大肠俞、腰眼	同上

五、注意事项

（1）治疗时应对患者说明治疗特点和注射后的正常反应。如注射后局部可能有酸胀感，48小时内局部有轻度不适，有时持续时间较长，但一般不超过1天。

（2）严格无菌操作，防止感染，如注射后局部红肿、发热等，应及时处理。

（3）注意药物的性能、药理作用、剂量、配伍禁忌、副作用、过敏反应，药物的有效期，以及药液有无沉淀变质等情况。凡能引起过敏反应的药物，如青霉素、链霉素、普鲁卡因等，必须先做皮试，阳性反应者不可应用。使用副作用较强的药物时亦当谨慎。

（4）一般药液不宜注入关节腔、脊髓腔和血管内，否则会导致不良后果。此外，应注意避开神经干，以免损伤神经。

（5）孕妇的下腹部、腰骶部和三阴交、合谷等，不宜用穴位注射法，以免引起流产。年老、体弱者，选穴宜少，药液剂量应酌减。

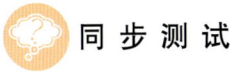 同 步 测 试

1. 简述穴位注射的概念。
2. 穴位注射的适用范围包括哪些？
3. 穴位注射的注意事项是什么？

第六节 耳 针 法

【任务实施】

耳针,是在耳廓穴位上用针刺或其他方法进行刺激,以防治疾病的一种方法。其治疗范围较广,操作方便,且对疾病的诊断也有一定的参考意义。

耳穴在耳廓的分布有一定规律,耳穴在耳廓的分布犹如一个倒置在子宫内的胎儿,头部朝下,臀部朝上。其分布的规律:与面颊相应的穴位在耳垂;与上肢相应的穴位在耳舟;与躯干相应的穴位在耳轮体部;与下肢相应的穴位在对耳轮上、下脚;与腹腔相应的穴位在耳甲艇;与胸腔相应的穴位在耳甲腔;与消化管相应的穴位在耳轮脚周围。

一、耳与脏腑经络的关系

人体的五脏六腑、五官九窍、四肢百骸组成一个有机整体,它们通过经络互相联系,通过气血灌注互相影响。就耳来说,它与脏腑的关系十分密切。如《素问·金匮真言论》曰:"南方赤色,入通于心,开窍于耳,藏精于心。"《素问·藏气法时论》曰:"肝病者……虚则目䀮䀮无所见,耳无所闻……气逆则头痛,耳聋不聪。""肺病者……虚则少气不能报息,耳聋嗌干。"《素问·玉机真藏论》曰:"夫子言脾为孤脏……其不及则令人九窍不通。"《灵枢·脉度》曰:"肾气通于耳,肾和则耳能闻五音矣。"后世医家在他们的著作中也有类似的记载,其中《厘正按摩要术》进一步将耳朵分为心、肝、脾、肺、肾五部,云:"耳珠属肾,耳轮属脾,耳上轮属心,耳皮肉属肺,耳背玉楼属肝。"以上引述的内容体现了耳与脏腑在生理方面息息相关,在病理方面互为表里。

耳与经络有着密切的关系,《黄帝内经》中对耳与经脉、经别、经筋的关系都有较详细的论述,如手太阳小肠经、手少阳三焦经、足少阳胆经等经脉的支脉、经别都入耳中;足阳明胃经、足太阳膀胱经分别上耳前、至耳上角;六条阴经虽不直接入耳廓周围,但通过经别与阳经相合,因此十二经都直接或间接上达于耳。足阳明胃经,足少阳胆经,手太阳小肠经,手少阳之筋则分别循耳前、耳后和入耳中。所以《灵枢·口问》曰:"耳者,宗脉之所聚也。"由此可见,耳与经络的关系在《黄帝内经》时期已奠定了基础,为近代的耳穴研究提供了理论依据。

二、耳廓表面解剖

耳廓表面解剖（课件）

耳穴的名称和位置如表 2-18 所示。

表 2-18 耳穴的名称和位置

名 称	位 置
耳轮	耳廓卷曲的游离部分
耳轮结节	耳轮后上部的膨大部分
耳轮尾	耳轮向下移行于耳垂的部分
耳轮脚	耳轮深入耳甲的部分
对耳轮	与耳轮相对呈"Y"字形的隆起部,由对耳轮体、对耳轮上脚和对耳轮脚 3 部分组成
对耳轮体	对耳轮下部呈上下走向的主体部分

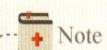

续表

名　称	位　　置
对耳轮上脚	对耳轮向上分支的部分
对耳轮下脚	对耳轮下向前分支的部分
三角窝	对耳轮上、下脚与相应耳轮之间形成的凹窝
耳舟	耳轮与对耳轮之间的凹沟
耳屏	耳廓前方呈瓣状的隆起
屏上切迹	耳屏与耳轮之间的凹陷处
对耳屏	耳垂上方、与耳屏相对的瓣状隆起
屏间切迹	耳屏和对耳屏之间的凹陷处
轮屏切迹	对耳轮与对耳屏之间的凹陷处
耳垂	耳廓下部无软骨的部分
耳甲部分	耳轮和对耳轮、对耳屏、耳屏及外耳门之间的凹窝。由耳甲艇、耳甲腔两部分组成
耳甲腔	耳轮脚以下的耳甲部
耳甲艇	耳轮脚以上的耳甲部
外耳门	耳甲腔前方的孔

三、耳穴的部位和主治

耳穴的部位和主治如表 2-19 所示。

常用耳穴的定位及治疗操作视频

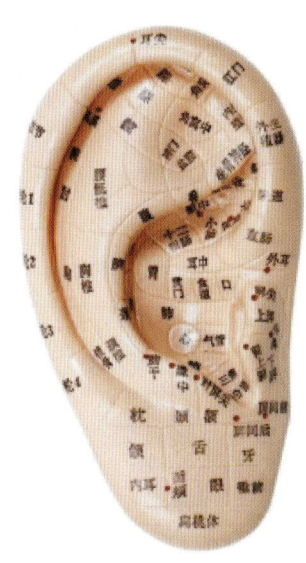

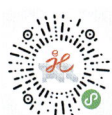 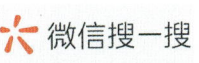

操作提示：微信扫码打开AR小程序，扫描有AR标注的图片

表 2-19　耳穴的部位和主治

分　区	名　称	部　位	主　治
耳轮脚及耳轮部	耳中	在耳轮脚上，即耳轮1区	呃逆，荨麻疹，皮肤瘙痒症，小儿遗尿，咯血

续表

分区	名称	部位	主治
耳轮脚及耳轮部	直肠	近屏上切迹的耳轮处,即耳轮2区	便秘,腹泻,脱肛,痔疮
	尿道	直肠上方,与膀胱穴同水平的耳轮处,即耳轮3区	尿频,尿急,尿痛,尿潴留
	外生殖器	尿道上方,与交感同水平的耳轮处,即耳轮4区	睾丸炎,附睾炎,外阴瘙痒症
	肛门	与对耳轮上脚前缘相对的耳轮处,即耳轮5区	痔疮,肛裂
	耳尖	处耳轮顶端,与对耳轮上脚后缘相对的耳轮处,即耳轮6、7区交界处	发热,高血压,急性结膜炎,麦粒肿
	肝阳	耳轮结节处,即耳轮8区	头晕,头痛,高血压
	轮1～6	在耳轮上,自耳轮结节下缘至耳垂下缘中点,划为5等份,共6个点,由上而下,依次为轮1、轮2、轮3、轮4、轮5、轮6,即耳轮9～12区及耳垂3、6、8区	扁桃体炎,上呼吸道感染,发热
耳舟部	指	耳舟的顶部。将耳舟分为6等份,自上而下,第1等份为指,即耳舟1区	甲沟炎,手指疼痛和麻木
	风溪	在指、腕两穴之间,即耳舟1、2区交界处	荨麻疹,皮肤瘙痒,过敏性鼻炎
	腕	耳舟5等份的第2部分,平耳轮结节突起处,即耳舟2区	腕部扭伤、肿痛
	肘	耳舟5等份的第3部分,腕与肩穴之间,即耳舟3区	肱骨外上髁炎,肘部疼痛
	肩	耳舟第4、5等份,与屏上切迹同水平处,即耳舟4、5区	肩关节周围炎,肩部疼痛
	锁骨	耳舟的第6等份,与屏轮切迹同水平处,即耳舟6区	肩关节周围炎
对耳轮上脚	跟	对耳轮上脚的前上方,近三角窝上部,即对耳轮1区	足跟痛
	趾	对耳轮上脚的后上方,近耳尖部,即对耳轮2区	甲沟炎,足趾疼痛、麻木
	踝	跟与膝之间,即对耳轮3区	踝关节扭伤
	膝	对耳轮上脚的中1/3处,即对耳轮4区	膝关节肿痛
	髋	对耳轮上脚的下1/3处,即对耳轮5区	髋关节疼痛,坐骨神经痛
对耳轮下脚	坐骨神经	对耳轮下脚的前1/3处,即对耳轮6区	坐骨神经痛
	交感	对耳轮下脚的末端,与耳轮交界处,即对耳轮6区前端	胃肠痉挛,心绞痛,胆绞痛,输尿管结石,自主神经功能紊乱
	臀	对耳轮下脚的后1/3处,即对耳轮7区	坐骨神经痛

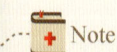

续表

分区	名称	部位	主治
对耳轮部	腹	腰、骶椎前侧耳腔缘,即对耳轮8区	腹痛,腹胀,腹泻,急性腰扭伤
	腰骶椎	在对耳轮体部的上2/5处,即对耳轮9区	腰骶部疼痛
	胸	胸椎前侧耳腔缘,即对耳轮10区	胸胁疼痛,胸闷,乳腺炎
	胸椎	在对耳轮体部的中2/5处,即对耳轮11区	胸部疼痛,经前乳房胀痛,乳腺炎,产后泌乳不足
	颈	颈椎前侧耳腔缘,即对耳轮12区	落枕,颈项肿痛
	颈椎	在对耳轮体部。将轮屏切迹至对耳轮上、下脚分叉处,从上而下分为5等份,下1/5处为颈椎,即对耳轮13区	落枕,颈椎综合征
三角窝部	角窝上	三角窝前上方,即三角窝1区	高血压
	内生殖器	三角窝前1/3处,即三角窝2区	痛经,月经不调,白带过多,功能失调性子宫出血,遗精,早泄
	角窝中	三角窝中1/3处,即三角窝3区	哮喘
	神门	在三角窝内,对耳轮上、下脚分叉处稍上方,即三角窝4区	失眠,多梦,疼痛,戒断综合征
	盆腔	在三角窝内,对耳轮上、下脚分叉处稍下方,即三角窝5区	盆腔炎
耳屏部	外耳	屏上切迹前方,近耳轮部,即耳屏1区上缘处	外耳道炎,中耳炎,耳鸣
	外鼻	耳屏外侧面正中稍前,即耳屏1、2区之间	鼻前庭炎,鼻炎
	屏尖	耳屏上部隆起的尖端,即耳屏1区后缘处	发热,牙痛
	肾上腺	耳屏下部隆起的尖端,即耳屏2区后缘处	低血压,风湿性关节炎,腮腺炎,间日疟,链霉素中毒性眩晕
	咽喉	耳屏内侧面上1/2处,即耳屏3区	声音嘶哑,咽喉炎,扁桃体炎
	内鼻	耳屏内侧面下1/2处,即耳屏4区	鼻炎,鼻窦炎,鼻衄
对耳屏部	额	对耳屏外侧面的前下方,即对耳屏1区	头晕,头痛,失眠,多梦
	颞	对耳屏外侧面的中部,即对耳屏2区	偏头痛
	枕	对耳屏外侧面的后上方,即对耳屏3区	头晕,头痛,哮喘,癫痫,神经衰弱
	皮质下	对耳屏内侧面,即对耳屏4区	痛症,间日疟,神经衰弱,假性近视

续表

分 区	名 称	部 位	主 治
对耳屏部	对屏尖	对耳屏的尖端,即对耳屏1、2、4区交点处	哮喘,腮腺炎,皮肤瘙痒症,睾丸炎,附睾炎
	缘中	对屏尖与轮屏切迹之间,即对耳屏2、3、4区交点处	遗尿,内耳眩晕症
耳甲腔、耳甲艇部	口	耳轮脚下方前1/3处,即耳甲1区	面瘫,口腔炎,胆囊炎,胆结石,戒断综合征
	食管	耳轮脚下方中1/3处,即耳甲2区	食管炎,食管痉挛,梅核气
	贲门	耳轮脚下方后1/3处,即耳甲3区	贲门痉挛,神经性呕吐
	胃	耳轮脚消失处,即耳甲4区	胃痉挛,胃炎,胃溃疡,失眠,牙痛,消化不良
	十二指肠	耳轮脚上方后部,即耳甲5区	十二指肠溃疡,胆囊炎,胆石症,幽门痉挛
	小肠	耳轮脚上方中部,即耳甲6区	消化不良,腹痛,心动过速,心律不齐
	大肠	耳轮脚上方前部,即耳甲7区	腹泻,便秘,咳嗽,痤疮
	阑尾	大肠、小肠两穴之间,即耳甲6、7区交界处	急性单纯性阑尾炎,腹泻
	艇角	耳甲艇前上角,即耳甲8区	前列腺炎,尿道炎
	膀胱	肾与艇角两穴之间,即耳甲9区	膀胱炎,遗尿,尿潴留,腰痛,坐骨神经痛,后头痛
	肾	对耳轮上、下脚分叉处下方,即耳甲10区	腰痛,耳鸣,神经衰弱,肾盂肾炎,哮喘,遗尿,月经不调,遗精,早泄
	输尿管	肾与膀胱两穴之间,即耳甲9、10区交界处	输尿管结石绞痛
	艇中	耳甲艇中央,即耳甲6、10区交界处	腹痛,腹胀,胆道蛔虫病,腮腺炎
	胰胆	肝、肾两穴之间,即耳甲11区	胆囊炎,胆石症,胆道蛔虫病,偏头痛,带状疱疹,中耳炎,耳鸣,听力减退,急性胰腺炎
	肝	耳甲艇的后下部,即耳甲12区	胁痛,眩晕,经前期紧张症,月经不调,更年期综合征,高血压,假性近视,单纯性青光眼
	脾	耳甲腔的后上方,即耳甲13区	腹胀,腹泻,便秘,食欲不振,功能失调性子宫出血,白带过多,内耳眩晕症

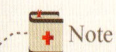

续表

分 区	名 称	部 位	主 治
耳甲腔、耳甲艇部	肺	耳甲腔中央周围,即耳甲 14 区	咳喘,胸闷,声音嘶哑,痤疮,皮肤瘙痒症,荨麻疹,扁平疣,便秘,戒断综合征
	心	耳甲腔中央,即耳甲 15 区	心动过速,心律不齐,心绞痛,无脉症,神经衰弱,癔症,口舌生疮
	气管	在耳甲腔内,外耳道口与心区之间,即耳甲 16 区	咳喘
	三焦	耳甲腔底部,内分泌穴上方,即耳甲 17 区	便秘,腹胀,上肢外侧疼痛
	内分泌	耳甲腔底部,屏间切迹内,即耳甲 18 区	痛经,月经不调,更年期综合征,痤疮,间日疟
耳垂部	牙	在耳垂 1 区	牙痛,牙周炎,低血压
	舌	在耳垂 2 区	舌炎,口腔炎
	颌	在耳垂 3 区	牙痛,颞颌关节功能紊乱症
	垂前	在耳垂 4 区	神经衰弱,牙痛
	眼	在耳垂 5 区	急性结膜炎,电光性眼炎,麦粒肿,假性近视
	内耳	在耳垂 6 区	内耳眩晕症,耳鸣,听力减退
	面颊	在耳垂 5、6 区交界线周围	周围性面瘫,三叉神经痛,痤疮,扁平疣
	扁桃体	在耳垂 7、8、9 区	扁桃体炎,咽炎
	目 1	耳垂正面,屏间切迹前下方	假性近视
	目 2	耳垂正面,屏间切迹后下方	假性近视
耳背部	上耳根	耳根最上缘	鼻衄,脊髓侧索硬化症
	耳迷根	在耳背与乳突交界的根部,耳轮脚对应处	胆囊炎,胆石症,胆道蛔虫病,鼻塞,心动过速,腹痛,腹泻
	下耳根	耳根最下缘	低血压,下肢瘫痪,小儿麻痹后遗症
	耳背沟	对耳轮上、下脚及对耳轮体在耳背面呈"Y"形的凹沟部	高血压,皮肤瘙痒症
	耳背心	耳背上部	心悸,失眠,多梦
	耳背脾	耳轮脚消失处的耳背部	胃痛,消化不良,食欲不振
	耳背肝	在耳背脾穴的耳轮侧	胆囊炎,胆石症,胁痛
	耳背肺	在耳背脾穴的耳根侧	咳喘,皮肤瘙痒症
	耳背肾	在耳背的下部	头晕,头痛,神经衰弱

四、耳穴的探查

当人体出现疾病时,往往在耳廓上出现各种阳性反应点。耳廓上耳穴部位的阳性反应点既是辅助诊断的依据,也是治疗疾病的刺激点。

常用的耳穴探查方法:望,即用肉眼或放大镜直接观察耳廓皮肤有无变色、变形;压,即用探棒在疾病相应部位,由周围向中心以均匀的压力仔细探压;查,即用耳穴电子探查仪器,测定有无电阻值降低、电流增大而形成良导点。

五、选穴原则

1. 按部选穴 根据病变部位选取相应耳穴。如胃病选胃、肩关节周围炎选肩关节等。

2. 按辨证选穴 根据中医学理论辨证选取相关穴。如眼病选肝、失眠选心、脱发选肾。

3. 按现代医学理论选穴 如神经衰弱取皮质下,消化道溃疡取皮质下和交感,月经不调取内分泌等。

4. 按经验选穴 如耳中有止呃逆作用,神门有止痛镇静作用,耳尖有降压和退热作用。

六、操作流程及内容

耳针法操作流程及内容见表2-20。

压籽法操作视频

表2-20 耳针法操作流程及内容

操作流程	操作内容	备 注
物品准备	(1)毫针,王不留行籽,胶布; (2)75%酒精,2%碘酒; (3)干棉球	
患者准备	嘱患者放松,有酸、麻、胀、重、痛感属正常现象	
针刺部位选择	(1)选择体位; (2)针对不同疾病选择不同的针刺部位	体位一般为坐位;年老体弱、病重或精神紧张者宜采用卧位
施治	(1)医者手指消毒,针刺部位消毒; (2)毫针法:采用速刺法或慢刺法进针;刺入皮肤2~3分;留针时间15~30分钟; (3)压丸法:王不留行籽贴附在0.6 cm×0.6 cm 的胶布上;用镊子夹住并贴敷在选用的耳穴上;每日按压3~5次,每次每穴按压30~60秒,3~7日更换1次	
结束操作	(1)局部有出血者,用酒精棉球再次消毒; (2)嘱患者保持针刺局部清洁	

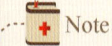

七、注意事项

（1）严格消毒，防止感染。因耳廓暴露在外，表面凹凸不平，结构特殊，针刺前必须严格消毒，有伤面和炎症部位禁针。针刺后如针孔发红、肿胀，应及时涂2%碘酒，防止化脓性软骨膜炎的发生。

（2）对扭伤和运动障碍的患者，进针后应嘱其适当活动患部，有助于提高疗效。

（3）有习惯性流产的孕妇应禁针。

（4）患有严重器质性病变和伴有高度贫血者不宜针刺，对严重心脏病、高血压者不宜使用强刺激法。

（5）耳针治疗时亦应注意防止发生晕针，一旦发生，应及时处理。

同 步 测 试

1. 简述耳针的概念。
2. 耳针的适用范围包括哪些？
3. 耳针的注意事项是什么？

第七节　穴位埋线

穴位埋线操作视频

【任务实施】

穴位埋线法是将可吸收性外科缝线埋入穴位，利用线对穴位的持续刺激，起到平衡阴阳、调和气血、调整脏腑的作用，达到防治疾病目的的一种方法。根据埋入的内容而有埋线疗法、埋药疗法等名称。操作时，选定穴位或治疗部位，常规消毒，埋线时可用缝针、腰椎穿刺针或特制的埋线针进行。或者需切开皮肤，剪去少量脂肪后放入埋植物并予缝合、包敷。适用于治疗哮喘、慢性支气管炎、溃疡病、腰腿痛、关节炎、小儿麻痹后遗症等。

【知识链接】

在埋线即时，异物犹如针，对经穴产生机械性刺激，同时，可吸收性外科缝线在体内逐渐软化、液化、吸收的全过程，为异性蛋白质的刺激、类似组织疗法的过程。所以穴位埋线是多种（速效、长效、异性蛋白）刺激方法的结合，是使穴位受到长时间良性刺激的理想方法。

一、工具

工具包括新型埋线针（由针管、针芯、针座、针芯座、保护套组成，针尖锋利，斜面刃口好，能减轻患者痛苦，临床上亦有使用三角针）、0～1号铬制羊肠线、碘酒、酒精、棉球、洞巾、注射器、镊子、0.5%～1%盐酸普鲁卡因、手术剪刀、口罩、手套、托盘、包布、纱布等。

二、操作流程及内容

穴位埋线操作流程及内容见表2-21。

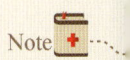

表 2-21　穴位埋线操作流程及内容

操作流程		操作内容	备注
埋线针埋线法	选穴	选穴原则同针灸治疗(后文),但取穴要精	选择肌肉丰厚处
	体位	患者俯卧或仰卧,暴露所需埋线部位	
	消毒	(1) 用75%的酒精消毒医者的手; (2) 用碘伏消毒穴位皮肤(进针前)	
	穿线	用镊子取一段1～3 cm长已消毒的羊肠线,放置在针管的前端,后接针芯	
	进针	左手拇、食指绷紧或提起进针部位皮肤,右手持针,刺入所需深度	
	进线	调整至出现针感后,边推针芯,边退针管,将羊肠线埋填在穴位的皮下组织或肌层内	
	出针	出针后用消毒纱布或棉球按压针孔片刻,再于针孔处敷盖消毒纱布	
三角针埋线法	选穴	选穴原则同针灸治疗,但取穴要精	
	体位	患者俯卧或仰卧,暴露所需埋线部位	
	标记	在距离穴位两侧1～2 cm处,用紫药小标记进出针点	
	消毒	(1) 用75%的酒精消毒医者的手; (2) 用碘伏消毒穴位皮肤(进针前)	
	麻醉	在标记处用0.5%～1%盐酸普鲁卡因做皮内麻醉	
	进针	(1) 用持针器夹住带可吸收性外科缝线的皮肤缝合针; (2) 从一侧局麻点刺入,穿过穴位下方的皮下组织或肌层,从对侧局麻点穿出	
	进线	(1) 捏起两针孔之间的皮肤,紧贴皮肤剪断两端线头; (2) 放松皮肤,轻轻揉按局部,使线完全埋入皮下组织内	
	出针	出针后于针孔处敷盖消毒纱布,敷盖3～5天	
切开埋线法	选穴	选穴原则同针灸治疗,但取穴要精	
	体位	患者俯卧或仰卧,暴露所需埋线部位	
	消毒	(1) 用75%的酒精消毒医者的手; (2) 用碘伏消毒穴位皮肤(进针前)	
	麻醉	在埋线处用0.5%盐酸普鲁卡因浸润麻醉	
	埋线	(1) 用手术刀尖刺开皮肤0.5～1 cm; (2) 先将血管钳探到穴位深处,经过浅筋膜达肌层探到敏感点,按摩数秒钟; (3) 休息1～2分钟,然后用0.5～1 cm的可吸收性外科缝线4～5根埋于肌层内	
	缝合	(1) 切口处用外科缝合线缝合; (2) 盖上消毒纱布,5～7天后拆线	

埋线多选肌肉比较丰满处的穴位,以背腰部和腹部穴常用。选穴原则与针刺疗法相同,但取穴要精简,每次埋线 4～7 穴(可根据情况选择),间隔 2 周治疗一次(2 周为可吸收性外科缝线被完全吸收的大概时间)。

三、临床应用

主要用于一部分慢性病证,如哮喘、胃痛、遗尿、面神经麻痹、腰腿痛、痿证、癫痫、神经官能症等。如对于三叉神经痛,穴位埋线可以及时止痛,远期疗效很好且不损伤神经;穴位埋线对痛风病止痛效果好,且能消除嘌呤而达到根治的目的;对于哮喘病,穴位埋线缓解症状快,痛苦小,配合中药治疗,标本同治。近年来,穴位埋线疗法被广泛运用于美容、减肥等领域。现将部分常见病证穴位埋线疗法举例如下(表 2-22)。

表 2-22 常见病证穴位埋线疗法举例

病　名	穴　位	方　法
黄褐斑	肝俞、脾俞、三阴交、足三里、膈俞、血海	15 天 1 次,4 次为 1 个疗程
肥胖	中脘、带脉、天枢、大横、水分、阴交、气海、关元、外陵、滑肉门、脾俞、胃俞、足三里、丰隆	15 天 1 次,4 次为 1 个疗程
失眠	百会、印堂、安眠、三阴交、内关	15 天 1 次,2 次为 1 个疗程
便秘	中脘、天枢、足三里、大肠俞	15 天 1 次,2 次为 1 个疗程
胃溃疡	中脘、足三里、脾俞	15 天 1 次,2 次为 1 个疗程

穴位埋线疗法比针灸的刺激量大,所以对于某些病(疑难病、慢性病、疼痛病)的治疗比针灸的效果要好。它还具有操作简单、安全、省时等特点,适于基础医疗单位使用,值得推广普及。

四、注意事项

(1)进行埋线之前,要向患者做好解释,缓解其紧张情绪,使患者积极配合治疗。

(2)严格遵守无菌操作,防止感染;埋线后线头不可暴露在皮肤外面,以防感染。

(3)埋线宜埋在皮下组织与肌肉之间,肌肉丰满的部位可埋入肌层;四肢末端由于组织较少,尽量不要埋线;对于肌腱较多的穴位,应使用较短和相对柔软的线体,以不影响局部活动为度;应避免深刺下方有内脏、大血管和神经干的穴位,以免造成功能障碍和疼痛。

(4)局部皮肤有感染或有溃疡时不宜埋线,肺结核活动期、骨结核、严重心脏病或妊娠期等患者均不宜使用本法。

(5)可吸收性羊肠线用后,可浸泡在 75% 酒精中,或用苯扎溴铵处理,临用时再用生理盐水浸泡。

(6)在一个穴位做多次治疗时应偏离前次治疗的部位。

(7)注意术后反应,由于损伤刺激和可吸收性外科缝线刺激,在 1～5 天内,局部可出现红、肿、痛、热等无菌性炎症反应,少数病例切口处有少量渗出液,属正常现象,一般不需处理。若渗液较多,可将渗液挤出,并用 75% 酒精棉球擦去,覆盖消毒纱布。埋线后可有白细胞总数及中性多形核白细胞计数增高现象,患病部位局部温度也会升高。少数患者可有全身反应,即施术后 4～24 小时内体温上升,约在 38 ℃。若无感染,持续 2～4 天体温恢复正常;如有感染、过敏等异常现象,应及时处理。若损伤神经,会出现神经分布区皮肤感觉障碍或神经支配的肌肉瘫痪,此时应及时抽出可吸收性外科缝线,并

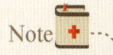

给予适当处理。

（8）埋线针为一次性使用，经环氧乙烷灭菌，灭菌有效期一般为两年。一旦包装破损，严禁使用。

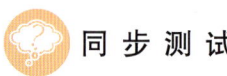

同步测试

1. 简述穴位埋线的概念。
2. 穴位埋线的适用范围包括哪些？
3. 穴位埋线的注意事项是什么？

第八节　针灸治疗方法

【任务实施】

一、针灸治疗原则

（一）补虚泻实

《灵枢·经脉》曰："盛则泻之""虚则补之""不盛不虚，以经取之""陷下则灸之"。《灵枢·九针十二原》曰："菀陈则除之。"这些都是针对虚证、实证制定的补虚泻实的治疗原则。

（二）清热温寒

《灵枢·经脉》曰："热则疾之，寒则留之。"这是针对热性病证和寒性病证制定的清热、温寒的治疗原则。

（三）治病求本

1. 急则治标　标病处于紧急情况下，首先要治疗标病，后治本病。

2. 缓则治本　在大多数情况下，治疗疾病都要坚持"治病求本"的原则，正虚者固其本，邪盛者祛其邪。

3. 标本同治　标病与本病并重时，应当采用标本同治的方法。

（四）三因制宜

三因制宜指因时、因地、因人制宜，即根据患者所处的季节（包括时辰）、地理环境和个人的具体情况，制订适宜的治疗方法。

二、针灸治疗作用

（一）疏通经络

针灸可使瘀阻的经络通畅而发挥其正常生理功能。主要是选择相应的腧穴和刺灸方法，使经络通畅，促进气血运行正常，从而达到治疗疾病的目的。

（二）调和阴阳

针灸可使机体从阴阳的失衡状态向平衡状态转化。主要是通过针刺补泻手法和经穴配伍来完成的。

（三）扶正祛邪

针灸可以扶助机体正气及祛除病邪，是通过补虚泻实来实现的。

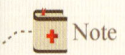

三、针灸处方

(一) 选穴原则

1. 近部选穴　在病变局部或距离比较接近的范围选取穴位的方法,是腧穴局部治疗作用的体现。如鼻病取睛明、上星,胃痛取中脘。

2. 远部选穴　在病变部位所属和相关的经络上,距病位较远的部位选取穴位的方法。远部选穴是"经脉所过,主治所及"治疗规律的具体体现。如腰痛取委中,胃痛取足三里或取太冲,咳嗽取尺泽。

3. 辨证对症选穴　辨证选穴就是根据疾病的证候特点,分析病因病机而辨证选取穴位的方法。如发烧取大椎、曲池、合谷,便秘取支沟、天枢,痰邪所致的病证取丰隆,遗尿、脱肛取百会等。对症选穴是根据疾病的特殊症状而选取穴位的原则,是腧穴特殊治疗作用及临床经验在针灸处方中的具体运用。如哮喘选定喘,腰痛选腰痛点。

(二) 配穴方法

1. 按经脉配穴法

(1) 本经配穴法:当某一脏腑、经脉发生病变时,即选该脏腑、经脉的腧穴配成处方。如咳嗽取中府、太渊;急性胃痛取足三里、梁丘;下肢外侧痛,取环跳、阳陵泉。

(2) 表里经配穴法:当某一脏腑、经脉发生病变时,取该经和其相表里的经脉腧穴配成处方,如胃痛取三阴交、足三里。原络配穴法是典型代表,如咳嗽取合谷、列缺。

(3) 同名经配穴法:将手足同名经的腧穴相互配合的方法,如牙痛取合谷、内庭,肝气郁结证取太冲、内关。

2. 按部位配穴法

(1) 上下配穴法:将位于腰部以上或上肢的腧穴与腰部以下或下肢的腧穴配合应用的方法。临床应用广泛,如眩晕上取百会,下取太冲;咽痛上取鱼际,下取太溪。八脉交会穴的配合应用是典型代表。

(2) 前后配穴法:将人体前部和后部的腧穴配合应用的方法,主要指将胸腹部和背腰部的腧穴配合应用。本法主要用于治疗内脏疾病,如膀胱疾病取中极、秩边,咳嗽取膻中、风门。《灵枢·官针》所指的"偶刺"属本法的范畴。俞募配穴法是典型代表,如肝俞配期门治疗肝类疾病。

(3) 左右配穴法:将位于人体左侧和右侧的腧穴配合应用的方法,如急性胃痛取双侧梁丘,面瘫取双侧合谷。但本法不限于左右取同一个腧穴,如左侧偏头痛取左侧的太阳和右侧的外关,也属于左右配穴。

四、特定穴

(一) 五输穴

五输穴首见于《灵枢·九针十二原》,其曰:"所出为井,所溜为荥,所注为输,所行为经,所入为合。"这是对经气流注特点的概括。五输穴从四肢末端至肘膝方向依次排列。井穴分布在指、趾末端;荥穴分布在掌指或跖趾关节之前;输穴分布在掌指或跖趾关节之后;经穴多位于腕踝关节以上至前臂、胫部;合穴位于肘膝关节附近。五输穴临床应用极为广泛,可归纳为以下几点。

1. 按五输穴主病特点选用　《灵枢·邪气藏府病形》曰:"荥输治外经,合治内腑。"这是临床上常用的选穴方法之一,指出荥穴、输穴主要治疗经脉循行所过部位的病证,

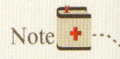

合穴主要治疗内腑病证。某些五输穴具有明显的相对特异性。临床中,井穴多用于急救,荥穴主要用于治疗热证。

2. 按五行生克关系选用 《难经·六十九难》提出:"虚者补其母,实者泻其子。"将五输穴配属五行,然后按"生我者为母,我生者为子"的原则,虚证用母穴,实证用子穴。这就是临床上所称的补母泻子法。

（二）原穴、络穴

原穴有调整脏腑经络虚实的功能,既可泻实,又可补虚,主要用于治疗相关脏腑的疾病,多用于虚证,治疗范围很广泛,也可以协助诊断。

（三）郄穴

郄穴有汇聚气血、调理气血的作用。脏腑疾病可在相应的郄穴上出现疼痛和压痛,有助于诊断;郄穴是治疗本经和相应脏腑病证的重要穴位,尤其在治疗急症方面有独特的疗效,如急性胃痛取梁丘,急性腰痛取养老,咯血取孔最。

（四）背俞穴、募穴

背俞穴、募穴常总称为俞募穴。因为两者均与某一脏腑在生理功能、病理变化方面有密切联系,其主治作用具有相同之处,临床应用时又多同时配合使用,故多同时出现。

（五）八会穴

临床上应用主要体现在治疗方面。八会穴对于各自所会的脏、腑、气、血、筋、脉、骨、髓相关的病证有特殊的治疗作用,如六腑之病可以选中脘;筋病可以选阳陵泉等。

（六）八脉交会穴

八脉交会穴,即公孙、内关、足临泣、外关、后溪、申脉、列缺、照海 8 个腧穴,均位于腕踝部上下。八脉交会穴与奇经八脉存在着特殊的交会关系,内关通于阴维,公孙通于冲脉,外关通于阳维,足临泣通于带脉,后溪通于督脉,申脉通于阳跷,列缺通于任脉,照海通于阴跷。八穴有调节十二正经和奇经八脉的作用,治疗范围广,可以主治全身疾病,作用显著,为临床所常用。

（七）下合穴

胃、大肠、小肠、胆、膀胱、三焦六腑的下合穴分别为足三里、上巨虚、下巨虚、阳陵泉、委中、委阳。《灵枢·邪气脏腑病形》指出"合治内腑",故与六腑相关的疾病常选用其相应的下合穴治疗,如胃部疾病选足三里,肠痈选上巨虚。下合穴还可用于诊断,如胆腑疾病患者常在阳陵泉有明显的压痛。

（八）交会穴

交会穴具有主治范围广泛的特点,不但能治疗本经的疾病,还能兼治所交会经脉的疾病。如:三阴交属足太阴脾经,肝、肾经又在此交会,所以能治疗足三阴经的病证;大椎是督脉经穴,又与手足三阳经相交会,既可治疗督脉的疾病,又可治疗诸阳经的全身性疾病。另如,风池、风门、中脘、申脉、照海、关元、中极等都是主治范围非常广泛的交会穴。

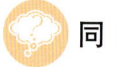

同 步 测 试

1. 针灸治疗的原则是什么?
2. 针灸治疗的作用是什么?

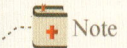

第九节 针灸美容

【任务实施】

针灸美容就是从中国传统医学的整体观念出发，以针灸方法为手段，通过对局部皮肤及穴位的刺激，达到养护皮肤、美化容颜、延缓衰老、治疗面部皮肤病等目的的一种方法，具有简便易行、无毒无害、安全可靠、效果迅速、适应证广等特点。

针灸美容包括针法和灸法两种。其中针法采用银针刺入穴位及患病处皮肤，再施以适当手法，使患者产生酸、麻、胀、痛及冷、热等感觉，达到美容及健身祛病的目的。灸法则是将艾炷等药物放在相应的穴位或部位上，用火点燃，通过药物的渗透及局部热效应，使机体产生生理反应，达到美容、抗衰老以及治病的目的。

一、针灸美容简介

（一）针刺前的准备

1. 选择针具 针刺美容多用不锈钢制成的毫针，由于针刺美容多选面部及耳部穴位，而头面部皮肤及肌肉浅薄，因此选用针具不宜过长，以针身长度0.5～2寸为宜。

2. 选择体位 针刺头面部穴位的求美者采取卧位、坐位均可，在有条件的地方最好取卧位，因卧位比较舒适、耐久，同时可防止或减少晕针发生。另外，在针刺前应对初针者做好解释工作，使之对针刺常识有所了解，消除紧张情绪，使针刺治疗发挥更好的效果。

3. 消毒 针具可煮沸消毒或高压消毒，也可将针具置于75%酒精内，浸泡30分钟，取出拭干后用。在选定穴位后，一般先用2%的碘酒消毒局部皮肤，再用75%的酒精脱碘即可。操作者手指亦要消毒，以免感染，可先用肥皂水将手洗干净，待干后用75%酒精擦拭即可。

4. 注意针刺的角度与深度 头面部肌肉不甚丰厚，故一般情况下适宜斜刺，使针身与皮肤成45°角倾斜刺入，或沿皮刺入，使针身与皮肤成15°角沿皮刺入。

（二）针刺的注意事项

针刺时应注意以下几个方面。

（1）求美者在过于饥饿、疲劳、精神过度紧张时，不宜立即进行针刺。

（2）孕妇慎刺，一般妊娠前3个月禁刺，以免引起流产。在月经期间，亦不应针刺。

（3）若皮肤有感染、溃疡、瘢痕或肿瘤的部位，也不宜针刺。

（4）常有自发性出血或损伤后出血不止的求美者，不宜针刺。

（5）面部承泣、百会、脑户、神庭、玉枕禁用针刺。

（6）针具必须消毒。

（7）在选定穴位后，需用酒精或碘酒消毒局部皮肤。

（三）针灸美容基础

针与灸的方法不同，但其基本点是相同的，都是以中医经络学说为基础。《灵枢·经脉篇》曰："夫十二经脉者，人之所以生，病之所以成，人之所以治，病之所以起。"这说明人的生长与健康，致病与治病，皆与经络有着不可分割的关系。而针灸美容就是通过针

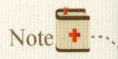

刺、艾灸经穴来调整经络气血,对人体一定的穴位进行适量的刺激,激发经络气血的运行,借以协调脏腑,濡养面部皮肤,达到美颜润泽的目的。所以说,经络的调整作用是针灸美容的基础。

二、针灸美容原理

针灸美容是用针刺激一定的穴位,运用迎、随、补、泻的手法以激发经气,使人体的新陈代谢旺盛,面部的血液循环加快,从而达到美容目的的一种手法。

古代关于用针刺治疗面部疾病如痤疮、黑痣等的记载较多,而直接用针刺美容的记载较少。但近年来,随着人们生活水平的提高,对保健养生的需求增加,一些医家开始从古典医籍中挖掘并在临床实践中摸索出一些针刺美容法,使这门古老的技术重放光彩。

针刺美容与针刺治疗疾病稍有不同,这是因为美容施针侧重于增进机体代谢能力、疏通经络、调节脏腑气血、滋养容颜;而针刺治病则着眼于纠正机体阴阳、气血的偏盛偏衰。美容意在滋养、调节,治疗则求去邪疗疾。

三、针灸美容的作用

针灸美容是通过针灸的养生保健和治疗影响美容的相关疾病两方面发挥作用的。具体来说,它是通过以下几个方面来达到美容目的的。

(1) 调理经络以调气养气:用针灸方法疏通经络,行气以活血,维持人体各部分功能活动的协调和相对平衡,使人体气机升降出入有序。而气机是气的根本运动形式,气机正常,人的生命活动就正常。

(2) 调理脏腑功能以调精养精:中医认为,五脏藏精而不泻,六腑传导而不藏,通过经络、穴位调理脏腑功能,做到收藏有节,使精血各有所藏,精足而养,精足而化气。

(3) 调理性情以调神养神:《红炉点雪》中说:"颜色憔悴,良由心思过度。"故中医理论把颜面气色、性格情志和脏腑功能作为一个整体来看待,即面色本身可以反映人体脏腑功能以及性格特征,这也是中医针灸用于驻颜美容的原理所在。

(4) 通过刺激面部经络腧穴,可以使局部组胺和乙酰胆碱等神经递质增加,刺激血管扩张,促进血液循环、淋巴循环,增加局部营养供应,替皮肤各层组织补充充足的营养和水分,达到祛病养颜、保健美容的效果。

(5) 针刺还能促进局部肌肉收缩,增强肌肉弹性,预防肌肉松弛,可用于防治皱纹。

(6) 针刺对于皮肤的状态具有双向调节作用:通过神经的调节,既能抑制皮脂腺分泌而减少皮肤油腻,又可以促进油脂分泌而防止皮肤干燥,使皮肤处于健康、正常的生理状态。

(7) 相对手术拉皮其优点是费用低、痛苦小、疗效好、疗效长、可持续性,除紧肤外还可改善肤色,标本兼治。

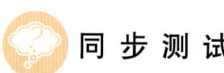

同 步 测 试

1. 简述十二条正经的分布规律及其气血流注。
2. 简述特定穴的概念及其各自穴位。
3. 针灸美容的作用是什么?

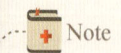

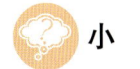 小　　结

　　毫针刺法是指利用毫针，通过一定的手法，刺激人体腧穴等部位，以防治疾病的一种非药物治疗方法。本节主要介绍了毫针的结构、规格与检查、保养，针刺练习、针刺前的准备、毫针刺法、行针、得气、针刺补泻、留针法、出针法，以及针刺异常情况的处理与预防。毫针刺法的适应证非常广泛，能治疗内、外、妇、儿科等的多种常见病。通过本节学习，要熟练掌握毫针刺法的操作。

　　电针法是在针刺得气后在针上通以接近人体生物电的微量电流，利用针和电两种刺激相结合以防治疾病的一种方法。

　　三棱针具有疏通经络、活血化瘀、开窍清热、消肿止痛的功效。

　　皮肤针法是一种激发经络功能，调整脏腑功能，以达到防治疾病的目的方法。

　　穴位注射是把针刺和药物对穴位的渗透作用结合在一起，发挥综合效应，对某些疾病有特殊的疗效。

　　耳针法是在耳廓穴位上用针刺或其他方法进行刺激，防治疾病的一种方法。

　　穴位埋线是利用线对穴位的持续刺激，起到平衡阴阳、调和气血、调整脏腑的作用，达到防治疾病目的的一种方法。

　　针灸美容具有平衡阴阳、疏通经络、扶正祛邪、增强体质的作用。针灸是直接作用于经络腧穴的一种治疗方法，"针"就是通过银针刺入穴位，施展补泻手法；而"灸"则是通过点燃艾炷或艾条，给予穴位温热、通透的刺激。两者都是疏通阻塞的经络，调理阴阳，使人体恢复健康。

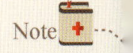

第三章 灸法

【学习目标】
1. 了解艾叶的性能。
2. 熟悉艾灸操作的要求及注意事项。
3. 掌握艾灸的操作手法。
4. 具备熟练进行各类灸法操作的能力。

【情景导入】
　　林先生是一名矿工,近来感觉肢体关节酸痛,重着不移,肌肤麻木不仁,局部肿胀,每因阴雨天加重或发作,在医院就诊时,医生给予灸法操作,治疗完毕后,林先生觉得以上症状得到缓解,身体轻松了许多。请带着问题学习。
　　问题:
　　1. 医生为林先生做了什么治疗,让林先生的症状得到有效缓解?
　　2. 这个治疗真的那么神奇么?具体是怎样操作的?

第一节 灸法的概念和特点

【任务实施】

一、灸法的概念

　　灸法是以艾绒为灸材(有时也用其他药物),将其点燃后置于穴位或体表其他部位上烧灼、温熨,使火力透达于经脉之中,发挥温通经脉、调和气血、扶正祛邪的作用,从而预防和治疗疾病。

二、灸法的特点

　　《灵枢》曰:"针所不为,灸之所宜。"《医学入门》曰:"药之不及,针之不到,必须灸之。"灸法的作用特点是温热刺激。

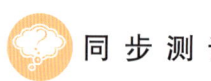
同步测试

1. 什么是灸法?
2. 简述灸法的特点。

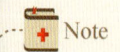

第二节 施灸材料

【任务实施】

施灸的材料,古今均以艾叶为主,故将艾灸作为灸疗的代名词。除以艾叶为主要材料外,火热灸法也用硫黄、黄蜡、烟草、灯草、桑枝、桃枝、黄土等作为灸疗材料;非火热灸法用毛茛叶、吴茱萸、斑蝥、白芥子等作为灸疗材料。

一、艾及艾制品

(一)艾、艾叶与艾绒

1. 艾　艾为菊科多年生灌木状草本植物,自然生长于山野之中,我国各地均有生长。艾在春天抽茎生长,茎高50~120 cm,叶形为羽毛状。在叶的边缘有不规则的粗锯齿,表面灰绿色,背面灰色,有白色毛绒,质柔软,秋季在茎梢上开淡褐色的花。艾叶有芳香气味。在农历的四、五月间,当叶盛花未开时采收,采收时将艾叶摘下或连枝割下,晒干或阴干后备用。艾叶纤维质较多,水分较少,同时还含有许多可燃的有机物。因此,艾叶是理想的灸疗原料(图3-1)。

2. 艾叶的性能　艾叶气味芳香,味辛、微苦,性温热,具有纯阳之性。《本草从新》认为,艾叶"能回垂绝之阳,通十二经,走三阴,理气血,逐寒湿,暖子宫……以之灸火,能透诸经而除百病"。说明艾叶作为施灸材料,有通经活络、去除阴寒、回阳救逆等多方面的作用。

3. 艾绒的制作

(1)艾绒是艾叶加工后制成的淡黄色细软的绒状物。用艾绒作施灸材料具有两大优点:一是便于搓捏成大小不同的艾炷,易于燃烧,气味芳香;二是燃烧时热力温和,能穿透皮肤,直达深部(图3-2)。

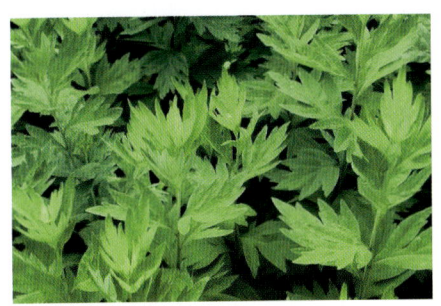
图3-1　艾

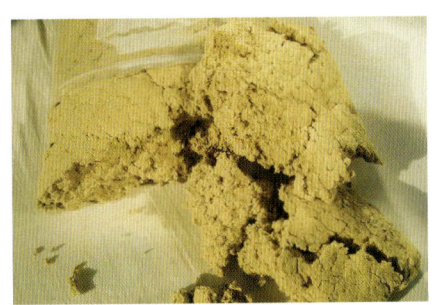
图3-2　艾绒

(2)制作:将五月中旬采集的艾叶充分晒干后,置于石臼或其他的器皿中,反复捣捶压碎,拣去其中的杂质,再晒再捣,反复多次,使其细如棉絮状,筛去尘土、粗梗及杂质,留下的就是艾绒,方可灸用。艾绒有粗细两种。临床上根据病情的需要而选用,如艾炷灸时宜用细艾绒,制艾卷时多用粗艾绒(图3-3)。

(3)艾绒质量的好坏对施灸的效果有直接的影响。质量好的艾绒,一般无杂质、干燥,存放时间长久,施灸时温热效力大,疗效好,反之则差;劣质的艾绒,生硬而不易团

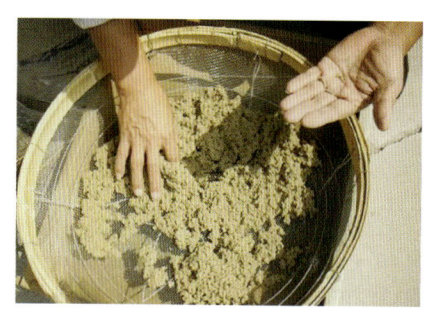

图 3-3　艾绒的筛拣

聚，燃烧时火力暴躁，易使患者感觉灼痛，难以忍受，且因杂质过多，燃烧时常有爆裂的弊端，散落的燃烧的艾绒易灼伤皮肤，需加注意。

4. 艾绒的储存　临床上以陈艾绒为佳，点燃后火力较温和，而新艾绒内含挥发性油质较多，灸时火力过强，易伤经脉，故古人有用"陈艾"之说。因其性吸水，故易于受潮，若储存不善，易霉烂，被虫蛀，影响使用。因此，平常应储存于干燥之处，或密闭置于干燥的瓶内。在比较潮湿的地方，每当天气晴朗时，应常将艾绒置于阳光下暴晒，梅雨季节更应注意，切忌受潮霉烂。

（二）艾制品

1. 艾炷　以艾绒为材料制成的圆锥形或圆柱形小体。古代的艾灸，以艾炷灸最为盛行，根据形状，艾炷分为圆锥形艾炷和纺锤形艾炷。现在临床上应用的多为圆锥形艾炷，一般分为大、中、小三种。大艾炷的高和底面直径均为 1 cm，如蚕豆大；中号艾炷的高和底面直径均为 0.5 cm，如黄豆或半个枣核大；小号艾炷的高和底面直径均为 0.3 cm，如麦粒大。施灸时，每燃烧完一炷即为一壮（图 3-4）。

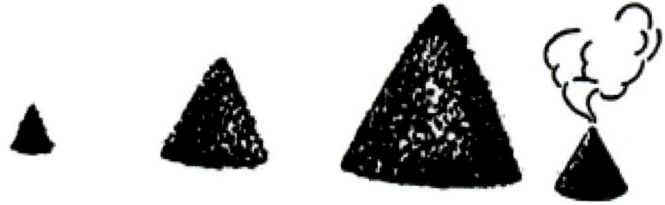

图 3-4　艾炷

临床上艾炷的大小、壮数，称为施灸量，可根据疾病性质、病情轻重、体质强弱、年龄及治疗部位不同而定，一般 1~3 壮，多则数十壮乃至数百壮。

（1）传统式艾炷的制作：一般用手捻。根据所制艾炷的大小来取适量的艾绒，放在桌面上，用拇、食、中三指一边捏一边旋转，将艾绒捏成上尖下平的圆锥形小体即成。

（2）艾炷器制作：在一定厚度有机玻璃板上铸成圆锥形空洞，洞下留有一小孔，将艾绒放入艾炷器的空洞中，另用木圆棒直插孔内紧压，即成圆锥形小体，然后用针从艾炷器背面小洞中将制成的艾炷顶出备用。

总之，艾炷越紧密结实越好，这样燃烧时火力会逐渐加强，透达深部，效果较好；如果松散，则燃烧不均匀，效果不佳，也容易在燃烧过程中松落，烫伤皮肤。

2. 艾条　又称艾卷，是用艾绒为主要成分卷成的圆柱形长条。根据内含药物的有无，分为纯艾条和药艾条两种。一般长 20 cm，直径约 1.5 cm。因其使用简便，不起疱，不发疮，无痛苦，患者还可以自灸，故临床应用广泛。制作方法如下。

（1）纯艾条：取艾绒 26 g，平铺在长 26 cm、宽 20 cm 的细棉纸上，不加任何药物，将其卷成直径约 1.5 cm 的圆柱形，用胶水或糨糊封口而成。卷的松紧要适中，太紧不易燃烧，太松则施灸时易掉火星（图 3-5）。

(2) 药艾条：主要包括普通药艾条、太乙针、雷火针 3 种。

①普通药艾条：取肉桂、干姜、木香、独活、细辛、白芷、雄黄、苍术、没药、乳香、川椒各等份，研成细末。将药末混入艾绒中，每支艾条加药末 6 g。制法同纯艾条。

②太乙针：又称太乙神针，其药物配方历代各家记载各异。近代处方：人参 125 g，参三七 250 g，山羊血 62.5 g，千年健 500 g，钻地风 500 g，肉桂 500 g，川椒 500 g，乳香 500 g，没药 500 g，穿山甲 250 g，小茴香 500 g，蕲艾 2000 g，甘草 1000 g，防风 2000 g，麝香少许，共研为末。取纯净的细软的艾绒 150 g 平铺在 40 cm 见方的桑皮纸上，将上药末 24 g 掺入艾绒内，紧卷成圆柱状，外用糨糊封固，阴干后备用。

③雷火针：又称雷火神针，用沉香、木香、乳香、茵陈、羌活、干姜、穿山甲各 9 g，研为细末，过筛后，加入麝香少许。取棉皮纸二方，一方平置桌上，另一方双折重复于上。铺洁净艾绒（94 g）于其上，拿木尺等轻轻叩打使其均匀成一正方形，然后将药料均匀铺于艾绒上，卷成爆竹状，外涂鸡蛋清，以桑皮纸厚糊 6～7 层，阴干，勿令泄气，待用。

一般纯艾条和药艾条均有产品销售，无须自己制作，但若要加入特殊处方药物，则需自制。

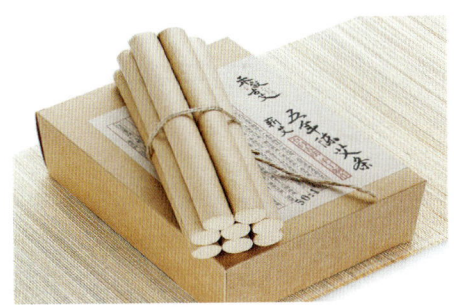

图 3-5　纯艾条

二、其他材料

灸法除了用艾绒以外，还可用其他物质作为施灸的材料，包括一些天然的易燃物质如灯草、桑枝、桃枝、硫黄、竹茹等；特制的灸材如药锭、药捻和黄蜡等；还有一些刺激性较强的药物如毛茛、斑蝥、白芥子等，作为天灸的材料；另有一些作为辅助的灸材，如生姜、大蒜、附子及食盐等。

【情境分析】

随着行业的发展，灸法越来越被人们接受，各种类型的艾制品涌现出来，可是有些艾制品燃烧时气味呛鼻，甚至有爆裂感，让人感到恐惧；有些艾制品气味温和，让人享受其中。艾制品的好坏，决定施灸的效果，使用好的艾绒可获得好的治疗效果，也能为患者接受。相信大家通过学习，对艾制品的制造越来越有信心，选择起来也更加得心应手。

结论：艾制品的质量会直接影响施灸效果，因此需要掌握辨别艾制品优劣的能力。

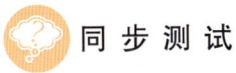

同 步 测 试

1. 简述艾叶的性能和功效。
2. 简述粗、细艾绒的特点。
3. 简述艾炷的规格。

第三节 灸法的分类及施术方法

【任务实施】

灸法的种类十分丰富,一般依据施灸材料可分为艾灸法和其他灸法两大类。凡以艾叶为主要施灸材料的均属于艾灸法。艾灸法是灸法的主体部分,临床应用广泛,根据操作方式不同,可分为艾炷灸、艾条灸、温针灸、温灸器灸,临床上以艾炷灸、艾条灸较为常用。在使用艾炷灸时,根据艾炷是否直接置于皮肤穴位上燃灼分为直接灸和间接灸两法。其他灸法分为灯草灸、天灸等。灸法分类见表3-1。

表3-1 灸法的分类

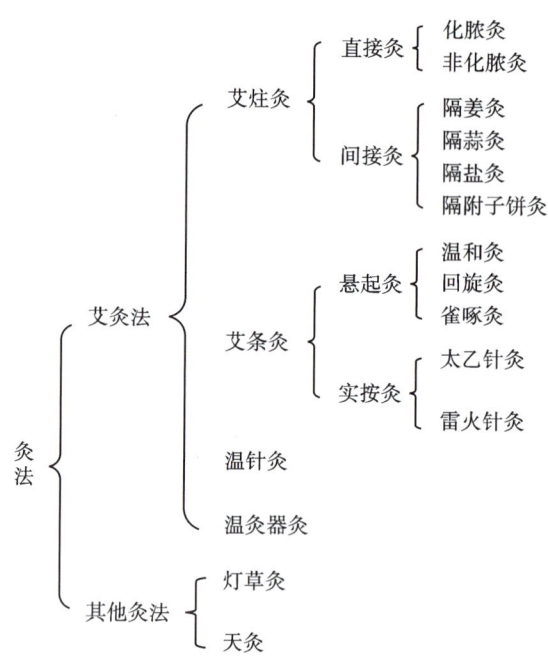

一、艾类

(一)艾炷灸

将艾炷放在穴位上施灸,称为艾炷灸。艾炷灸分为直接灸和间接灸,详见表3-2、表3-3。

表3-2 直接灸的操作流程及操作要领

操作内容	操作步骤	操作要领	备注
准备	体位选择	根据所选腧穴的定位,选择正确体位,如仰卧位或坐位	患者舒适
	选穴及禁忌证	叙述并指出腧穴定位,检查皮肤是否完好无损	①暴露施术部位,注意保暖;②医者取穴正确、便于操作;③女性经期禁灸

艾灸实训

续表

操作内容	操作步骤	操作要领	备注
准备	材料准备	①艾绒、酒精灯、打火机、镊子、棉球、矿泉水等；②取适量艾绒制作直径约为2 cm的艾炷数壮	①材料准备齐全；②摆放整齐
施灸	化脓灸 涂抹介质	在施灸部位涂蒜汁	①介质可增加艾炷的黏附性；②蒜汁对皮肤有刺激的作用
	化脓灸 放艾炷,点火	将捏好的艾炷放在施灸部位上,点燃	用线香点燃
	化脓灸 更换艾炷	在艾炷燃尽后,用镊子除去艾灰,另换一炷,依法再灸。每换一炷需涂蒜汁一次	用纱布蘸冷水抹净艾灰
	化脓灸 程度	患者有灼痛感,烧伤	患者疼痛,医者用双手于穴位四周用手拍打
	化脓灸 灸疮的处理	灸后立即贴敷玉红膏、伤湿止痛膏或创可贴,每天换一次；灸疮结痂后脱落,留有永久性瘢痕	如灸疮不愈合,可采用外科方法予以处理
	化脓灸 灸量	须在规定的时间内灸完7～9壮	
	化脓灸 适应证	哮喘、慢性胃肠病和预防中风等	
	非化脓灸 涂抹介质	在施灸部位涂以少量凡士林或清水	介质可增加艾炷的黏附性
	非化脓灸 放艾炷,点火	将捏好的艾炷放在施灸部位上,点燃	
	非化脓灸 更换艾炷	艾炷不用燃尽,在患者感到稍微灼痛时,用镊子夹去残炷,另换新的一壮再灸	
	非化脓灸 程度	以灸至皮肤稍红晕,局部有温热感而无灼痛为宜,灸后不留瘢痕	患者灸时痛苦少,易接受
	非化脓灸 灸量	须在规定的时间内灸完3～5壮	
	非化脓灸 适应证	适应证广泛,一般疾病均可应用	
灸后处理	灭火	用镊子将燃完的艾灰放置在指定的器具中	
	清洁	用干棉球擦拭施灸部位	
	患者	整理患者衣物；嘱患者注意保暖、避风寒、畅情志；多食富含蛋白质的发性食物	发性食物：羊肉、豆腐等
	整理	清洁用具、操作台,物品归原处	

表 3-3　间接灸的操作流程及操作要领

操作内容	操作步骤	操作要领	备注
准备	体位选择	根据所选腧穴的定位,选择正确体位,如仰卧位或坐位	患者舒适
	选穴及禁忌证	叙述并指出腧穴定位,检查皮肤是否完好无损	①暴露施术部位,注意保暖;②医者取穴正确、便于操作;③女性经期禁灸
	材料准备	①取新鲜生姜、独头紫皮大蒜,切成数片直径2～3 cm,厚0.2～0.3 cm的薄片,姜片、蒜片中心用牙签穿刺数孔;食盐数克;②艾绒、酒精灯、打火机、镊子、棉球、矿泉水等;③取适量艾绒制作直径约为2 cm的艾炷数壮	①材料准备齐全;②摆放整齐
施灸	隔姜灸 放置介质	将姜片置于所选腧穴上	生姜具有生发宣散、调和营卫、祛寒解表、通经活络的作用
	隔姜灸 放艾炷,点火	将捏好的艾炷放在姜片上,点燃(图3-6)	用线香点燃
	隔姜灸 更换艾炷	待患者感觉灼热不适时,用镊子夹去残炷,另换新的一壮再灸;在艾炷与姜片之间另加一姜片衬隔	防止艾火掉落引起烫伤
	隔姜灸 程度	灸至皮肤稍红晕,局部有温热感而无灼痛为宜	
	隔姜灸 灸量	须在规定的时间内灸完7～8壮	
	隔姜灸 适应证	多用于风寒咳嗽、腹痛、泄泻、风寒湿痹、面神经麻痹等	
	隔蒜灸 放置介质	将蒜片置于所选腧穴上	大蒜具有消肿化结、拔毒止痛的作用
	隔蒜灸 放艾炷,点火	将捏好的艾炷放在蒜片上点燃	用线香点燃
	隔蒜灸 更换艾炷	待患者感觉灼热不适时,用镊子夹去残炷,另换新的一壮再灸;在艾炷与蒜片之间另加一蒜片衬隔	防止艾火掉落引起烫伤
	隔蒜灸 程度	施灸以不知痛灸至知痛为度	患者口中有蒜味
	隔蒜灸 灸量	须在规定的时间内灸完4～5壮	
	隔蒜灸 适应证	多用于未破溃的化脓性肿块,如乳痈、牛皮癣、神经性皮炎、蛇咬伤等疾病	

续表

操作内容	操作步骤	操作要领	备注
施灸	隔盐灸 放置介质	用干燥、纯净的食盐末将脐窝（神阙）填平	神阙：脐窝正中
	放艾炷，点火	食盐上放置姜片，将捏好的艾炷放在姜片上点燃（图3-7）	放姜片的目的是避免食盐爆裂引起烫伤
	更换艾炷	待患者感觉灼痛时，用镊子夹去残炷，另换新的一壮再灸	防止艾火掉落引起烫伤
	程度	灸至皮肤稍红晕，局部有温热感而无灼痛为宜	
	灸量	须在规定的时间内灸完4～5壮，急性病不拘壮数	
	适应证	多用于未溃破的化脓性肿块，如乳痈、牛皮癣、神经性皮炎、蛇咬伤等疾病	
	隔附子饼灸 放置介质	取生附子细末，过筛，除去杂质，以黄酒适量调和做饼，直径2～3cm，厚0.2～0.3cm，中间用针刺数孔	附子具有补火助阳、散寒止痛、回阳救逆等功效
	放艾炷，点火	将捏好的艾炷放在饼上点燃施灸	
	更换附子饼	灸至附子饼变干则更换新附子饼再灸	防止艾火掉落引起烫伤
	程度	灸至内部温热、视局部肌肤红润为度	
	灸量	日灸1次，以愈为期	
	适应证	多用于治疗命门火衰而致阳虚病证，如阳痿、早泄、遗精以及外科疾病中的疮疡，久不收口，或既不化脓，又不消散的阴性、虚性外证	
灸后处理	灭火	用镊子将燃完的艾灰放置在指定的器具中，取下姜片、蒜片、附子饼，拨出食盐	患者侧卧，用纱布拨出食盐
	清洁	用干棉球擦拭施灸部位	
	患者	整理患者衣物；嘱患者注意保暖、避风寒、畅情志	
	整理	清洁用具、操作台，物品归原处	

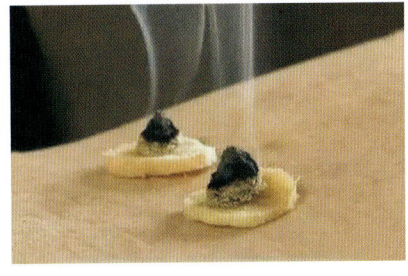

图3-6　隔姜灸

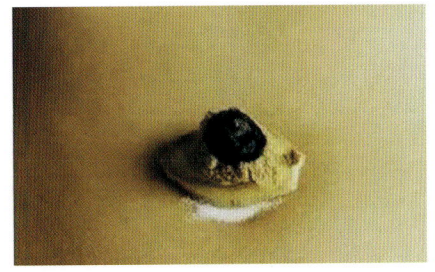

图3-7　隔盐灸

长蛇灸操作视频

【知识链接】

长 蛇 灸

在脊柱穴区常规消毒后,涂上蒜汁,在脊柱正中线撒上斑蝥粉1~1.8 g,粉上再铺5 cm宽、2.5 cm高的蒜泥1条,蒜泥条上铺3 cm宽、2.5 cm高的艾绒(200 g),下宽上尖,形成截面为等腰三角形的长蛇形艾炷。然后,点燃艾炷头、身、尾3点,让其自然烧灼。待艾炷燃尽后,再铺上艾绒复灸,每次灸2~3壮。灸毕,移去蒜泥,用湿热纱布轻轻揩干穴区皮肤。

灸后皮肤出现深色潮红,让其自然出水疱,嘱患者不可自行弄破,须严防感染。第3日,用消毒针具引出水疱液,覆盖1层消毒纱布。隔日涂1次紫药水,直至结痂脱落愈合,一般不留瘢痕。

适用于督脉诸证和虚寒性疾病、慢性胃肠疾病等,在三伏天治疗效果更好。

(二)艾条灸

艾条灸又称艾卷灸,是用纸包裹艾绒卷成圆筒形的艾卷,在穴位上温熨的施术方法。艾条灸分为悬起灸和实按灸。

1. 悬起灸 这是将点燃的艾条悬于施灸部位之上的一种灸法。一般艾火距离皮肤2~3 cm,灸10~15分钟,以灸至皮肤温热红晕,而又不会烧伤皮肤为度。悬起灸分为温和灸、回旋灸、雀啄灸(表3-4)。

表3-4 悬起灸的操作流程及操作要领

操作内容		操作步骤	操作要领	备注
准备		体位选择	根据所选腧穴的定位,选择正确的体位,如仰卧位或坐位	患者舒适
		选穴及禁忌证	叙述并指出腧穴定位,检查皮肤是否完好无损	①暴露施术部位,注意保暖;②医者取穴正确、便于操作;③女性经期禁灸
		材料准备	艾条、酒精灯、镊子、棉球、75%酒精、打火机、矿泉水等	①材料准备齐全;②摆放整齐
施灸	温和灸	点火,施灸	点燃艾条一端,距离部位约3 cm,进行熏灸(图3-8)	充分点燃
		程度	灸至皮肤稍红晕,局部有温热感而无灼痛为宜	
		灸量	每穴灸10~15分钟	防止艾火掉落引起烫伤
		沟通	注重与患者的沟通,根据患者反应调整距离。若患者局部知觉迟钝,可将中、食二指分开,置于施灸部位两侧,以此感知患者的局部受热程度	
		准确	施灸时持艾条之手须平稳	保持位置不变
		安全	注意掸灰	将艾灰掸至装有水的矿泉水瓶中
		适应证	适用于各种慢性、虚寒性病证	

续表

操作内容	操作步骤	操作要领	备注
施灸	回旋灸 点火,施灸	点燃艾条一端,均匀地向左右方向移动或反复旋转移动,移动范围3 cm左右(图3-9)	充分点燃
	程度	灸至皮肤稍红晕,局部有温热感而无灼痛为宜	
	灸量	每穴灸20~30分钟	防止艾火掉落引起烫伤
	沟通	注重与患者的沟通,根据患者反应调整距离。若患者局部知觉迟钝,可将中、食二指分开,置于施灸部位两侧,以此感知患者的局部受热程度	
	准确	施灸时持艾条之手须平稳	保持位置不变
	安全	注意掸灰	将艾灰掸至装有水的矿泉水瓶中
	适应证	适用于治疗风湿痛、神经性麻痹及广泛性皮肤病	
	雀啄灸 点火,施灸	点燃艾条一端,像鸟啄食一样,均匀地忽近忽远移动(图3-10)	充分点燃
	程度	灸至皮肤稍红晕,局部有温热感而无灼痛为宜	
	灸量	每穴灸5分钟	防止艾火掉落引起烫伤
	沟通	注重与患者的沟通,根据患者反应调整距离。若患者局部知觉迟钝,可将中、食二指分开,置于施灸部位两侧,以此感知患者的局部受热程度	
	准确	施灸时持艾条之手须平稳	保持热感
	安全	注意掸灰	将艾灰掸至装有水的矿泉水瓶中
	适应证	适用于治疗小儿疾病或急症晕厥等	
灸后处理	灭火	将燃完的艾灰放置矿泉水瓶中	
	清洁	用干棉球擦拭施灸部位	
	患者	整理患者衣物;嘱患者注意保暖、避风寒、畅情志	
	整理	清洁用具、操作台,物品归原处	

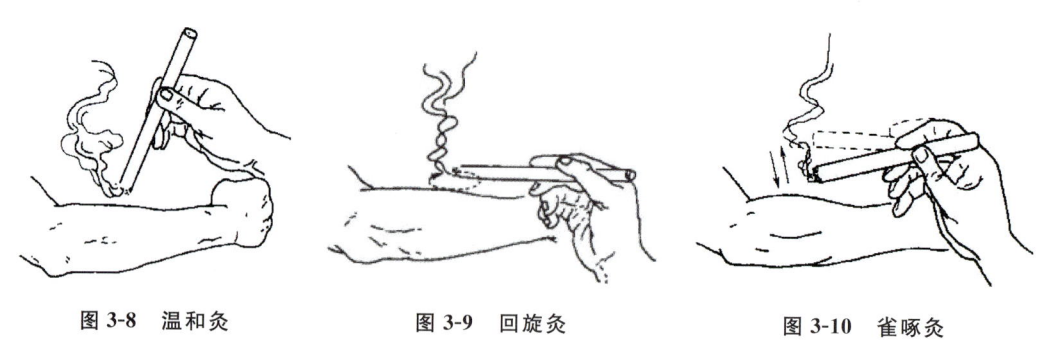

| 图 3-8 温和灸 | 图 3-9 回旋灸 | 图 3-10 雀啄灸 |

2. 实按灸 多采用药艾条,古代的太乙针、雷火针等多为此法。施灸时,先在施灸部位或患处垫棉布或纸数层,然后将艾条的一端点燃,趁热按在施术部位上,使热力透达于深层。由于用途不同,艾绒里所掺的药物处方各异。

（三）温针灸

温针灸是针刺与艾灸相结合的一种方法。适用于既需要针刺留针,又需要施灸的疾病。操作方法：在针刺得气后,将针留在适当的深度,在针柄上穿置一段长约 1.5 cm 的艾条施灸,或在针尾搓捏少许艾绒点燃施灸,直待燃尽,除去灰烬,再将针取出。此法是一种简便而易行的针灸并用方法。其艾绒燃烧的热力,可通过针身传入体内,使其发挥针与灸的作用,达到治疗的目的。应用此法需注意防止艾火脱落,烧伤皮肤或衣物,灸时嘱患者不要变动体位,并在施灸的下方垫一纸片,以防艾火掉落烫伤皮肤（图 3-11）。

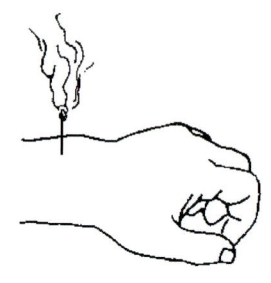

图 3-11 温针灸

（四）温灸器灸

温灸器灸是利用专门工具施灸的一种方法。用温灸器施灸,可以较长时间地连续给患者舒适的温热刺激,使用方便。目前较常用的是温灸盒（图 3-12）和温灸筒（图 3-13）,大多由金属或塑料制成。底部有数十个小孔或铁网,内有小盒,可以装艾绒或药物,施灸时把艾绒放在小筒内点燃,放在施灸的部位上进行烫灸,致局部发红为止。本法多用于妇女、小儿及惧怕施灸者。

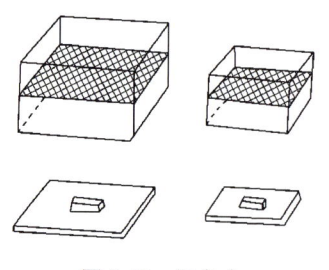

图 3-12 温灸盒

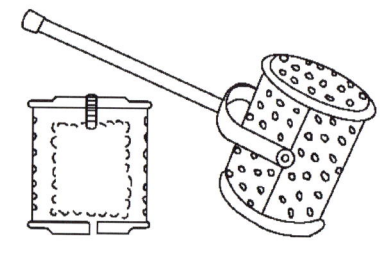

图 3-13 温灸筒

二、其他灸法

（一）灯草灸

灯草灸又名灯火灸、油捻灸、十三元宵火,是用灯草蘸油（香油、麻油、苏子油均可）,点燃后快速按在穴位上,进行淬烫的方法。此法在民间沿用已久,操作简便,治病效验,对急性腮腺炎往往一两次就能治愈。本法主治小儿惊厥、小儿消化不良、疟疾、流行性腮腺炎、胃痛、腹痛、呃逆等病证。

施术方法：根据疾病选定穴位后，取三四寸长的灯草或纸绳，蘸芝麻油或其他的植物油少许，浸透半寸至1寸，点燃火苗，快速对准选好的穴位，猛一接触，听到"叭"的一声迅速离开即可。如无此声响，当即重复1次。使用此法的技巧：蘸油不要过多，取穴要准，操作要快，不能停留，一经烧后，局部皮肤会有一点发黄，偶然也会起水疱，就算恰到好处。如果水疱破裂，可涂紫药水，预防感染。一次未愈，次日可再灸。灸后局部应保持清洁，防止感染。

（二）天灸

天灸又称为自灸，最早见于宋代王执中的《针灸资生经》，近代又称为药物灸、发疱疗法。天灸是用对皮肤有刺激性的药物贴敷于穴位或患部，使局部充血，起疱如灸疮，以其发疱如火燎，故名天灸。

天灸所选用的刺激性药物绝大部分为中药，但近来也有用西药敷灸的，一般多用单味药，也可用复方。天灸常用的有蒜泥灸、毛茛灸、斑蝥灸、旱莲灸、白芥子灸、半夏灸、生姜灸、细辛灸、巴豆霜灸等。本书主要介绍下列五种。

1. 蒜泥灸 将大蒜（最好用紫皮蒜）捣成泥状，取3~5 g蒜泥贴敷在穴位上，敷灸时间为1~3小时，以局部皮肤发痒、发赤或起疱为度。如敷涌泉治疗咯血，敷合谷治疗扁桃体炎，敷鱼际治疗喉痹等。

2. 毛茛灸 毛茛又称老虎脚爪草，取其鲜叶捣烂，敷于穴位或患处，初有热辣感，继而所敷皮肤发红、充血，稍时即起水疱，发疱后局部有色素沉着，以后可自行消退。敷灸时间为1~2小时。临床实践表明，将毛茛敷于经渠或内关、大椎可治疗疟疾，敷于患处可治疗寒痹，如与食盐合用制成药丸敷于少商、合谷，可治疗急性结膜炎。

3. 斑蝥灸 斑蝥为一种甲虫，对皮肤有强烈的刺激作用。取斑蝥适量研为细末，使用时先取胶布一块，中间剪个小孔，如黄豆大，贴在施灸部位，使圆孔正对施灸的穴位，以暴露穴位并保护周围皮肤，取斑蝥粉少许置于孔中，上面再贴一胶布固定即可，以局部起疱为度。也有用斑蝥浸于醋中或浸于95%酒精中，10天后擦抹患处。临床上用于治疗牛皮癣、神经性皮炎、关节疼痛、黄疸、胃痛等。

4. 旱莲灸 将新鲜旱莲草捣烂如泥膏状，取少许敷于穴位，胶布固定即可。敷灸时间为1~4小时，以局部充血、潮红或起疱为度。《针灸资生经》曰："乡居人用旱莲草椎碎，置在手掌上一夫，当两筋中，以古文钱压之，系之以故帛，未久即起小泡，谓之天灸，尚能愈疟。"该法适用于治疗疟疾等证。

5. 白芥子灸 将白芥子研成末，用醋调成糊膏状，每次用5~10 g贴敷穴位上，用油纸覆盖，胶布固定，或将白芥子细末1 g放置3 cm直径的圆形胶布中央，直接贴敷在穴位上。敷灸时间为2~4小时，以局部充血、潮红或皮肤起疱为度。该法主治风寒湿痹痛、肺结核、哮喘、口眼歪斜等证。

【案例分析】

患者袁女士，于前一日进食高脂肪餐，劳累后于次日清晨开始上腹部疼痛，伴有右侧肩背疼痛，发热，时而恶心。既往有胆石症史，6月初曾发病，使用解痉剂及抗生素1周余才缓解。现患者辗转不安，右上腹绞痛拒按，牵引肩背，胸腹胀满，泛恶欲吐，便秘3日，苔黄腻，脉弦数。查体：墨菲征阳性，至阳及阳陵泉处均有压痛。B超提示：胆囊增大，胆囊壁毛糙，胆囊内有0.8 mm×0.6 mm结石一颗及多粒泥沙样结石。

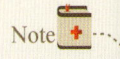

立即用生姜一片置神阙上,上放 1 cm 长的艾段温灸,灸 1 壮后腹痛减轻,腹内自觉蠕动,艾灸至 10 壮后腹痛全部消失。次日复诊,症状缓解,腹痛未发生,于清晨排便 1 次。

半月后复查,B 超结果:胆囊不大,未见结石。半年后随访,上腹痛未复发。

结论:隔姜灸神阙对治疗腹痛症效果较好。

同步测试

1. 简述隔姜灸中姜片的制作、适应证。
2. 温和灸、回旋灸、雀啄灸的适应证分别是什么?
3. 什么是灯草灸?

第四节　灸法的作用与应用

【任务实施】

一、灸法的作用

(一)温经散寒

灸法以温热刺激为主,灸火的热力能够透达组织深层,温能助阳通经,又能散寒逐痹。临床上常用于治疗寒凝血滞、经络痹阻所引起的寒湿痹痛、痛经、经闭、胃脘痛、寒疝腹痛、泄泻、痢疾等。

(二)扶阳固脱

灸法能增强脏腑的功能,补益气血,填精益髓。因此,大凡先天不足、后天失养及大病、久病导致的脏腑功能低下、气血虚弱、中气下陷,皆为灸法的适宜病证。此外,灸法对阳气虚脱而出现的大汗淋漓、四肢厥冷、脉微欲绝的脱证有显著的扶阳固脱作用,是古代中医急救术之一。

(三)消瘀散结

气为血之帅,血随气行,气得温则疾,气行则血行。灸法的温热刺激,可使气血调和,营卫通畅,起到行气活血、消肿散结的作用。因此,大凡气血凝滞和形成肿块者均是灸法的适宜病证,如乳痈初起、瘰疬、瘿瘤等。特别是疮疡阴证之日久不溃、久溃敛者,使用灸法治疗,更显示出独特的治疗效果。

(四)防病保健

灸法不仅能治病,而且还可以激发人体正气,增强抗病能力,起到预防保健作用。对于中老年人,于无病时或处于亚健康的情况下,长期坚持灸关元、气海、神阙、足三里、曲池等穴,不仅可以预防常见的中老年疾病如高血压、中风、糖尿病、冠心病等,还可延缓衰老,达到益寿延年的目的。因此,灸法又有"保健灸法""长寿灸法"之称。

二、灸法的适用范围

灸法的适用范围非常广泛,它既可治疗经络、体表的病证,也可以治疗脏腑的病证;既可以治疗多种慢性病证,又可以治疗一些急证、危重病证;既能治疗多种虚寒证,也可以治疗某些实热证。灸法可应用于临床上绝大多数病证的治疗及辅助治疗,尤其对风

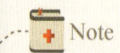

寒湿痹、寒痰喘咳、肩凝，以及脏腑虚寒、元阳虚损引起的各种病证应用较多，疗效较好。

灸法无论用于何种疾病，都必须详查病情，细心诊断，根据患者的年龄和体质，选择合适的穴位和施灸方法，掌握适当的灸量，以达到预期的效果。

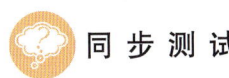

同步测试

1. 简述灸法的作用。
2. 简述灸法的适用范围。

第五节　灸法的补泻

【任务实施】

一、灸感

灸感，一般是指施灸时患者的自我感受。与针感一样，灸感既有施灸部位的局部感觉，也有向远处传导或循经感传的感觉。

灸感的出现或不同的表现方式与多方面的因素有关，如施灸的方法、刺激程度、病情、体质和对热刺激的敏感度等。一般而言，施灸方法和刺激程度的不同，是产生灸感强弱的重要因素，但即使同样的施灸方法和刺激程度，由于病情、体质和对热刺激的敏感度不同，会有不同的灸感出现。

二、灸量

灸量，即施灸的剂量，是指施灸时灸火在皮肤上燃烧所产生的刺激强度，而刺激的强度等于施灸时间与施灸程度的总和。灸量与疗效密切相关，达到一定的灸量就会产生一定的灸效。灸效，是不同的灸法和不同的灸量协同产生的灸治效果。

灸量的掌握要按照年龄大小、病情轻重、体质、施灸部位等综合因素来确定。小儿、青少年灸量宜小；患者身体虚弱甚者，每次灸量宜小，但累计灸量宜大；头面、四肢、胸背等皮薄肌少处，灸炷均不宜大而多；腰腹、臀、四肢皮厚肌多处，不妨大炷多壮（表3-5）。

表3-5　灸量的掌握

分　类	灸　量　大	灸　量　小
年龄	中老年	小儿、青壮年
体质	体实（单次灸量大，但疗程短）	体弱（单次灸量小，但疗程长）
部位	腰腹以下的皮肉深厚处	头、胸、四肢的皮肉浅薄处
病情	元气欲脱，沉寒痼冷	邪气轻浅，上实下虚

施灸疗程的长短：急性病疗程较短，有时灸治1~2次即可；慢性病疗程较长，可灸治数月乃至1年以上。

三、灸法的补泻方法

临床用灸法时，对于邪气偏盛的病证，灸用泻法，对于正气虚病证，灸用补法。

（1）艾灸补法　点燃艾炷后，不吹其艾火等待它慢慢地自燃自灭。此法火力微而温和，时间宜长；壮数较多，灸治完毕再按揉其施灸穴位，使其真气聚而不散。

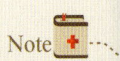

（2）艾灸泻法　点燃艾炷后，以口速吹旺其火使其快燃，火力较猛烈时艾炷燃烧快速。当患者感觉局部烧烫时，迅速更换艾炷，灸治时间较短，壮数较少，施灸完毕后不按其穴，开其穴使邪气可散。

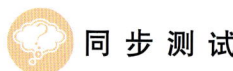

同步测试

1. 什么是灸感？
2. 灸量如何掌握？
3. 灸法的补泻怎样操作？

第六节　灸法操作的注意事项

【任务实施】

一、施灸的体位

患者体位要舒适，并便于医者操作。一般空腹、过饱、过饥、极度疲劳时不宜立即施灸。直接灸应采取卧位，注意防止晕灸的发生。

二、施灸的先后顺序

一般是先灸上部，后灸下部；先灸背、腰部，后灸腹部；先灸头部，后灸四肢。

三、施灸的禁忌

颜面部、心前区、大血管部和肌腱处，不可用瘢痕灸；禁灸或慎灸穴有睛明、丝竹空、瞳子髎、人迎、经渠、曲泽、委中等；妇女妊娠期，腰骶部和少腹部不宜用瘢痕灸，其他灸法也不宜灸量过重。对昏迷、肢体麻木不仁和知觉迟钝的患者，勿灸过量，以免烧伤。

四、灸疮的处理

直接灸往往出现起疱、化脓、结痂等灸疮现象，为了防止摩擦，保护痂皮，预防感染，必要时可以用消毒敷料或膏药覆盖，再灸时揭开，灸后再盖上。如灸疮部位发生继发感染，可用消炎膏或生肌玉红膏涂贴。一般灸疮面不大，任其自然结痂即可。

五、晕灸的处理

晕灸者虽然罕见，但患者发生晕灸时和晕针一样，也会出现突然头晕眼花、恶心、颜面苍白、脉细手冷、血压降低、心慌、出汗，甚至晕倒等症状，多见于初次施灸，或空腹、疲劳、恐惧、体弱、姿势不当、灸炷过大、刺激过量。一经发现，要立即停灸，让患者平卧，急灸足三里3～5壮可解，一般无危险。但应注意施灸的禁忌，做好预防工作，在施灸中要不断地留心观察，争取早发现、早处理，防止晕灸。

六、环境和防火

施灸过程中，室内宜保持良好的通风。严防艾火烧坏衣服、床单等。施灸完毕，必须将艾火彻底熄灭，以防火灾。

七、施灸后的保养

古人对灸后的调养颇为注意，《针灸大成·灸后调摄法》记载："灸后不可就饮茶，恐解火气，及食恐滞经气，须少停一二时，即宜入室静卧，远人事，远色欲，平心定气，凡百

俱要宽解。尤忌大怒、大劳、大饥、大饱、受热、冒寒。至于生冷瓜果,亦宜忌之。惟食茹淡养胃之物,使气血通流,艾火逐出病气。若过厚毒味,酗醉,致生痰涎,阻滞病气矣。"由于古人施灸多用瘢痕灸法,耗伤精血较多,所以需要比较周详的护理。今人施灸,一般多用小炷,不致灸疮溃烂,故都不注意摄养,虽然如此,但饮食、风寒等应避之为是。

 同 步 测 试

1. 简述施灸的顺序。
2. 如何处理灸疮?
3. 施灸的禁忌证有哪些?

 小　　结

灸法具有温经散寒、扶阳固脱、消瘀散结、防病保健的作用,施灸时可以根据不同的病证选择适合的方法,操作要做到持久、均匀、力度适中。常用灸法有温和灸、回旋灸、雀啄灸、隔姜灸、隔蒜灸、隔盐灸等。通过本章的学习要熟练掌握灸法的操作及灸法的补泻操作。

第四章

拔罐技术

【学习目标】
1. 掌握拔罐技术的基本操作及作用。
2. 熟悉拔罐技术的适用范围和注意事项。
3. 了解拔罐的起源和发展。
4. 能够在人体上进行拔罐操作。

【情景导入】
章先生是大学的教授,多年的劳累使他肩关节疼痛,活动不利,医生诊断章先生有轻度的肩周炎。这是由于寒湿之邪凝结在肩关节,导致局部气血运行不畅所致。医生为章先生进行了拔罐治疗,同时配合了一些松解粘连的推拿手法。当时肩部罐印出现黑紫色,并且有大水疱,这是局部瘀血停留的表现。1个疗程后,肩关节就恢复正常了。

问题:
1. 拔罐疗法有什么作用?
2. 拔罐的原理是什么?

第一节　拔罐的基本知识

【任务实施】
拔罐以罐作为工具,利用燃烧、抽气等方法促使罐内产生负压,使之吸附于腧穴或疼痛部位,通过负压、温热等作用,使局部皮肤充血、瘀血以达到防治疾病的目的。

一、拔罐的起源和发展

关于拔罐,最早的记载见于《五十二病方》,古代最早以兽角作为吸拔工具,用于治疗体表的疮疡,故称"角法"。其后,晋代葛洪著的《肘后备急方》中有用本法治疮疡脓肿的记载。

近年来,拔罐技术日益引起人们的重视。现代科技工作者根据传统火罐的治疗原理,运用物理科学技术,创造出新一代电、真空、磁、红外线类拔罐器具。

二、拔罐的特点

1. 方便实用,疗效明显　拔罐所用器械及辅助用品简便易得,且操作方法简单,只

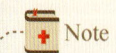

要掌握操作要领,把握禁忌证和注意事项,即可取得明显疗效且一般不会出现副作用,避免了服用药物给机体带来的损害和不良反应。

2. 罐法多样,应用广泛 不同的拔罐法有不同的作用。水罐法以温经散寒为主;刺血拔罐法以逐瘀化滞、解闭通结为主;针罐法因针刺的不同手法而具有多种功效;循经走罐可调整经络的整体功能。

3. 异病同治,重在调整 拔罐疗法具有整体良性调节作用。如火罐疗法具有降低高血压、升高低血压的双向调节作用,且血压调整与疾病的好转是一致的;大椎刺血拔罐,既可以治疗风寒感冒、风热感冒,又可以治疗高血压、头痛等内科疾病和顽固性荨麻疹、痤疮等皮肤科疾病。

4. 缓解疼痛,功效迅捷 拔罐疗法具有明显的缓解疼痛的作用,无论内科的头痛、腹痛、胆绞痛、风湿痛、癌性疼痛等,还是外科、伤科的落枕、急性腰扭伤等皆可见效。

5. 疡科应用,功效明显 拔罐疗法应用于体表化脓性疾病,可把脓、毒素、坏死组织、细菌"拔出",达到引流的效果,同时局部毛细血管扩张充血,有利于炎症消退。拔罐法能得以流传千年,是与其在临床应用中具有明显的疗效分不开的。

【知识链接】

拔罐法通过排气使罐缘得以紧附于皮肤表面,牵拉神经、肌肉、血管以及皮下的腺体,可以引起机体一系列神经内分泌反应,调节血管舒缩功能和血管壁的通透性,从而改善局部血液循环。

拔罐的负压作用使局部迅速充血、瘀血,小毛细血管破裂,红细胞被破坏,产生溶血现象。红细胞中血红蛋白的释放对机体是一种良性刺激,它可通过刺激神经系统对组织器官的功能进行双向调节,同时促进白细胞的吞噬作用,提高皮肤对外界变化的敏感性及耐受力,从而增强机体免疫力。

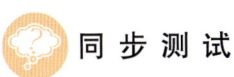 同 步 测 试

1. 关于拔罐的最早记载是什么时候?
2. 拔罐的优点有哪些?

第二节　拔罐的操作

【任务实施】

一、罐的种类

（一）玻璃罐

玻璃罐由玻璃制成,其形状如球形,分为大、中、小三种型号。优点是质地透明,吸拔时可观察到罐内施术部位的皮肤充血、瘀血程度,以便随时掌握治疗时间;缺点是易于摔碎(图4-1(a))。

（二）陶罐

陶罐由陶土烧制而成,罐的两端较小,中间略向外凸起,罐口平滑。优点是吸附力

罐的种类

大;缺点是质地较重,易于摔碎、损坏,且不易观察到罐内吸拔处的皮肤充血、瘀血情况(图 4-1(b))。

(三)铜罐和铁罐

铜罐和铁罐由铜或铁皮制成,形状如竹罐,孔径的大小不一。优点是不易破碎;缺点是传热太快,容易烫伤患者的皮肤,目前应用较少。

(四)竹罐

取直径 3~5 cm 的竹子,制成 6~10 cm 长的圆筒,一端留节作底,另一端作罐口,打磨光滑。优点是取材容易,经济易制,不易摔碎;缺点是容易燥裂漏气、吸附力不大(图 4-1(c))。

(五)抽气罐

用青霉素等药瓶或类似的小药瓶,将瓶底切去,磨平,切口需光洁,瓶口的橡皮塞需保留完整,便于抽气时应用。现有用透明塑料制成的抽气罐,不易破碎。上置活塞,便于抽气。

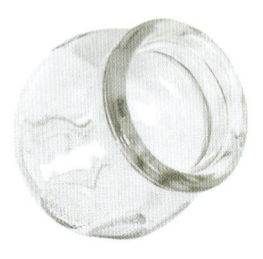 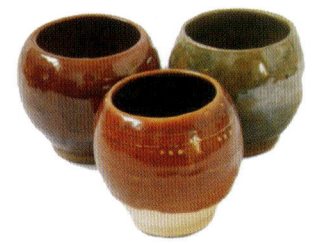 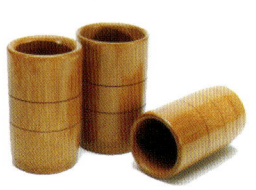

(a) 玻璃罐　　　　　　　(b) 陶罐　　　　　　　(c) 竹罐

图 4-1　常用罐

【知识链接】

随着科技的发展,除了传统的火罐,还有采用高分子材料制造的硅胶罐,不用点火或煮水,直接挤压反扣吸附,方便实用,可随身携带。还有新一代的电、真空、磁、红外线类拔罐器具。如上海市针灸经络研究所制成了经穴电动拔罐治疗仪,可控制负压,可根据不同的病情和部位深浅进行调节,不会损伤皮肤。

二、拔罐的操作流程及操作要领

(一)操作准备

1. 物品准备　火罐、95%的酒精棉球、纸片、酒精缸、弯盘、血管钳、打火机、石蜡油、皮肤针、毫针、消毒用碘伏、毛巾等。

2. 体位准备　闪火法取俯卧位,贴棉法、投火法取侧卧位,操作者站在患者右侧。

3. 环境准备　关闭门窗,调节室温,必要时用屏风遮挡。

4. 术前检查　检查病情,明确诊断,判断是否为适应证。检查拔罐的部位和患者体位是否合适。检查罐口是否光滑和有无残角破口。

(二)罐的吸拔方法及操作要领

1. 火罐法　火罐法的吸拔方法及操作要领如表 4-1 所示。

表 4-1　火罐法的吸拔方法及操作要领

方　法	操　作　流　程	操　作　要　领
闪火法 （图 4-2）	①用血管钳或持针器夹住酒精棉球，点燃棉球后，一手持血管钳，另一手持罐体，罐口朝下。 ②将点燃的棉球迅速深入罐内旋转一圈即退出，然后迅速将罐扣在需拔处。 ③起罐时一般先用右手夹住罐体，左手拇指或食指从罐口旁边按压皮肤，使气体进入罐内，即可将罐取下	①操作时注意不要蘸太多酒精，以免燃烧时火焰随酒精流溢，酒精棉球干湿程度以不滴酒精为宜。 ②火焰应伸至罐中底部以利排尽空气，同时避免罐口过热而烫伤皮肤
投火法 （图 4-3）	①将易燃纸片或酒精棉球点燃后投入罐内，然后迅速将罐扣在应拔部位上。 ②吸附 10~15 分钟取罐	此法由于罐内有燃烧物质，火球容易落下烫伤皮肤，故此法适宜用于侧面横拔
贴棉法 （图 4-4）	①将直径约为 2 cm 的 95% 酒精棉球，贴在罐内壁中段。 ②点燃棉球后迅速将罐扣在施术部位。 ③吸附 10~15 分钟取罐	①棉球上的酒精量要适中，以免滴下烫伤皮肤。 ②此法适宜用于侧面横拔

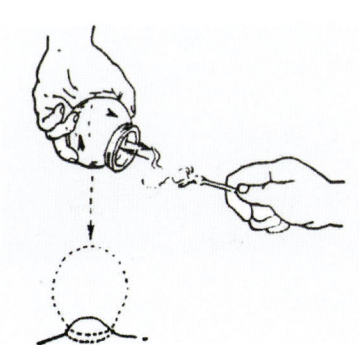
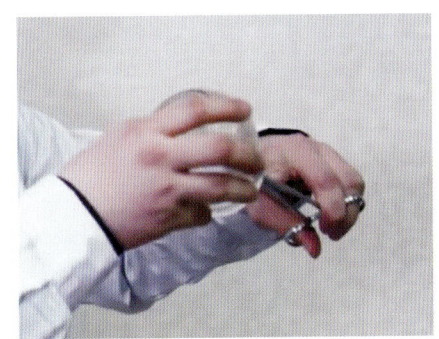

图 4-2　闪火法

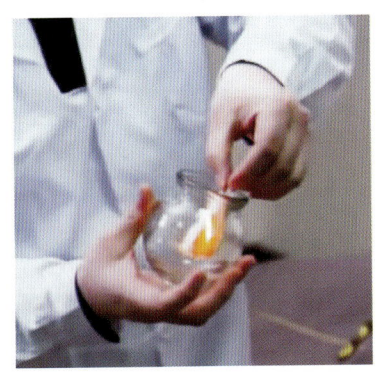
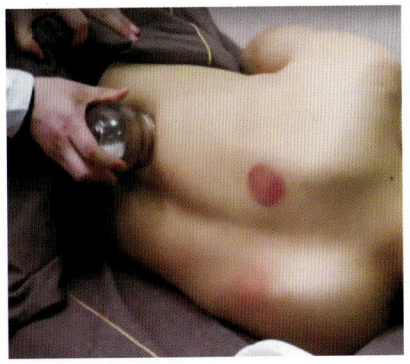

图 4-3　投火法

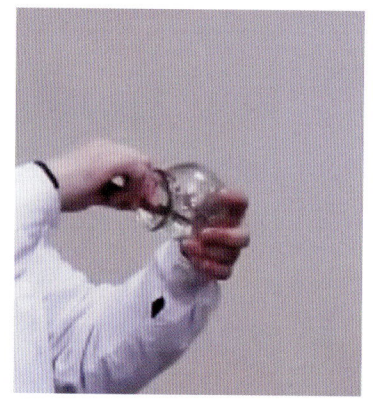
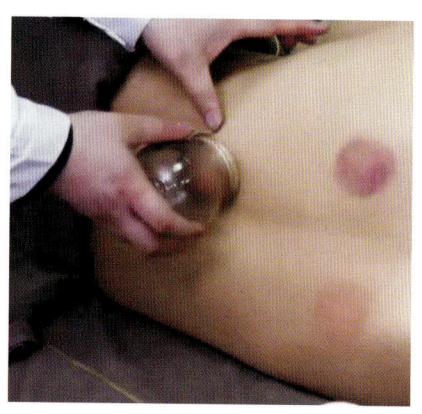

图 4-4 贴棉法

2. 煮罐法 该法多用竹罐操作,方法是将罐置于沸水或配制的中药液中煮3~5分钟,用镊子将罐颠倒夹出,用湿毛巾擦去罐口药汁,趁热迅速扣罐于需拔处。

3. 抽气罐法 先将抽气罐扣在施术部位,然后用抽气筒将罐内空气抽出,即可产生负压,吸拔于皮肤上。此法适用于任何部位的吸拔(图 4-5)。

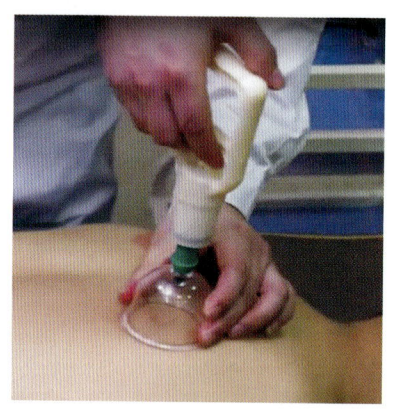
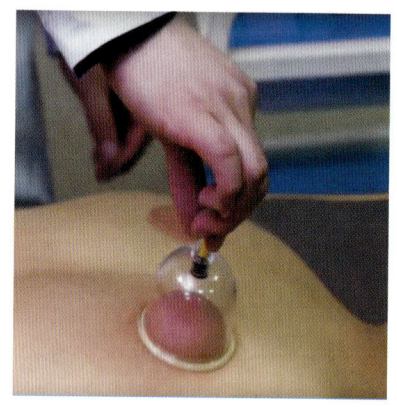

图 4-5 抽气罐法

（三）操作流程及操作要领

拔罐法的操作流程及操作要领如表4-2所示。

表 4-2 拔罐法的操作流程及操作要领

类型	操作流程	操作要领
留罐法	①用闪火法把罐吸附在施术部位。②皮肤上留置5~20分钟后取罐	①若吸力较强,则应缩短留罐时间。②在夏季或肌肉较薄处,留罐时间不宜过长。③防止拔破皮肤或起疱
闪罐法	以闪火法使罐吸附于皮肤后,立即取下,如此反复操作,直至皮肤潮红发热为止	此法不会使皮肤上留下瘀斑,故也可使用于面部

续表

类型	操作流程	操作要领
走罐法（图4-6）	①先在罐口或吸拔部位涂上一层润滑剂，如石蜡油、凡士林等。②用闪火法将罐吸拔于皮肤上。③再以手握住罐底，稍倾斜罐体，或着力于后半边向前推，或着力于前半边向后拉，也可做环形旋转运动。这样反复数次，至皮肤潮红、深红或起丹砂点为止	①选用罐口较大、壁较厚且光滑的玻璃罐。②施术部位应面积宽大、肌肉丰厚
针罐法	①在针刺部位用75%的酒精或者碘伏擦拭消毒，应从拔罐部位的中心向外绕圈消毒。②使用合适的针具在腧穴位置进针，行针得气后留针。③在以针为中心的部位上用闪火法拔火罐。④留置10～15分钟后起罐，出针	①不宜使用过长过细的针，留在体外的针身和针柄不宜过长。②出针后用毛巾按揉拔罐部位
刺血拔罐法	①拔罐部位用碘伏擦拭消毒，应从拔罐部位的中心向外绕圈消毒。②先用皮肤针点刺出血或用皮肤针叩刺。③然后将点燃的火罐吸附在点刺的部位上，使之出血。④留置10～15分钟后起罐。⑤起罐后，用消毒纱布擦净血迹，局部皮肤须用酒精棉球消毒。⑥擦净罐具血迹后，用消毒液或者75%的酒精浸泡30分钟，然后用清水洗净晾干	①出血量要适当。②操作过程中要严格消毒。③4小时内不要沐浴

刺血拔罐法操作视频

（四）起罐方法

1. 操作流程

（1）先用右手夹住罐体。

（2）左手拇指或食指从罐口旁边按压皮肤，使气体进入罐内，即可将罐取下（图4-7）。

2. 动作要领

（1）起罐时的手法一定要轻缓。

（2）若罐吸附过强，切不可硬行上提或旋转生拔，以免损伤皮肤。

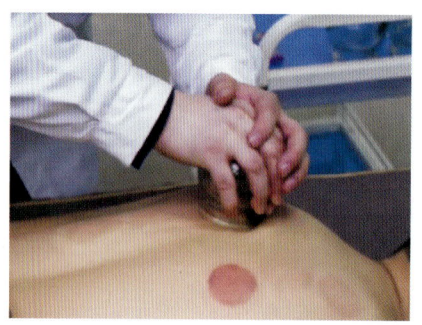
图 4-6　走罐法

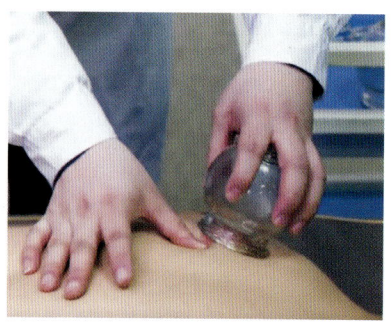
图 4-7　起罐方法

同 步 测 试

1. 拔罐常用的吸拔方法有哪些？
2. 走罐的操作方法是怎样的？

第三节　拔罐的作用和适用范围

【任务实施】

一、拔罐的作用

拔罐的作用包括负压作用、温热作用、调节作用，其治疗机制离不开中医的脏腑经络理论，此外，拔罐的作用还随不同的拔罐法而有所侧重和区别。

（一）拔罐的一般作用

1. 负压作用　拔罐法能使罐内空气因热膨胀而逸出，产生负压，可以开泄腠理，将毛孔吸开，将体内的病邪从表皮毛孔吸出，从而使经络气血得以疏通，达到治病的目的。

2. 温热作用　火的燃烧必然产生热的刺激，这种温热性的刺激可以温通经络、温养阳气、温散寒邪、回阳救逆，即通过温热的作用，振奋机体的调整功能，使阳气来复，散寒邪。

3. 调节作用　拔罐法的调节作用建立在负压和温热作用的基础上。首先是对神经系统的调节作用，其次是调节微循环，改善新陈代谢。

（二）不同罐法的作用

拔罐的作用还随拔罐法不同而有所侧重和区别。如留罐主吸拔阴寒痼冷，闪罐主祛风疏筋，推罐主宣卫祛邪，通络活血。多罐适用于病变范围较大的病证，单罐则适用于病变范围较小的病证，排罐法有泻实的作用。若拔罐法与针刺放血相结合，则其临床作用和治疗效果亦必相加。

二、拔罐法的适用范围

拔罐法的适用范围较为广泛，一般适用于风湿痹痛、各种神经麻痹以及一些急慢性痛，如腹痛、背腰痛、痛经、头痛等，还可用于感冒、咳嗽、哮喘、消化不良、胃脘痛、眩晕等脏腑功能紊乱方面的病证。此外，丹毒、红丝疔、毒蛇咬伤、疮疡初起未溃等外科疾病亦可拔罐法。

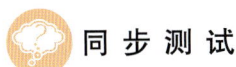

同步测试

1. 拔罐法有哪些作用？
2. 拔罐法适用于哪些疾病？

第四节 拔罐的禁忌证及注意事项

【任务实施】

一、拔罐的禁忌证

（1）年老体弱、久病体虚、极度疲劳、剧烈运动后、过饥过饱过渴或酒醉者慎用火罐。

（2）孕妇的腹部、腰骶部禁拔罐；妇女经期慎拔罐。

（3）皮肤有过敏、溃疡、水肿及大血管的部位不宜拔罐；传染性皮肤病患者的患部不宜拔罐。

（4）五官部位、前后二阴部位不宜拔罐。

（5）常有自发性出血和因损伤而出血不止的患者，不宜使用拔罐法。

（6）高热抽搐者不宜拔罐；重度心脏病、心力衰竭、严重水肿等患者不宜拔罐。

二、拔罐的注意事项

1. 适当的体位 拔罐时应选择适当的体位，拔罐过程中不宜移动体位，以免火罐脱落。

2. 适当的部位 拔罐时宜选择肌肉丰厚的部位，骨骼凹凸不平、毛发较多的部位不易拔罐。

3. 合适的方法及罐具 拔罐时要根据病情及所拔部位的面积大小而决定拔罐的方法以及采用大小适宜的罐具。

4. 注意勿灼伤或烫伤皮肤 当烫伤或留罐时间过长而皮肤起疱时，小水疱无须处理，仅敷以消毒纱布，防止擦破；水疱较大时，用消毒针将水疱液放出，涂以紫药水，或用消毒纱布包敷，以防感染。

5. 晕罐的处理 如表 4-3 所示。

表 4-3 晕罐的处理

项 目	晕罐的处理
现象	在拔罐的过程中，患者出现头晕目眩、心慌气短、面色苍白、四肢厥冷、烦躁不安、恶心呕吐、冷汗淋漓、脉虚弱无力甚至晕厥等症状
原因	晕罐的常见原因是患者精神过于紧张，或体质虚弱，或过饥、过饱、过渴，或过于疲劳，或置罐于禁忌部位等
处理	①发生晕罐后，立即起罐，迅速让患者平卧，采取头低足高体位，松解衣带，注意保暖。 ②轻者饮用一杯温水或糖水，静卧休息片刻即可恢复。 ③对于重者，掐人中，针刺十宣，擦涌泉，灸百会、关元、气海、内关、足三里。 ④若仍未缓解，采取中西医综合急救措施

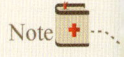

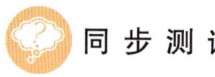 同 步 测 试

1. 拔罐法的禁忌证有哪些？
2. 造成晕罐的原因是什么？
3. 怎么处理晕罐？

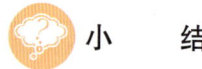 小　　结

　　本章的学习重点和难点是拔罐技术的操作和临床应用。临床上可选用火吸法、水吸法和抽气法，采取留罐、闪罐、走罐、针罐、刺血拔罐等多种治疗手段。临床应用时应正确选择施术部位和大小适宜的罐，规范操作，谨记注意事项，防止晕罐和烫伤皮肤。

第五章

刮痧技术

【学习目标】
1. 掌握刮痧的基本手法和不同部位的刮痧操作。
2. 熟悉刮痧的适应证和禁忌证。
3. 了解刮痧技术的注意事项。
4. 掌握刮痧的基本理论,能熟练操作。

【情景导入】
马某,女,35岁。2天前,吹风受凉后出现恶寒发热、头痛、鼻塞等症状,伴有颈肩部不适,颈部旋转活动受限,舌淡苔白,脉浮紧。

问题:
1. 请根据上述资料进行疾病诊断及辨证。
2. 可采用哪些方法为患者进行治疗?
3. 如果采用刮痧法,应该如何治疗?

第一节 刮痧概述

刮痧概述

【任务实施】

一、刮痧技术的概念

刮痧技术是以脏腑经络学说为指导,用刮痧器具刮拭皮肤经络穴位,达到养生保健及治疗目的的一种理疗技术。

二、刮痧的作用特点

刮痧运用手法强刺激经络,使局部皮肤发红充血,从而起到活血化瘀、舒筋通络、醒神救厥、解毒祛邪、清热解表、行气止痛、健脾和胃的效果。它是传统的非药物疗法,具有适应证广、疗效明显、操作方便、经济安全等优点。

三、刮痧工具

1. 刮痧板 刮痧所用工具以水牛角和玉制品最为常用,一般加工为长方形,边缘光滑,四角钝圆,包括厚边(凹弧形)、薄边(凸弧形)和棱角(图5-1)。水牛角是一种上好的刮痧工具,它本身就是一味中草药,有清热解毒、活血化瘀的功效。临床使用时常在传统刮痧手法上结合按摩、点穴、杵针等手法。

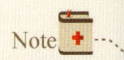

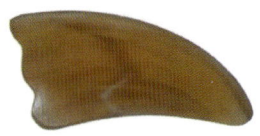 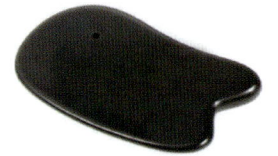 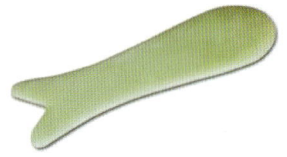

图 5-1　刮痧板

【知识链接】

　　玉性味甘平，入肺经，润心肺，清肺热。《本草纲目》介绍，玉具有清音哑、止烦渴、定虚喘、安神明、滋养五脏六腑的作用，是具有清纯之气的良药，可避秽浊之病气。玉石含有人体所需的多种微量元素，有滋阴清热、养神宁志、健身祛病的作用。玉质刮痧板有助于行气活血、疏通经络而没有副作用。

　　2. 刮痧油　刮痧油具有清热解毒、活血化瘀、疏通经络、促进新陈代谢、排毒驱邪、消炎止痛等作用。如果没有刮痧油，可以用香油代替，但如果要长期刮痧，还是需要使用专门的刮痧油（图 5-2）。刮痧多用于脊背、颈部、胸腹、肘窝、腘窝等部位，除头部刮痧外，刮其他部位皮肤时都需先涂抹刮痧油后再进行刮痧。

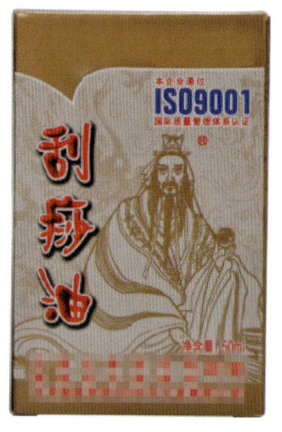 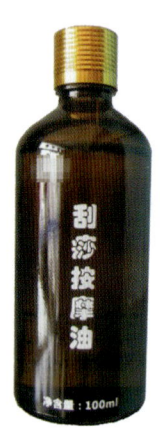

图 5-2　刮痧油

同步测试

1. 刮痧有哪些益处？
2. 常用的刮痧工具有哪些？

第二节　刮痧的基本操作

【任务实施】

一、刮痧的基本手法

　　刮痧的基本手法包括刮法、揉法、推法、按法、点法、拍法、颤法、啄法、摩法、擦法、叩击法等多种。本书主要介绍最常用的刮法和揉法（表 5-1）。

第五章 刮痧技术

表 5-1 刮痧的基本手法

手法	动作	分类	操 作	适用部位	备 注
刮法	以刮痧板的薄边、厚边和棱角在人体皮肤上进行直行或横行的反复刮拭的方法	面刮法	①用刮痧板的 1/3 边缘接触皮肤；②刮痧板向刮拭的方向倾斜 30°~60°；③利用腕力多次向同一方向刮拭，并有一定刮拭长度	身体比较平坦部位的经络和穴位	① 以 45°角应用最为广泛；②颈、背、腹、上肢部从上向下刮拭；③胸部从内向外刮拭
		角刮法	①用刮痧板棱角在穴位自上而下刮拭；②刮痧板面与刮拭皮肤成 45°	肩贞、中府、云门等穴	
揉法	以刮痧板的薄边、厚边和棱角在施术部位上进行前后左右、内旋或外旋揉动刮拭的方法	边揉法	①用刮痧板厚边着力于施术部位；②使其随腕的回旋移动；③每个部位操作 20~30 次或 5~10 分钟	全身各部位	避免触打或跳跃
		角揉法	①以刮痧板厚边棱角着力于施术部位；②进行回旋摆动刮拭	① 对脏腑有强壮作用的穴位，如合谷、足三里、内关；② 项、背、腰部疼痛点	

二、刮拭的具体内容

刮拭的具体内容如表 5-2 所示。

表 5-2 刮拭的具体内容

项 目	操作及要求
握持刮痧板	①一般多采用单手握持法；②根据刮痧板的形状与大小，选择比较方便的握持方法；③将刮痧板放置于手心，由拇、食、中指夹住刮痧板，无名指、小指紧贴刮痧板（图 5-3）；④刮痧时利用指力和腕力调整刮痧板角度，使刮痧板与皮肤之间的夹角约为 45°；⑤以肘关节为轴心，前臂做有规律的移动
刮拭次序	①先头面后手足；②先背腰后胸腹；③先上肢后下肢

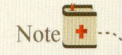

续表

项　目	操作及要求
刮拭方向	①由上向下，由内向外； ②单方向刮拭； ③尽可能拉长距离； ④遇下肢静脉曲张时，由下向上刮拭
刮拭时间	①通常选3～5个部位进行刮拭； ②每个部位刮拭20～30次； ③局部刮痧一般10～20分钟，全身刮痧一般20～30分钟； ④两次刮痧宜间隔3～6天，或以皮肤上痧退，手压皮肤无痛感为宜； ⑤急性病痊愈为止，慢性病以7～10天为1个疗程
刮拭力度	①用力均匀，由轻到重； ②先轻刮6～10次； ③逐渐加力，以受术者能够耐受为度，刮拭6～10次； ④逐渐减力，轻刮6～10次； ⑤以受术者局部放松，有舒适感为宜
刮拭程度	①皮肤出现潮红、紫红色； ②或出现粟粒状、丘疹样斑点； ③或出现片状、条索状斑块； ④出现以上变化，伴有局部热感或轻微疼痛； ⑤对不易出痧的受术者或部位，不可强求出痧

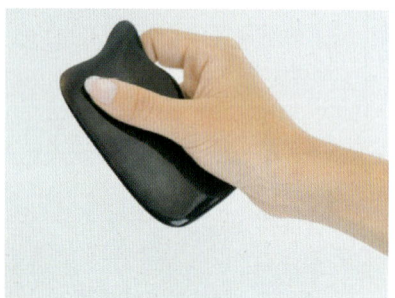

图 5-3　握持刮痧板

三、刮痧前的准备流程

刮痧前的准备流程如表 5-3 所示。

表 5-3　刮痧前的准备流程

流　程	操作及要求
前期准备	①铺一次性床单； ②用消毒毛巾遮盖受术者衣物
选择体位	①根据受术者的病情和体质选择体位； ②以受术者舒适和施术者操作方便为宜

续表

流　程	操作及要求
暴露施术部位	①尽量暴露需要进行刮痧操作的部位； ②以经脉循行和病变部位为主； ③常用部位有头、颈、肩、背、腰及四肢等
清洁或消毒	①刮痧部位用热毛巾、一次性纸巾、生理盐水或75%的酒精，进行清洁或消毒； ②施术者双手用肥皂水、洗手液，或消毒凝胶、75%的酒精，进行清洁或消毒； ③刮痧板用75%的酒精进行消毒
涂抹刮痧油	①取适量的刮痧油置于拟刮拭部位； ②用刮痧板涂抹均匀

四、不同部位的刮痧操作

（一）头部刮痧

头部刮痧流程如表5-4、图5-4所示。

表5-4　头部刮痧流程

流　程	操　作
刮拭头部两侧	①刮痧板竖放在头维至下鬓角处，沿耳上发际向后下方刮至后发际； ②从头两侧太阳开始至风池； ③经过的穴位包括头维、颔厌、悬颅、悬厘、率谷、脑空等
刮拭前头部	①从百会开始至前发际； ②经过的穴位包括前顶、通天、囟会、上星、神庭、承光、五处、曲差、头临泣等
刮拭后头部	①从百会开始到后发际； ②经过的穴位包括后顶、络却、强间、脑户、玉枕、脑空、风府、哑门、天柱等
刮拭全头部	以百会为中心呈放射状向全头部刮拭

头部刮痧操作视频

（二）面部刮痧

面部刮痧流程如表5-5、图5-5所示。

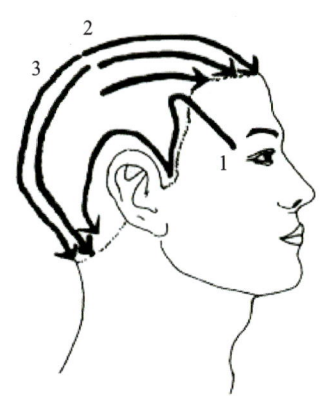

图5-4　头部刮痧

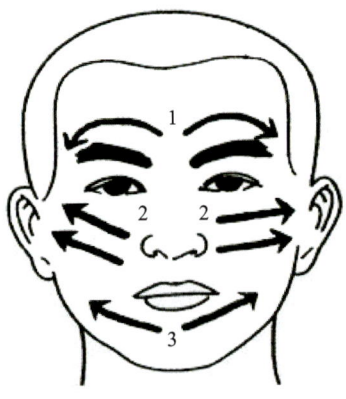

 图5-5　面部刮痧

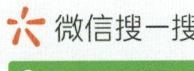

操作提示：微信扫码打开AR小程序，扫描有AR标注的图片

表 5-5　面部刮痧流程

流　程	操　作
刮拭前额部	前额两侧分别从前正中线由内向外刮拭，包括前发际与眉毛之间的皮肤
刮拭两颧部	刮拭承泣到巨髎，迎香至耳门、听宫的区域，分别由内向外刮拭
刮拭下颌部	以承浆为中心，分别由内向外上刮拭

（三）颈肩部刮痧

颈肩部刮痧流程如表 5-6、图 5-6 所示。

颈肩部刮痧操作视频

表 5-6　颈肩部刮痧流程

流　程	操　作
刮拭颈部正中线	刮拭督脉颈部循行部分，从哑门至大椎
刮拭颈部两侧到肩上	从风池至肩井刮拭，经过的穴位包括肩中俞、肩外俞、天髎等

（四）背部刮痧

背部刮痧流程如表 5-7、图 5-7 所示。

背部刮痧操作视频

表 5-7　背部刮痧流程

流　程	操　作
刮拭背部正中线	从大椎至长强刮拭
刮拭背部两侧	①刮拭背部足太阳膀胱经循行的第一侧线； ②刮拭背部足太阳膀胱经循行的第二侧线

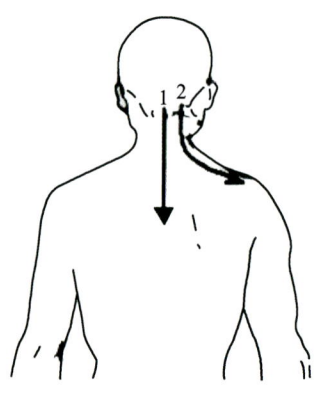

图 5-6　颈肩部刮痧

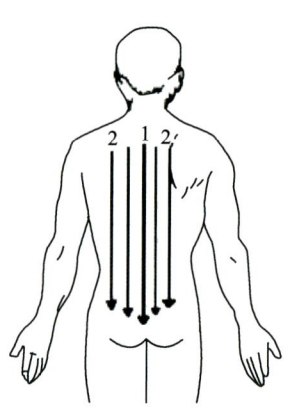

图 5-7　背部刮痧

（五）四肢部刮痧

四肢部刮痧流程如表 5-8、图 5-8 所示。

表 5-8　四肢部刮痧流程

流　程	操　作
刮拭上肢	①从上向下刮拭上肢内侧； ②从上向下刮拭上肢外侧

续表

流　程	操　作
刮拭下肢	①从上向下刮拭下肢内侧； ②从上向下刮拭下肢外侧； ③从上向下刮拭下肢前侧； ④从上向下刮拭下肢后侧

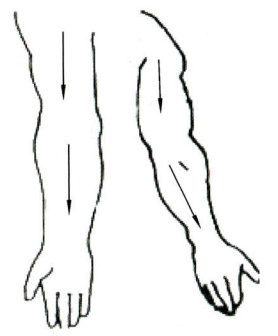
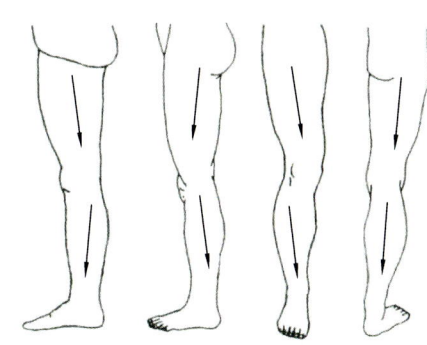

图 5-8　四肢部刮痧

同 步 测 试

1. 简述面刮法和角刮法的操作。
2. 刮痧前需要做哪些准备？
3. 简述头部刮痧的操作流程。

第三节　刮痧的临床应用及注意事项

【任务实施】

一、刮痧的临床应用

刮痧具有预防疾病、养生保健的作用，保健刮痧配合穴位刮拭，可使全身得到保健，收到"未病先防"的效果。

刮痧还可用于各科疾病的治疗。如感受外邪引起的感冒发热、头痛、呕吐、腹泻以及高温中暑、各种神经痛、脏腑痉挛性疼痛等内科病证；以疼痛为主要症状的各种外科病证，如急性扭伤、感受风寒湿邪导致的各种软组织疼痛、坐骨神经痛等；营养不良、食欲不振、生长发育迟缓、感冒发热、腹泻、遗尿等儿科病证；牙痛、鼻炎、咽喉肿痛等五官科病证；痛经、闭经、月经不调、乳腺增生、产后病等妇产科病证；还可用于病后恢复、强身健体、减肥、养颜美容、消斑除痘、延缓衰老等。

二、刮痧的注意事项

（1）刮痧时应避风和注意保暖。
（2）每次只治疗一种病证，每次刮拭的时间不可过长。
（3）有出血倾向的疾病不宜使用。

（4）新发生的骨折患部不宜刮痧，须待骨折愈合后方可在患部补刮；外科手术瘢痕处亦应在两个月以后方可局部刮痧。

（5）原因不明的肿块及恶性肿瘤部位禁刮。

（6）妇女月经期下腹部慎刮，妊娠期下腹部禁刮。

（7）饥饿状态、运动后、大出血后体质都比较虚弱，不宜刮痧。

（8）皮肤有破损或炎症者，不可在皮损处或炎症局部直接刮拭。

（9）刮痧必须用刮痧油。应急状态下可用香油代替。

（10）刮痧后饮热水一杯。

（11）刮痧后，不要立即洗浴，至少三小时以后再洗浴。

【知识链接】

刮 痧 歌

1. 常刮头，气血流，祛病强身延年寿；防偏瘫，防卒中，醒脑开窍智慧增。
2. 刮刮脸，血脉通，祛斑养颜又美容；防面瘫，防感冒，五官疾病有疗效。
3. 刮颈肩，颈脉通，消除疲劳好轻松；颈椎病，肩周炎，退热止痛镇咽痛。
4. 刮上肢，调阴阳，阴平阳秘才健康；防手麻，消肿痛，强身理肺身无恙。
5. 刮腰背，阳脉通，脏腑疾病影无踪；刮脊椎，督脉通，增强体质免疫增。
6. 刮胸腹，阴经通，调理脏腑气血兴；脏腑病，乳腺炎，化脂减肥有奇功。
7. 刮下肢，壮筋骨，消除疾患血脉通；足不麻，腰不痛，关节滑活行如风。
8. 刮全身，经络通，铲除病根正气充；增免疫，阴阳平，健康幸福乐融融。

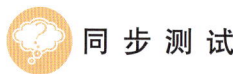

同 步 测 试

1. 简述刮痧的适应证。
2. 刮痧的注意事项有哪些？

小　　结

刮痧技术的重点和难点是刮痧的操作方法、临床应用。要求能做到灵活应用刮痧板，速度均匀，力度一致、平稳，针对不同部位和病证采用不同的刮痧方法，张弛有度，以发挥舒筋通络、活血化瘀、排毒祛邪、调整阴阳的作用，从而达到防治疾病和保健强身的目的。不可过分强调出痧，防止刮伤皮肤。要充分掌握刮痧的适应证、禁忌证和注意事项，严格且规范地进行练习，只有反复训练才能在临床应用时得心应手，取得良好效果。

第六章

推拿美容保健

【学习目标】
1. 掌握推拿美容保健的常用手法。
2. 能在各部位熟练进行推拿美容保健操作。
3. 了解推拿美容保健的作用和常用的推拿介质。
4. 熟悉推拿美容保健操作的要求及注意事项。

【情景导入】
王女士，IT工作者，经常熬夜加班。近日她感觉脖颈僵硬、肩背不适、腰背疼痛。在美容院护理时，美容师给她进行了肩背部的美容推拿操作。做完项目后，王女士觉得以上症状得到了缓解，身体轻松了很多。

问题：
1. 为什么推拿会改善王女士肩背酸痛不适的症状？
2. 哪些推拿手法可以缓解肩背酸痛不适的症状？

第一节 推拿美容保健的基本知识

【任务实施】

一、推拿美容保健概述

推拿疗法历史悠久，具有操作简便、适应证广、疗效显著、经济安全等特点，是中医学重要的组成部分。中医理论认为，推拿具有调整阴阳、疏通经络、活血化瘀、通利关节等作用，是一种较为理想的祛病强身、养生保健的自然疗法。

推拿美容保健是以中医经络学说为理论依据，从中医学的整体观念出发，采用各种推拿按摩手法，作用于头面部及全身，以疏通经脉、调整阴阳、扶正祛邪，从而达到美颜润肤、润泽皮肤、祛皱延衰、美体塑形的目的。

二、推拿美容保健的作用

（一）平衡阴阳，调理脏腑

损美性疾病的发生，从根本上说是阴阳相对平衡遭到破坏导致的，阴阳的偏胜偏衰代替了阴阳的平衡。推拿疗法能通过作用力大小、频率、操作方向等变化，给予机体补泻等不同刺激，调整内在脏腑的功能，使之重新达到阴阳平衡的状态，从而起到治疗损

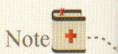

美性疾病的效果,改善机体皮肤状态及形体形态。

（二）疏通经络,调和气血

经络是气血运行的通道,它内连脏腑,外接于肢节,将人体各个部位有机联系起来,经络不通则会引起气血运行障碍,出现斑点、色沉、面色不荣等损美性表现,甚至产生其他疾病。推拿疗法直接作用于经络,操作者按照特定的技巧和规范性的动作在求美者体表进行操作,可以疏通经络、促进气血流通,有效消除局部的瘀血肿痛、水肿、麻木等,达到祛病、延衰、养颜的目的。

（三）扶正祛邪,增强体质

疾病的发生是邪正相争的过程,疾病的治疗就是扶正祛邪以使正胜病退的过程。推拿手法作用在穴位和体表上,具有调整机体脏腑组织功能、扶正祛邪的作用,能激发人体卫外抗病能力,提高人体免疫力,能有效促进身体的消化吸收,调节机体内环境平衡,增强体质,达到治病和保健的目的。

三、推拿美容保健与医疗推拿的区别

推拿是古往今来中华民族预防疾病、养生保健的常用方法。保健推拿是将各种推拿手法作用于体表局部,通过适当刺激,达到预防疾病和提高身体素质目的的推拿治疗技能。保健推拿主要针对健康人或亚健康状态的人。施术者通过运用不同的推拿手法,在人体有关部位的体表、经络、腧穴上进行有效的刺激,从整体上调整机体生理功能,增强人体的自然抗病能力,以达到强身健体、预防疾病、延年益寿的目的。保健推拿和医疗推拿性质不同,对象、目的和特点也不同(表 6-1)。

表 6-1　美容保健推拿与医疗推拿的主要区别

项　　目	美容保健推拿	医　疗　推　拿
对象	健康人或亚健康人	患者
性质	美容、保健、预防作用	医疗作用
目的	美容保健、强身健体、防病延年	治疗疾病

第二节　推拿美容保健的常用手法

【任务实施】

推拿美容保健手法主要作用于软组织,但归纳起来,常用的推拿手法可归纳为按、摩、推、拿、揉、捏、颤、拍、点、拨、搓等手法,操作时不是单纯孤立地使用,常常是几种手法相互配合进行。

一、常用推拿美容保健手法

（一）按法

按法是以拇指指端、指腹或手掌等置于一定的部位或穴位上,逐渐向下用力,按而留之,不可呆板,这是一种诱导的手法,适用于全身各部位,临床上按法又分指按法、掌按法、屈肘按法等。

推拿美容保健的常用手法（一）

推拿美容保健的常用手法（二）

1. 按法的种类

（1）指按法：以拇指螺纹面着力于受术部位，其余四指张开，支撑助力，腕关节屈曲40°～60°，掌指部主动施力，垂直向下按压（图6-1）。接触面较小，刺激的强弱容易控制，不仅可开通闭塞、散寒止痛，而且能保健美容，是最常用的保健推拿手法之一。常按面部及眼部的穴位，既可美容，又可保护视力。

（2）掌按法：以单手或者双手掌面重叠置于施术部位，以肩关节为支点，利用身体上半部的重力，通过上臂、前臂及腕关节传至手掌部，垂直向下按压（图6-1）。接触面较大，刺激也比较缓和，适用于治疗面积较大而较为平坦的部位，如腰背部、腹部等。

（3）屈肘按法：用屈肘时突出的鹰嘴部分按压体表，此法压力大，刺激强，故仅适用于肌肉发达厚实的部位，如腰、臀部等。

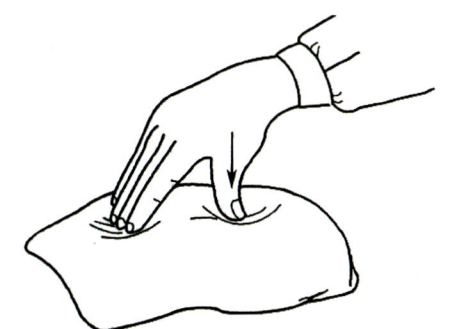 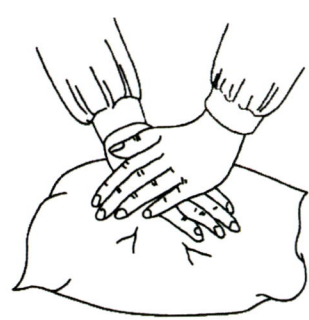

图 6-1 指按法及掌按法

2. 操作要领 按法操作时着力部位要紧贴体表，不可移动，用力要由轻而重，不可用暴力猛然按压。按法常与揉法结合应用，组成"按揉"复合手法，即在按压力量达到一定深度时，再做小幅度的缓缓揉动，使手法刚中兼柔，既有力又柔和。

3. 临床应用 按法具有舒筋活络、解痉止痛、活血养颜、理筋整复等作用，广泛应用于软组织损伤、肢体麻木或酸痛、胃脘胀痛、失眠、头痛及颜面部美容保健。

（二）㨰法

用小指关节背侧吸附于体表施术部位，通过前臂的旋转运动，带动腕关节做屈伸运动，使手背尺侧在施术部位做持续不断的㨰动的方法称为㨰法。由㨰法变化而来的常用方法有掌指关节㨰法和小鱼际㨰法。

1. 㨰法的种类

（1）掌指关节㨰法：施术者手握空拳，以小指、无名指、中指、食指的掌指关节背侧为着力部，腕关节放松，以肘关节为支点，前臂做主动摆动，带动腕关节做屈伸运动，使掌指关节在施术部位做往返㨰动。

（2）小鱼际㨰法：以手掌小鱼际为着力部，通过前臂和腕部的内外旋转运动，带动腕关节做小幅度的屈伸运动。

2. 操作要领 㨰法操作时不宜拖动、跳动和摆动，移动速度不宜过快，要保持压力、频率、幅度均匀，动作灵活协调，每分钟120～160次。

3. 临床应用 㨰法具有活血祛瘀、舒筋通络、滑利关节、缓解肌肉痉挛等作用，可应用于颈椎病、肩周炎、腰椎间盘突出症、各种损伤等。此法也是常用的保健推拿手法之一。

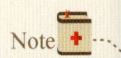

(三) 摩法

摩法是以掌面或指面附着于穴位表面,以腕关节连同前臂做顺时针或逆时针环形有节律的摩动。摩法又分为指摩法、掌摩法、掌根摩法等。

1. 摩法的种类

(1) 指摩法:将食指、中指、无名指面附着于一定的部位上,以腕关节为中心,连同掌、指做节律性的环旋运动。

(2) 掌摩法:将掌面附着于一定的部位上,以腕关节为中心,连同掌、指做节律性的环旋运动。

(3) 掌根摩法:用掌根部大、小鱼际着力在身体上进行摩动,摩动时各指略微翘起,各指间关节和指掌关节稍稍屈曲,以腕力左右摆动,操作时可以两手交替进行。

2. 操作要领　在运用摩法时,要求肘关节自然屈曲、腕部放松、指掌自然伸直,动作要缓和而协调,每分钟120次左右。本法刺激轻柔缓和,是胸、腹、肋部常用的手法,经常对胸、腹、肋部使用摩法按摩可使人气机通畅,起到宽胸理气、健脾和胃、增强食欲的作用。

3. 临床应用　摩法可调节胃肠蠕动、和中理气、消积导滞、温中散寒、镇静安神等,临床应用于脘腹胀满、胸闷气滞、肠鸣腹痛、便秘或腹泻、痛经、面瘫等。

(四) 推法

推法是四指并拢,紧贴于皮肤上,向上或向两边推挤肌肉。推法可分为平推法、直推法、旋推法、合推法等。现仅以平推法为例进行说明,平推法又分指平推法、掌平推法和肘平推法。

1. 平推法的种类

(1) 指平推法:用拇指指面着力,其余四指分开助力,按经络循行或肌纤维平行方向推进(图6-2)。此法常用于肩背、胸腹、腰臀及四肢部。

(2) 掌平推法:手掌平伏在皮肤上,以掌根为重点,向一定方向推进,也可双手掌重叠向一定方向推进(图6-2)。此法常用于面积较大的部位。

(3) 肘平推法:屈肘后用鹰嘴突部着力,向一定方向推进。此法刺激力量强,仅适用于肌肉较丰厚、发达的部位,如臀部及腰背脊柱两侧膀胱经等部位。

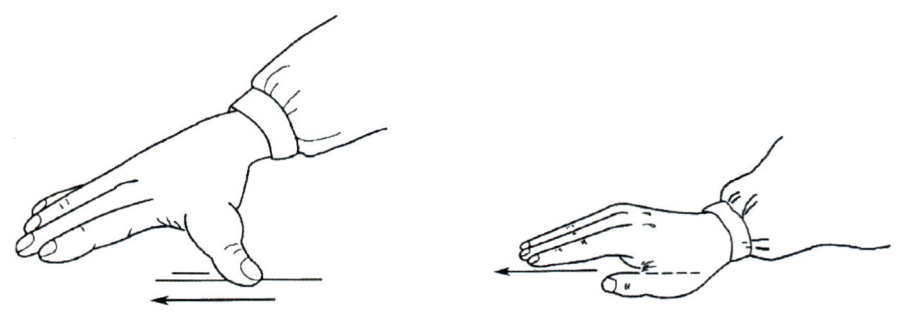

图6-2　指平推法及掌平推法

2. 操作要领　在运用推法时,指、掌、肘要紧贴体表,用力要稳,速度要缓慢而均匀。此种手法可在人体各部位使用,能增强肌肉的兴奋性,促进血液循环,并有舒筋活络的作用。

3. 临床应用 推法有宽胸理气、调和气血、舒筋活络、化瘀止痛、明目安神的作用，可应用于头痛、失眠、高血压、风湿痹痛、肌肉酸痛等病证，也多用于颈肩、背腰、四肢部保健推拿。

（五）拿法

拿法是用大拇指和食、中指指端对拿于患部或穴位上，对称用力，一松一紧地拿按。

1. 操作要领 使用拿法时，腕部要放松、灵活，用指面着力。动作要缓和而有连贯性，不可断断续续，用力要由轻到重，再由重到轻，不可突然用力。

2. 临床应用 拿法具有祛风散寒、舒筋通络、开窍止痛等作用，适用于颈项、肩部、四肢等部位或穴位，本法也是保健推拿常用手法之一，且常作为推拿的结束手法使用。

（六）揉法

揉法是将手指螺纹面或掌面定于穴位上，做轻而缓和的回旋揉动。揉法又分为指揉法、鱼际揉法、掌揉法等。

1. 揉法的种类

（1）指揉法：将拇指或食指或中指或无名指指面或指端轻按在某一穴位或部位上，做轻柔的小幅度环旋揉动（图6-3）。

（2）鱼际揉法：将手掌的大鱼际部分吸附于一定的部位或穴位上，做轻轻的环旋揉动。

（3）掌揉法：用掌根着力，手腕放松，以腕关节连同前臂做小幅度的回旋揉动（图6-3）。

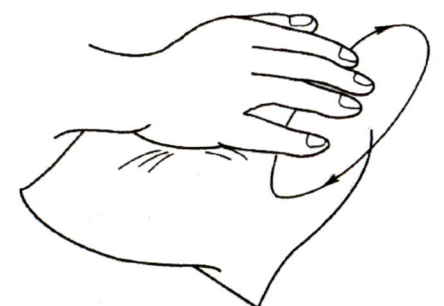 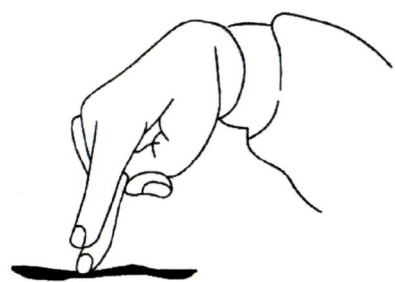

图6-3 掌揉及指揉

2. 操作要领 着力部位始终紧贴受术部位皮肤，带动皮下组织一起运动，皮肤表面不发生拖擦、滑移；揉法贵在柔和，揉转幅度由小到大、用力由轻渐重。揉法频率为100～160次/分。

3. 临床应用 揉法具有宽胸理气、消积导滞、活血化瘀、消肿止痛的作用，适用于全身各部，如揉按中脘、腹部配合其他手法对胃肠功能有良好的保健作用。

（七）捏法

捏法要求手掌自然伸开，四指并拢，拇指外展，成钳形，拇指和四指捏着被按摩者肢体，不断地用力做对合动作。捏法又分为手指捏和掌指捏。

1. 捏法的种类

（1）手指捏：用于手、足、肌腱肌腹、跟腱及脊背。

（2）掌指捏：用于肩部、颈部、腰臀部、大腿、小腿。

2. 操作要领 手法应柔和渗透，操作时移动或不移动均可，但拇指和四指力量要均衡。

3. 临床应用 捏法一般常用于促进萎缩肌肉张力的恢复,同时也可以消除组织的肿胀和肌肉酸胀的疲劳感,缓解肌腱挛缩等。关节脱位、四肢骨折,尤其是陈旧性肘关节和指关节伤所致的功能障碍常用此手法。

（八）拍法

手指自然并拢,掌指关节处微屈曲,用手腕部摆动,带动虚掌着力于受术部位,平稳而有节奏地反复拍打的手法称为拍法。

1. 操作要领 拍打时整个虚掌边缘同时接触体表,刺激量均匀而无局部刺痛。腕部放松,拍打以皮肤微微发热为度,频率稍快。

2. 临床应用 拍法刺激量大时,具有镇静止痛、活血化瘀、解痉等作用；刺激量小时,具有提神醒脑、调理肠胃、兴奋神经等作用,应用于风湿痹痛、肌肉劳损、肢体麻木、头晕等,也可用于推拿按摩的结束或保健。

（九）点法

将指端固定于受术部位或者穴位上进行点压的方法称为点法。临床上又分为指点法和肘点法。

1. 点法的种类

（1）指点法：手握空拳,拇指伸直,指腹紧贴于食指、中指桡侧面,拇指指端着力于受术部位,前臂与拇指主动施力,进行持续点压。指点法也可用拇指、食指指间关节背侧进行点压。

（2）肘点法：屈肘,以尺骨鹰嘴突起着力于受术部位,将上半身的重量由上臂传至肘部,进行持续点压。

2. 操作要领 操作时注意垂直施加压力,由轻至重、从浅至深缓缓向下,不可突然猛力按压,至受术腧穴产生强烈得气感,停留5~10秒,然后将手慢慢抬起。反复点按3~5次。压力大小需根据受术者体质与耐受度调整,点压时不可在施术部位滑动、摩擦。

3. 临床应用 点法具有调和阴阳、开通闭塞、消肿止痛的作用,应用于脘腹痉挛、风湿顽痹、肢体麻木不仁等痛证、痹证,也常应用于颜面部通经活血养颜。

（十）拨法

将指、肘等深按于受术部位,着力按并左右拨动皮下经筋的方法称为拨法（图6-4）。拨法又分为单指拨法和多指拨法。

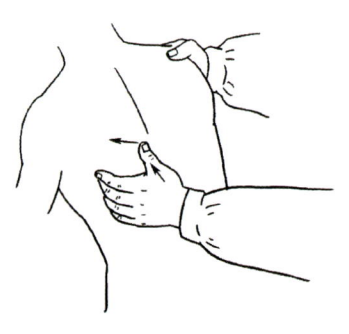

图6-4 拨法

1. 拨法的种类

（1）单指拨法：用一个手指拨动受术部位。

（2）多指拨法：用多个手指同时或分开拨动受术部位。

2. 操作要领 拨动时,着力面始终紧贴受术部位皮肤,弹拨深层组织,不可在皮肤表面发生摩擦。按压力适宜,不可过重而致疼痛滞涩,也不可过轻而不够深透。

3. 临床应用 拨法具有解除粘连、解痉镇痛、活血行气等作用,适用于肩颈、腰背、四肢等肌肉酸痛、劳损、麻木,也可借助工具进行面部拨筋,进行颜面部美容保健。

（十一）颤法

颤法是将手掌或掌指自然伸直，着力于受术部位，用腕部做小幅度而快速的压放动作，使受术部位持续振颤。主要适用于腹部。

1. 操作要领 动作幅度与按压力适宜，不可过大，以免过度压迫引起不适。手臂发力带动手掌，避免手腕主动用力而导致疲劳。

2. 临床应用 颤法操作温和舒适，刺激性小。具有温中散寒、行气止痛、调理脾胃的作用，应用于脘腹冷痛、消化不良、痛经、便秘等症。

（十二）摇法

用一手握住或扶住关节近端肢体，另一手握住关节远端肢体，做缓和回旋转动的一种手法，称为摇法。本法因施术部位不同，动作要领、名称各异，下面按部位进行动作要领的介绍。

1. 摇法的种类

（1）托肘摇肩法：受术者采取坐位，肩关节放松，施术者一手扶住受术者肩关节上部，另一手托其肘部，使其前臂放在施术者前臂上，做肩关节顺时针或逆时针方向的环转摇动（图 6-5）。

（2）腕关节摇法：受术者取坐位，掌心朝下。施术者双手合握其手掌，以两手拇指扶按于腕背侧，余指端扣于大小鱼际部，两手协同用力，在微拔伸下做腕关节顺时针或逆时针方向的摇转运动。

（3）俯卧位摇腰法：受术者取俯卧位，两下肢伸直。施术者一手按压其腰部，另一手托住双下肢膝关节上方，协调用力，做顺时针或逆时针方向的摇转。

（4）仰卧位摇腰法：受术者取仰卧位，两下肢并拢，屈髋屈膝。施术者双手分按其两膝部或一手按膝，另一手按于足踝部，协调用力，做顺时针或逆时针方向的摇转运动（图 6-6）。

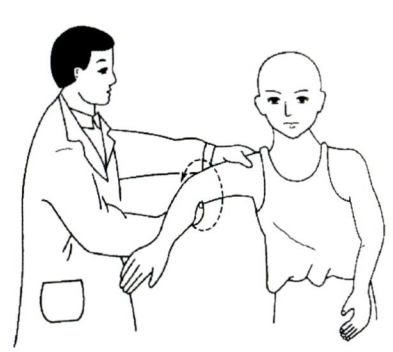

图 6-5 托肘摇肩法

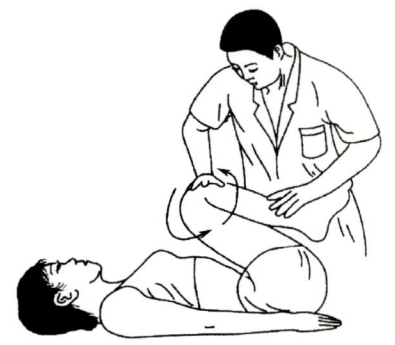

图 6-6 仰卧位摇腰法

2. 操作要领

（1）被摇的关节要放松，运摇的力量应直接作用于被摇关节。摇转的方向可顺时针，亦可逆时针，一般以顺、逆方向各半为宜。

（2）摇转的幅度应控制在人体生理活动范围内，力量由轻到重，幅度由小到大，速度由慢到快，做到因势利导，适可而止，切忌使用暴力。

（3）对习惯性关节脱位及椎动脉型、脊髓型颈椎病、颈部外伤、颈椎骨折等病证应慎用或禁用摇法。

3. 临床应用 本法适于全身各关节部，具有舒筋活血、松解粘连、滑利关节等作用，临床主要用于各种软组织损伤及运动功能障碍等病证的治疗。

二、操作要求

推拿手法种类多样,动作要求各有不同,但总体来说手法操作要做到持久、有力、均匀、柔和、深透。

1. 持久　操作时间要持久。要求操作手法按照动作规范与技术要求,在一定的时间内具有稳定连贯的手法形态。

2. 有力　操作要有力度。手法必须具有一定的力度,才能激发人体的应答反应。操作力度大小要根据操作部位、受术者体质等情况综合确定。

3. 均匀　操作节律要均匀。操作时要具有节律性,手法的频率与幅度保持均匀,用力稳定。

4. 柔和　手法体感柔和。要求手法力度适宜,轻而不浮,重而不滞,刚柔并济,流畅自然。

5. 深透　作用深度渗透至皮下。要求手法作用力不能只停留在体表,而是向下透达筋脉、肌肉等深层组织。

推拿手法最终发挥作用,需要施术者以力量为基础,掌握一定的动作要领,持久、均匀、柔和地作用于机体,产生深透的刺激,从而实现美容保健的目的。

第三节　全身推拿美容保健方法

全身推拿美容保健是对人体各部位有序、程序化(套路化)地进行推拿手法操作,以达到美容保健目的的一种推拿方法。操作时要求施术者手法连贯协调,招式编排合理,从而达到既舒适又健身的目的。

全身美容保健推拿可以疏通整个经络系统,促进全身气血运行,美容美体,驱除全身疲劳,强筋健骨,改善脏腑组织器官功能。全身推拿美容保健施术顺序:一般从头面做起,然后按上肢、胸、腹、下肢前侧、颈项、肩、背、腰,最后下肢的顺序依次进行。施术体位一般是先仰卧位后俯卧位。也可根据需要适当调整。

全身推拿美容保健总时长 70 分钟,头面部推拿 10 分钟、胸腹部推拿 10 分钟、上肢部推拿 10 分钟、下肢部推拿 15 分钟、颈肩部推拿 10 分钟、背腰部推拿 15 分钟。根据受术者实际状况,适当调整时间。

一、头面部推拿保健手法

头面部推拿具有镇静安神、醒脑开窍、缓解疲劳等作用,可以用于改善头痛、头晕、失眠、神经衰弱、疲劳等症状,对颜面部皮肤有养护作用。头面部常用穴位如图 6-7 所示。

(一)手法要领

手法操作要轻而不浮,柔和深透,由上而下,由前至后,由中到侧,由点及面,整体连贯,按经络循行规律施术。整个过程可分为三个阶段:开始手法轻柔和缓;继而手法渐重,速度渐快;最后手法轻巧柔和,力度渐小,速度转缓。

(二)体位

受术者仰卧,施术者马步、弓步站立或坐于其头后方。

(三)推拿手法流程

头面部推拿手法流程见表 6-2。

头面部推拿保健操作视频

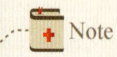

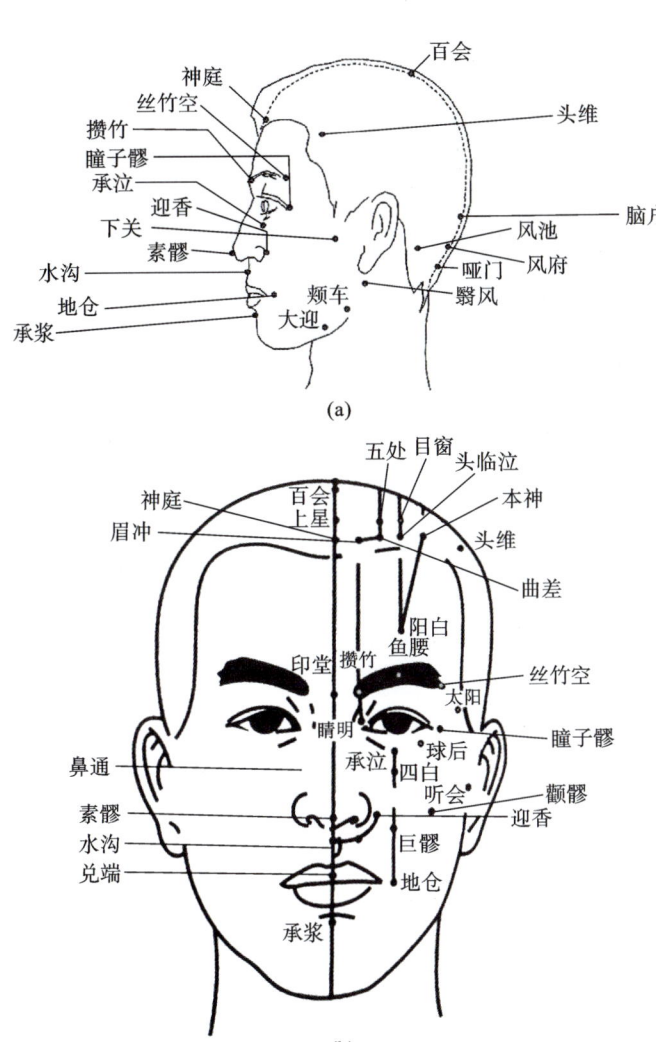

图 6-7 头面部常用穴位

表 6-2 头面部推拿手法流程

序号	操作步骤	操作要领	注意事项
1	摩浴面目	施术者双手掌合拢搓至微热,分别轻放于受术者两侧面颊,沿面颊→眼→额面一线做3~5遍摩法	手法宜轻巧,操作时间1~2分钟,旨在使受术者逐渐适应
2	分抹前额	①施术者以两手掌面着力,沿受术者印堂→神庭一线做单向抹动3~5次;②用双手大鱼际沿印堂→太阳方向做推抹法,用中指螺纹面点揉太阳,反复施术3~5次	起手时用力应稍重,分抹中力量逐渐减轻,并可稍行揉压
3	轻摩眼眶	双手拇指及大鱼际,由内至外轻摩眼眶	动作轻柔,不要过度压迫眼球
4	推摩鼻翼	中指、食指轻夹鼻翼两旁,做轻快擦法	指尖微微翘起,防止指尖刮伤皮肤
5	轻揉口周	双手拇指指腹由水沟→地仓→承浆反复推揉3~5次	双手用力均匀,动作流畅

续表

序号	操作步骤	操作要领	注意事项
6	摩揉面颊	①双手拇指指端点按受术者两侧迎香；②指螺纹面自迎香起，经巨髎推摩至颧髎；③双手四指螺纹面着力，轻摩受术者下颌处，并沿下颌外缘，经大迎摩至颊车，中指揉按颊车；从颊车经下关轻揉至太阳，中指揉按太阳	腕关节放松，手法灵巧、轻快。每个动作反复施术3~5次
7	梳理头皮	①施术者双手五指屈曲，以指端及指螺纹面交替着力，从受术者头部两侧耳上的发际处，向头发内对称做快速而有节律的梳抓，并缓慢移到头顶正中线，双手十指梳抓搓动，如洗头状；②双手做快速而有节律的梳抓	力量持续透达头皮，局部有酸胀感。反复施术2~3分钟
8	点按五经穴	双手指腹点按督脉、膀胱经、胆经穴位。由轻到重，慢进慢出	
9	叩击头皮	施术者一手垫在头皮上，另一手以虚拳叩击手掌，轻轻叩击头部	
10	轻揉耳廓	①两手拇指与食指相对放置于耳廓前后面，由下至上揉搓耳廓；②向下方牵拉耳垂	双手动作流畅，注意操作方向
11	头面部推拿总收法	①施术者以双手拇指螺纹面或大鱼际着力，先行分抹前额，揉运太阳，分抹眼球，抹揉迎香，掐人中、地仓；②从耳前到耳上，推揉至耳后；③以双手小鱼际着力，沿颈项斜方肌推揉至双侧肩井，最后捏拿肩井2~3次收势	

（四）功效及适应证

1. 功效 头面部推拿具有缓解疲劳、镇静安神、调节神志、防脱生发、治疗或缓解头部症状；疏通经络、调和气血、润肤紧肤、防皱去皱、护肤美颜、美目抗衰、加快面部新陈代谢、减少皱纹、延缓皮肤衰老的作用。施术后，受术者头目清爽，肤色红润，精神焕发。

2. 适应证 头痛、头晕、神经衰弱、失眠、脱发、黄褐斑、痤疮、额纹、眼纹、鼻唇沟纹、颏唇沟纹、皮肤暗沉、皮肤松弛、三叉神经痛、面瘫及头面部保健等。

【知识链接】

　　皮肤是人体最大的器官，而面部皮肤则因长期暴露于外且皮肤薄嫩，成为人体气血充盛、脏腑健康的最直观表现。《黄帝内经》云："十二经脉，三百六十五络，其血气皆上于面而走空窍。"中国人属黄种人，中医认为健康的面色为红黄隐隐，明润含蓄。反之，面部皮肤如果出现问题，会给人们带来困扰，影响人体的健康美。随着工作压力的增加，亚健康人群逐渐增多，头颈部不适也成为当代人群的一大健康困扰。由此可见，头面颈部的美容保健在目前美容保健中尤为重要。

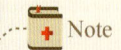

二、胸腹部推拿保健手法

胸腹部推拿可以宽胸理气、调理脾胃、疏肝解郁、暖宫散寒,用于改善胸胁胀满、脾胃虚寒、脾胃胀痛、月经不调、痛经等病证。

(一)手法要领

胸腹部推拿手法操作应重视循经与取穴,配合呼吸节律,由胸及腹,条理连贯,左右照应。胸胁部施术宜轻巧灵活,速率均匀,勿施粗暴,对于女性,应避开乳房部位;腹部施术应轻松柔和,均匀深透,摩运须热,按揉勿急,和缓顺应,勿伤脏器。

(二)体位

受术者取仰卧位,保持呼吸均匀,腹肌放松;施术者站立或坐于其侧。

(三)推拿手法流程

胸腹部推拿手法流程见表6-3。

胸腹部推拿保健手法操作视频

表6-3 胸腹部推拿手法流程

操作步骤		操作要领	注意事项
1	掌根按压双肩	施术者以双手掌根同时着力,按压受术者双肩,拇指指端同时点压其中府或缺盆30秒。反复施术5~6次(图6-8)	起手时,应用力和缓,继而逐渐加强力度,然后缓缓放松按压
2	分推胸胁、腹部	施术者双手拇指分别置于受术者胸骨两侧的俞府,四指抱定胸廓两侧,以全掌着力,从腹部正中线沿肋弓向两侧分推,反复施术5~6次(图6-9)	受术者双下肢微屈,腹部放松
3	点揉胸部腧穴	①施术者以一手或双手拇指螺纹面着力,从天突开始逐个点揉任脉诸穴至膻中; ②从两侧俞府开始,向下逐个揉按足少阴肾经诸穴至神封; ③两手分别向外揉按气户至乳根	施术者站立在受术者头部后方
4	搓摩双胁肋	施术者双手对称性地分置于受术者两胁肋部,以全掌着力,向下对搓其胁肋部(图6-10)	上下往返移动5~6遍。操作时压力不宜过重
5	全掌揉腹	施术者双手叠掌,全掌着力,从受术者右下腹开始,沿升、横、降结肠的方向顺时针轻揉全腹(图6-11)	时间为2~3分钟。手法要轻快、柔和、深透
6	拿揉腹直肌	①施术者以两手拇指、四指分别置于受术者腹部两侧,向内合力将腹肌挤起(图6-12); ②然后两手交叉,以双掌归拢扣合腹肌,使双手拇指置于腹肌一侧,余四指置于腹肌另一侧,自上而下揉拿提抖腹肌3~5次	
7	摩腹	①双手叠压,以神阙为中心,在腹部沿顺时针方向摩腹; ②再采用相同方法逆时针摩腹(图6-13)	摩腹的同时用力带动皮下肌肉一同运动。每个方向3分钟

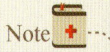

续表

操作步骤		操作要领	注意事项
8	点穴	用拇指指腹点按上脘、中脘、天枢、气海、关元	用力深沉、缓慢,动作连贯,局部有酸胀感。每穴按揉5~8次
9	热敷	双手搓热,掌心放置于脐部	重复3次

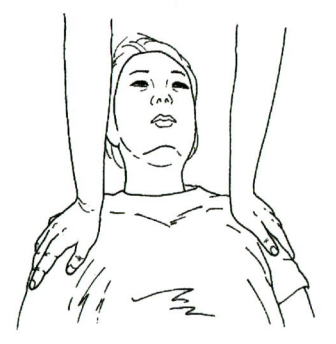

图6-8 掌根按压双肩

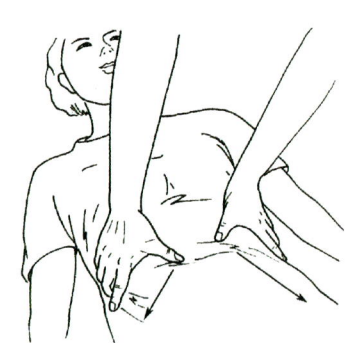

图6-9 分推胸胁、腹部

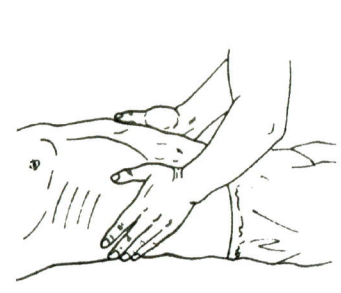

图6-10 搓摩双胁肋

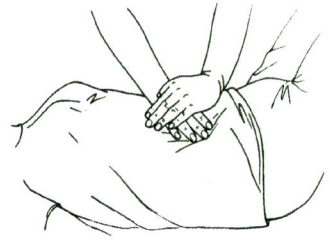

图6-11 全掌揉腹

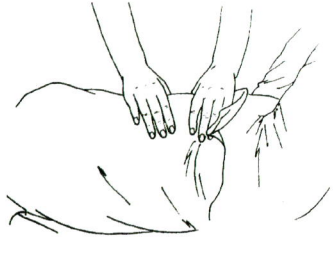

图6-12 拿揉腹直肌

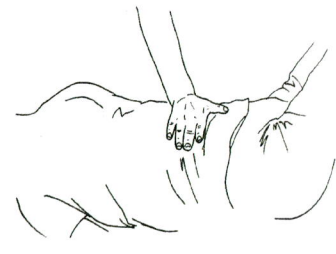

图6-13 摩腹

（四）功效及适应证

1. 功效 胸腹部推拿具有宽胸理气、调理脾胃、疏肝理气和温暖下元的作用,可使血液循环加快,能放松肌肉、消除疲劳以及减肥强身。施术后,受术者心胸舒适,呼吸顺畅,胃脘部温暖舒适,精神焕发。

2. 适应证 胸胁痛,脾虚腹痛,泄泻,便秘,月经不调,痛经,闭经,慢性盆腔炎,乳腺炎,腹部肥胖及保健美容等。

三、上肢部推拿保健手法

上肢推拿可以行气活血、疏通经络、解痉止痛,可以用于改善上肢酸痛、麻木、肌肉劳损等病证。

（一）手法要领

上肢部皮肤薄弱,推拿操作手法宜柔和、轻快。点、掐应着重于腧穴,尤其是肩、肘、腕关节部位;揉、推须遵循经络;摇、抖灵巧到位,功力通臂贯肢;搓、理手臂要轻松、灵活、柔和。诸法连贯配合,施术轻重有度,勿强拉硬扯。

（二）体位

受术者取仰卧位,上肢放松,自然下垂;施术者站于其一侧。

（三）推拿手法流程

上肢部推拿手法流程见表6-4。

表6-4 上肢部推拿手法流程

操作步骤		操作要领	注意事项
1	推抚上肢	施术者一手托住受术者一侧腕部，另一手全掌着力，从受术者腕掌部开始，向心推按至腋窝处，而后再离心从外侧推按至腕部（图6-14）	反复施术3~5次
2	拿揉上肢	施术者一手托住受术者一侧腕部，另一手拇指与其余四指相对着力，沿经脉循行或肌肉轮廓，揉拿上肢肌肉和腧穴，由肩至臂、腕部	动作轻柔和缓，反复施术3~5遍
3	擦上肢	以小鱼际擦肩关节和上肢内、外侧	动作轻柔和缓，反复施术3~5遍
4	点揉上肢穴	施术者一手握住受术者近侧手掌，另一手托住其肘臂，用拇指端螺纹面点揉臂臑、曲池、手三里、内关、神门、合谷、劳宫等穴	点按时力量要均匀持续，局部有酸胀感。每穴各30秒
5	摇肩关节	施术者一手托住受术者手腕部，另一手扶肘关节，先顺时针、后逆时针环转摇动肩关节3~5次	①摇动幅度由小至大，最大不可超过关节的生理极限。②动作缓慢协调，速度不宜过快
6	摇腕关节	施术者以一手握住受术者腕关节上部，使之固定；另一手握其食指、中指、无名指和小指，并稍使之背屈，然后自内向外摇动其手腕3~5周	
7	抖动上肢	施术者双手握住受术者大、小鱼际，双手拇指在稍用力牵拉手背的基础上，上下抖动上肢	抖动幅度小，频率快
8	推按手掌和手背	双手四指托住大、小鱼际，拇指由下至上推按手掌和手背	按揉力量要深沉透达，局部有酸胀感
9	捻、捋手指	①施术者一手扶托受术者腕部，另一手拇、食指螺纹面相对着力，夹持受术者各指根部，做快速捻动，并向指端方向移动，施术时应以捻动手指关节为主，时间约30秒。②屈曲的食、中指近侧关节的相对面着力，紧夹住受术者的手指根部，用力向指端方向迅速捋出，可听到施术者两指相撞发出"嗒"的响声。按拇指至小指的顺序施术（图6-15）	

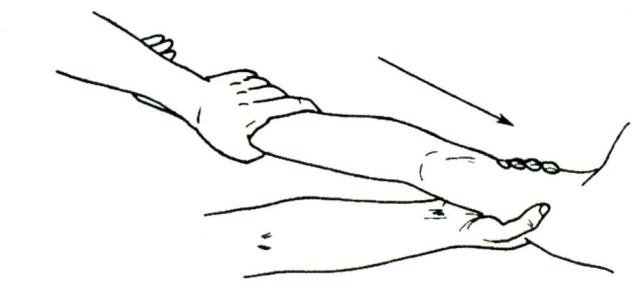

图 6-14　推抚上肢

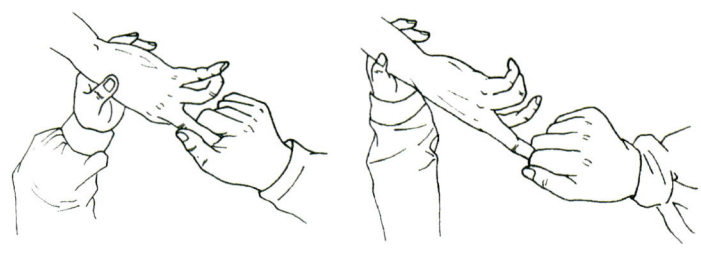

图 6-15　捻、捋手指

（四）功效及适应证

1. 功效　上肢部推拿具有缓解疲劳、改善运动功能和改善末梢血液循环的作用。

2. 适应证　上肢酸麻疼痛，慢性肌肉损伤，上肢脂肪堆积及保健美容等。

【知识链接】

如何减掉"蝴蝶袖"

"蝴蝶袖"，原本是对某类衣服袖子的简称，如今演变成了粗手臂的代言词。现代人不健康的生活方式使得很多人都有"蝴蝶袖"的苦恼，其实只要通过简单的运动，减掉"蝴蝶袖"并不难。下面四个动作，可以帮助我们快速塑造纤细手臂。

1. 摆臂运动　手臂向下摆到大腿，然后向上举到肩膀的高度，手臂向内弯曲。重复这个动作 30 秒，然后反方向 30 秒，放松并调整呼吸，重复此动作。

2. 单臂伸展运动　将手臂向前抬起与地板平行，然后再向上抬起，往对侧伸展，持续 30 秒后，放松并调整呼吸，重复此动作。

3. 负重摆臂运动　直立，双手托住一本有一定重量的书，将书放在胸前，收紧手肘贴近身体两侧。手臂向下摆到大腿，然后向上举到肩膀的高度，手臂向内弯曲。重复 30 秒，反向做 30 秒，然后深呼吸 30 秒，放松。

4. 手掌交叉运动　站立，双脚间距与肩同宽，然后手掌交叉向下压，尽量贴近脚背。停留 30 秒后，放松并调整呼吸，重复此动作。

四、下肢部推拿保健手法

下肢推拿可以行气活血、疏通经络、解痉止痛，可以用于改善下肢酸痛、麻木、肌肉劳损等病证。

（一）手法要领

下肢部肌肉丰厚、韧带肌腱强劲，推拿操作手法宜深透有力，均匀持久。拿揉应遵经循筋，以线及面；推抚勿浮，搓摩须热，拍叩轻巧，运动准确有度。下肢后侧肌肉丰厚，主要为足太阳膀胱经所过。

（二）体位

操作前侧，受术者取仰卧位；操作后侧，受术者取俯卧位，双下肢放松，自然伸直；施术者站于其一侧。

（三）推拿手法流程

（1）下肢部前侧推拿手法流程见表6-5。

表6-5 下肢部前侧推拿手法流程

	操作步骤	操作要领	注意事项
1	分推下肢	①双掌相对分推大腿，自髀关推至足背。 ②单掌跟自大腿内侧推至足弓下。 ③单掌跟自环跳推至足外踝（图6-16）	①用力持续均匀，避免滞涩。 ②保持直线操作，避免歪斜
2	拿揉下肢	双手拇指与四指相对，自上而下分别拿揉下肢前侧、内侧和外侧	拿揉结合，以拿为主，力量逐渐加强，节奏平稳
3	擦下肢	单手小鱼际擦，从下往上，沿下肢前侧	时间为2~3分钟。肌肉丰厚处可用肘部擦
4	点穴	施术者以拇指螺纹面着力，点按足三里、血海、阴陵泉、阳陵泉、三阴交等穴	点按时力量要均匀持续，局部有酸胀感
5	抱揉膝关节	①施术者一手掌心着力，置受术者髌骨上揉压1~2分钟。 ②双手掌心着力，如抱球状，抱住其膝关节两侧，相对用力，轻揉膝关节1~2分钟（图6-17）	揉动时动作轻柔，力量适中
6	环摇髋、踝关节	①施术者一手托住受术者足跟，另一手扶住受术者膝盖，先使受术者屈髋屈膝，之后顺、逆时针环转摇髋关节双侧，各操作3~5次。 ②双手用力向胸部方向上推，使受术者髋、膝关节尽可能屈曲，然后用力将此下肢向远端牵拉成伸直状态，可施术2~3次。 ③施术者摇踝关节，先顺时针，后逆时针，环转摇动各5~8次	
7	推摩足背	施术者一手托扶受术者足底，以另一手拇指螺纹面、大鱼际或掌根推摩其足背（图6-18）	反复10~20次
8	叩击下肢	空掌或空拳从上往下叩打下肢前侧、外侧、内侧，遇脂肪堆积部位适当加力	腕关节放松，动作轻巧灵活、有弹性。反复3~5分钟

下肢部仰卧位推拿保健操作视频

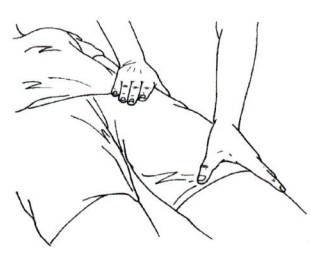
图 6-16 分推下肢

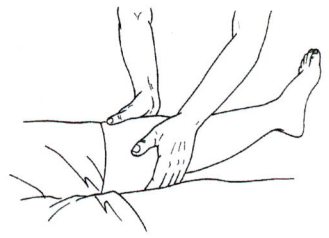
图 6-17 抱揉膝关节

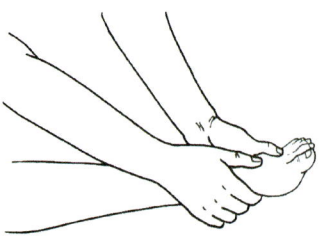
图 6-18 推摩足背

（2）下肢部后侧推拿手法流程见表 6-6（下肢部后侧推拿在腰背部操作结束后进行）。

表 6-6 下肢部后侧推拿手法流程

操作步骤		操作要领	注意事项
1	分推下肢	单掌紧贴大腿根部，自承扶推至足跟（图 6-19）	①用力持续均匀，避免滞涩。②保持直线操作，避免歪斜
2	拿揉下肢	两手拇指与四指由臀部至足跟拿揉下肢后侧肌群	施术时以臀部、股后侧肌群及腓肠肌部为重点
3	点穴	两手拇指点按环跳、承扶、殷门、委中、承山，按压后缓慢揉动	点按时力量要均匀持续，局部有酸胀感
4	㨰下肢	单手小鱼际㨰，从下往上沿下肢后侧	时间为 2~3 分钟。肌肉丰厚处可用肘部㨰
5	拿揉昆仑、太溪	一手扶住足部，另一手拇指与食指指腹拿住昆仑与太溪，进行提拿揉捏	①受术者足部宜背屈。②力度均匀透达，局部有酸胀感
6	抱揉下肢	两手掌心相对抱紧下肢肌群，由上至下揉动，重点抱揉小腿后侧肌群	腕关节放松，力量深沉均匀，动作灵活连贯，局部有酸胀感
7	叩击臀部及下肢	双手空拳由上至下叩击臀部及下肢	腕关节放松，动作轻快灵活、有弹性
8	推揉足底	①施术者以单手鱼际、掌根或双手拇指螺纹面着力，推、搓、揉受术者足弓、足底各 3~5 遍。②最后以空拳有节奏地叩打其足跟部 3~5 遍（图 6-20）	

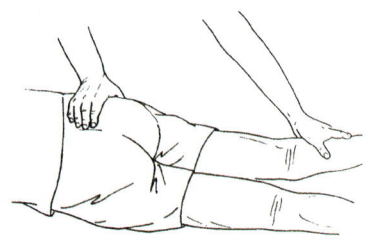
图 6-19 分推下肢

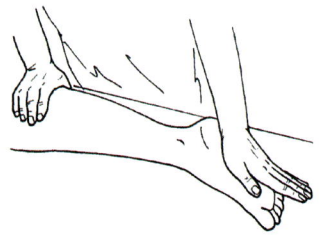
图 6-20 推揉足底

(四)功效及适应证

1. 功效 下肢部推拿具有缓解疲劳、加快静脉血液回流、改善远端血液循环和强身健体的作用。

2. 适应证 慢性膝关节炎,慢性肌肉损伤,下肢脂肪堆积及保健美容等。

五、颈肩部推拿保健手法

颈肩部推拿可以活血化瘀、舒筋通络、祛风散寒、解痉止痛,用于头晕、头痛、失眠、肩周炎、肩颈部肌肉劳损、酸痛等病证。

(一)手法要领

颈项及肩部肌肉、韧带发达,张力较高,且为诸阳经脉汇聚之所。推拿操作手法要求稳定、深透、灵活,慢而不滞,快而有序,轻重适宜,柔和深透。应注意施术方向、角度、分寸和手法变化,切忌生硬力猛。

(二)体位

受术者俯卧,保持颈肩部放松。施术者站其一侧或身后。

(三)推拿手法流程

颈肩部推拿手法流程见表6-7。

颈肩部推拿保健操作视频

表6-7 颈肩部推拿手法流程

	操作步骤	操作要领	注意事项
1	拿揉颈肩部	①一手扶住额头,另一手拇指与四指指腹相对同时用力,由上而下拿揉颈部两侧肌肉丛,风府→大椎。②四指向前,拇指向后拿揉肩部肌肉,风池→肩井	①操作时以指腹为着力点,拿起的组织部位不宜过少。②拿揉结合,动作深沉缓慢。反复施术3~5分钟
2	指压颈椎棘突两侧	两手拇指指腹分别放在颈部棘突两侧,由上至下按压(图6-21)	动作深沉缓慢,刚柔相济
3	按揉肩背	两手拇指分别放在两侧肩胛冈上窝处,其余四指放在肩前部,拇指、四指及虎口有节奏地相互用力进行按揉	①操作时指腹与虎口同时用力。②力量由轻到重,以受术者能忍受为度
4	点穴	双手拇指螺纹面或指端着力,分别点揉受术者颈肩部的风池、风府、大椎、肩井、秉风、曲垣、天宗等腧穴各20秒左右	点揉时力量要均匀持续,局部有酸胀感
5	搓颈肩部	双手交替搓颈肩部	操作时主动屈腕带动手的搓动,动作连贯,不宜滞涩
6	叩击肩部	双掌心相对,小指尺侧有节奏地交替叩击肩部	手法轻巧灵活,叩击有节奏感,力量由小至大

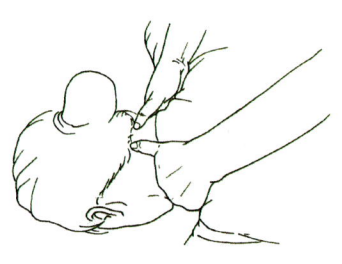

图6-21 指压颈椎棘突两侧

（四）功效及适应证

1. 功效 肩颈部推拿可以祛风散寒、活血化瘀、疏通经脉，缓解肩颈僵硬、肌肉疲劳，还可以改善头晕、头痛、大脑供氧不足、睡眠质量下降、失眠多梦等。

2. 适应证 头晕，头痛，肩周炎，肌肉劳损，高血压，落枕及颈椎病的预防和治疗等。

六、背腰部推拿保健手法

背腰部推拿可以行气活血、舒筋通络、强腰护脊、调节脏腑功能，可以用于改善背腰部酸痛、腰腿疼痛、疲劳乏力、痛经等症状，有较好的强身健体的作用。

（一）手法要领

背腰部肌肉丰厚宽阔，推拿操作手法大多接触面大，且要求力达深透。推抚宜广而不浮；按压要重而不滞，拿揉均匀有力，动而不涩；叩拍节奏规律，轻重有度。诸手法需循经重穴，着力准确。背部手法当柔和而深透；脊部手法要力重而勿暴；腰肾部手法要轻巧；腰骶部手法应透达。

（二）体位

受术者取俯卧位；施术者站其一侧，并面向其头部。

（三）推拿手法流程

背腰部推拿手法流程见表6-8。

表6-8 背腰部推拿手法流程

	操作步骤	操作要领	注意事项
1	推抚背腰及两胁	①施术者用掌推法或肘推法，从受术者脊柱两侧由上至下反复施术3~5次。②自肩胛骨下缘开始，沿脊柱两旁由内斜向外，逐肋分推至腋中线，反复施术2~3次（图6-22）	操作时动作深沉缓慢，用力均匀
2	掌揉背腰部	叠掌由上至下按揉脊柱两侧肌肉	操作时，肘部伸直，用上半身的力量下压，手法连贯，力量均匀，揉按结合，力量以皮肤微红为度
3	弹拨足太阳膀胱经	①双手拇指指腹由上至下弹拨足太阳膀胱经。②一手掌由上至下轻揉膀胱经	拨法时应先向下按压，再横向拨动。拇指指腹应扣住皮下组织拨动，与皮肤之间不能产生摩擦、移动
4	搓膀胱经	背部脊柱两侧膀胱经施以搓法	上下往返操作3~5遍
5	捏脊	用双手沿督脉、两侧夹脊穴、足太阳膀胱经从尾骶部至大椎进行捏脊，反复操作3遍，捏三提一	捏脊可以选择性操作，肌肉丰厚不易操作者可以不操作

背腰部推拿保健操作视频

续表

操作步骤		操作要领	注意事项
6	拍打背腰部	双手握虚掌,拍打背腰部	腕关节放松,动作轻巧灵活,富有弹性。腰部拍打力量略轻
7	按揉肾俞	①双手拇指指腹点按肾俞。②手掌或大鱼际揉肾俞	力量渗透、由弱到强,局部有酸胀感
8	搓命门	双手搓热,一手放在背部,另一手快速横搓命门及两侧肾俞(图6-23)	腕关节平直,压力适中,速度均匀,搓至皮肤微红、局部温热为止

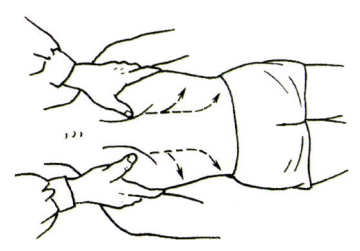 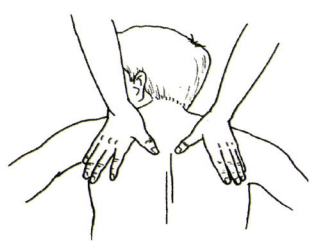 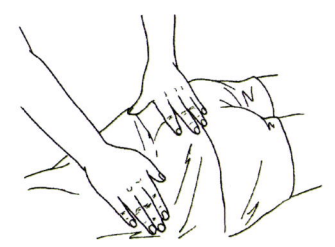

图 6-22 推抚背腰及两胁　　　　　图 6-23 搓命门

（四）功效及适应证

1. 功效　腰背部推拿具有解除疲劳、缓解及预防腰背肌劳损、强腰固肾、调节脏腑功能、缓解妇科病症状的作用。

2. 适应证　腰椎间盘突出症,慢性腰肌劳损,背肌劳损,腰棘上韧带劳损,退行性脊柱炎及腰背部保健美容等。

第四节　全身推拿美容保健操作流程一览表

全身推拿美容保健操作步骤较多,为了方便总揽操作流程,现将全身推拿美容保健操作流程一览表汇总如下(表6-9)。

表 6-9　全身推拿美容保健操作流程一览表

操作顺序	部位	操作流程
1	头面部	摩浴面目→分抹前额→轻摩眼眶→推摩鼻翼→轻揉口周→摩揉面颊→梳理头皮→点按五经穴→叩击头皮→轻揉耳廓→头面部推拿总收法
2	胸腹部	掌根按压双肩→分推胸胁、腹部→点揉胸部腧穴→搓摩双胁肋→全掌揉腹→拿揉腹直肌→摩腹→点穴→热敷
3	上肢部	推抚上肢→拿揉上肢→搽上肢→点揉上肢穴→摇肩关节→摇腕关节→抖动上肢→推按手掌→捻、捋手指
4	下肢部前侧	分推下肢→拿揉下肢→搽下肢→点穴→抱揉膝关节→环摇髋、膝、踝关节→推摩足背→叩击下肢

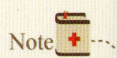

续表

操作顺序	部位	操作流程
5	颈肩部	拿揉颈项部及肩部→指压颈椎棘突两侧→拿揉肩背→点穴→搂颈肩部→叩击肩部
6	背腰部	推抚背腰及两胁→掌揉背腰部→弹拨足太阳膀胱经→搂膀胱经→捏脊→拍打背腰部→按揉肾俞→搓命门
7	下肢部后侧	分推下肢→拿揉下肢→点穴→搂下肢→拿揉昆仑、太溪→抱揉下肢→叩击臀部、下肢→推揉足底

第五节 注意事项

一、推拿美容保健禁忌证

(1) 女性经期及妊娠期时不宜对腹部、腰骶部和髋部进行按摩;孕妇肩井、合谷、三阴交和昆仑等穴慎用。

(2) 皮肤损伤及患皮肤病者,如湿疹、丹毒、脓肿、烫伤以及一些开放性伤口。

(3) 严重心、脑、肺、肾等器质性疾病及年老体弱的危重病证。

(4) 各种急性传染性疾病和某些感染性疾病,如肺结核、化脓性关节炎等。

(5) 患有血友病、白血病等血液病者或凝血功能障碍者。

(6) 骨折、关节脱位、外伤出血、急性软组织损伤初期、截瘫初期等。

二、常见意外情况及处理措施

1. 晕厥 在手法操作过程中,受术者突然出现头晕目眩、心慌气短、胸闷呕恶等表现。严重者四肢厥逆,出冷汗,甚至出现昏厥、晕倒等症状。

(1) 发生原因:受术者过度紧张;体质虚弱、饥饿、劳累、大量出汗导致虚脱;受术者体位不适或操作者手法刺激过强。

(2) 处理方法:立即终止操作,采取平卧位或头低足高位休息;口服温糖水,配合刺激水沟、合谷等穴位;密切观察受术者身体状况,必要时送医处理。

2. 瘀斑 推拿治疗过程中及治疗后,治疗部位局限性皮下出血,形成瘀斑或血肿。

(1) 发生原因:手法操作力度过大,时间过长;受术者有出血或凝血功能障碍。

(2) 处理方法:局部小块瘀斑,一般无须处理,可自然吸收;血肿明显者,先采取冰敷,使血管收缩止血,视出血程度在24~48小时后予以热敷,以消肿消散,促进血肿吸收。对有出血或凝血功能障碍者,禁止给予手法调理。

3. 疼痛 受术者推拿后局部皮肤出现疼痛、肿胀等不适感,或原有病变部位疼痛加重。

(1) 发生原因:手法不熟练,操作动作生硬,施术时间过长,手法刺激强度过大;受术者初次接受按摩调理,或症状正处于急性期发作阶段。

(2) 处理方法:一般无须特别处理,休息后疼痛可自行消失;若疼痛剧烈,可局部给予红外线或热敷止痛;原有病变部位疼痛加重者,应该对症处理,必要时做相关检查,排除其他原因。

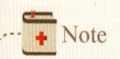

第七章

食物疗法

【学习目标】
1. 掌握食疗的概念及基本功能。
2. 掌握食疗的原则及禁忌。
3. 熟练掌握食物的性能、功效及配伍。
4. 了解食疗的发展简史。

【情景导入】
廖女士是一名公司白领,经常熬夜加班。时间久了感觉肌肤暗沉,还伴有色斑和黑眼圈,在咨询肌肤护理顾问时,根据她的工作,护理顾问建议廖女士采用食疗,取芹菜、西红柿、红葡萄、柚子、橘子、蜂蜜、牛奶各适量,将葡萄单独榨汁,余菜混合榨汁,蜂蜜和牛奶加温水调匀,上述各汁混合调匀饮用,每日1～2次。廖女士坚持三周后发现食疗具有丰肌泽肤、抗衰、细嫩红润的作用。

问题:
1. 为什么食疗可改善肌肤的不良状态?
2. 食疗对我们人体有哪些作用?

第一节　食疗的概述

【任务实施】
食疗,顾名思义,就是以膳食作为治疗疾病的手段,即饮食疗法。

一、食疗的发展与演变

《礼含文嘉》中记载:"燧人氏钻木取火,炮生为熟,令人无腹疾,有异于禽兽。"可见火的发现是人类饮食营养保健的一次进步,具有深远的意义。

周朝的宫廷医生分为食医、疾医、疡医、兽医四科,其中的"食医",主要掌理调配周天子的"六食""六饮""六膳""百羞""百酱"的滋味、温凉和分量。

《黄帝内经》是我国第一部医学理论专著,也为食疗的发展奠定了理论基础,并指出饮食过量或偏嗜可以致病。《素问·痹论》谓之"饮食自倍,肠胃乃伤"。食物的五味对人的生理病理均有一定的影响。

东晋葛洪的《肘后备急方》是一部关于药疗与食疗的专著,极力主张在饮食方面注

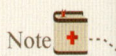

重对疾病的协调作用。《食医心鉴》是一部较为完备的食疗专著。

唐代的中医食疗有了长足的发展,如孙思邈的《千金要方》卷二十四专论食治。《食疗本草》《食性本草》等专著都系统记载了一些食物药及药膳方。

宋代的《圣济总录》中专设食治一门,介绍各种疾病的食疗方法。元代《饮膳正要》一书,继承食、养、医结合的传统,对健康人的饮食做了很多的论述,堪称我国第一部营养学专著。明代的《本草纲目》为中医食疗提供了丰富的资料,仅谷、菜、果3部就收有300多种,其中专门列有饮食禁忌、服药禁忌等。

而今有关食疗、药膳的著作更是空前广泛,且出现了一些专门的药膳馆。在人们的生活中,食疗也得到了空前的普及。

二、中国古代的食疗与美容

食疗美容是指在现代营养学和中医基础理论的指导下,运用食物或在食物中加入药食两用的动、植物,制成供内服的膳食和外用的制剂,日常使用可达到防病治病、美容保健、延缓衰老目的的美容保健方法。

食疗美容历史与人类的历史同样久远。生存是人的第一需要,在满足这一需要的同时,具有药性作用的食物已经在客观上起着食疗的作用,有些则对美容产生着影响。然而有意识的美容一定是在保障了生存的前提下发生的,人类最早的美容行为多受到性活动的支配和影响。

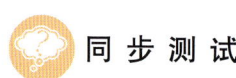

同 步 测 试

1. 食疗的定义是什么?
2. 有哪些经典著作提及食疗?

第二节 食疗的原则

【任务实施】

食疗的原则主要包括辨证施膳、全面膳食、饮食有节。

一、辨证施膳

辨证施治是中医治疗疾病的指导原则,即在临床治疗时要根据病情的寒热虚实,结合患者的体质施以相应的治疗方法。只有在正确辨证的基础上进行选食配膳,才能达到预期的效果。否则,不仅于病无益,反而会加重病情。

中医认为,临床病证不外虚证、实证、寒证、热证。根据中医"虚者补之""实者泻之""热者寒之""寒者热之"的治疗原则,虚证患者以其阴阳气血不同之虚,分别给予滋阴、补阳、益气、补血的食疗食品治之;实证患者应根据不同实证的证候,给予各种不同的祛除实邪的食疗食品,如清热化痰、活血化瘀、攻逐水邪等类食品;寒性病证,给予温热性质的食疗食品治疗;热性病证,给予寒凉性质的食疗食品治疗。

二、全面膳食

所谓全面膳食,就是要求尽可能食用多种食物,而使种类齐全,数量充足,比例适当,避免偏食。嗜食某种食物可致体内某些营养物质缺乏,谷物、肉类、蔬菜、水果在膳

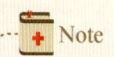

食中均应尽可能占有适当比例,保证机体的需求。

三、饮食有节

饮食有节是指每天进食宜定时、定量,不偏食,不挑食。主要有两层含义,一是指进食的量,二是指进食的时间。

1. 定量 饮食定量,主要强调饮食要有限度,保持不饱不饥,尤其是不暴饮暴食,否则会使肠胃功能紊乱,导致疾病的产生。因此,饮食有节,食量有度是保证身体健康的重要条件。

2. 定时 我国传统的进食方法是一日三餐,历来主张"早餐好,午餐饱,晚饭少"。人体的阴阳气血运行,在昼夜中有盛衰的不同。早餐时间,身体经过一夜的休息,早晨阳气活动开始旺盛,胃中处于相对空虚状态,亟须补充营养,以满足上午的工作需要;午餐时间,处于一日当中,且经半天的劳动,消耗较大,故宜适当多进食,才能弥补损耗,满足下午劳动或工作的需要;晚饭后,一般活动较少,消耗不多,故宜少食,否则常为致病之因。

3. 不偏嗜 饮食偏嗜是指五味偏嗜。五味与五脏各有其亲和性,故五味偏嗜可致五脏气血偏盛或偏衰,造成人体阴阳失去平衡,从而诱发各种疾病。如《素问·五脏生成》说:"是故多食咸,则脉凝泣而变色;多食苦,则皮槁而毛拔;多食辛,则筋急而爪枯;多食酸,则肉胝䐴而唇揭;多食甘,则骨痛而发落。"说明五味偏嗜会给人体健康带来不良后果。

同 步 测 试

1. 食疗的基本原则是什么?
2. 食疗中饮食有节主要是指哪些方面?

第三节　食物的一般性能

【任务实施】

食物与药物一样,具有自己的性、味、归经和升降浮沉作用趋向,食物的性、味、归经及功效是中医养生学中选择食物的基础。

一、食物的性

食物"气"或"性"与药物"四气"或"四性"相一致。古人按寒、凉、(平)温、热基本上把食物分为四大类气质或性质。

历代中医食疗书籍所载的食性很多,如大热、热、大温、温、微温、平、凉、微寒、大寒等,只是表明食物性能方面的差异程度,而无明显界限。以常见300多种食物的统计数据来看,平性食物居多,温热性次之,寒凉性更次之。从生活与临床应用食物经验看,寒凉性质食物多属于阴性,具有滋阴、清热、泻火、凉血、解毒等作用,常适宜用于热性体质和热性病证;温热性质食物属于阳性,具有温经、助阳、活血、通络、散寒等作用,常用于虚寒体质或寒性病证。食物中过寒和过热的较少,一部分寒热性质不明显,作用比较平和,可称为平性。

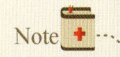

二、食物的味

食物的"味",即是指食物的主要味道,概括为"五味",即酸(涩)、苦、甘(淡)、辛、咸。食物的五味有一定的特性:一是有阴阳属性,辛、甘、淡属阳,酸、苦、咸属阴。

1. 甘味 此类食物最多,具有补益和缓解疼痛、痉挛等作用,如蜂蜜、饴糖、桂圆肉、米面食品等。

2. 咸味 咸味食物具有泻下、软坚散结和补益阴血等作用,如盐、海带、紫菜、海虾、海蟹、海蜇、龟肉。

3. 酸(涩)味 酸(涩)味食物具有敛汗、涩精、止泻、缩小便的作用,如乌梅、山楂、石榴、柿子等。

4. 辛味 辛味食物具有发散、行气、活血等作用,如姜、葱、蒜、辣椒、胡椒等。

5. 苦味 苦味食物具有清热、泻火、燥湿、解毒、降气等作用,如苦瓜、苦杏仁、橘皮、百合等。

此外,还有淡味,中医将之归于甘味范围,有渗利小便、祛除湿气等作用,如西瓜、冬瓜、茯苓、黄花菜、薏苡仁等。

五味之外尚有"芳香"概念,是指食物的特殊气味,芳香性食物以水果、蔬菜居多,如橘、柑、佛手、芫荽、香椿、茴香等食物,芳香性食物一般具有醒脾开胃、行气化湿、化浊辟秽、爽神开窍、走窜等作用。

三、食物的归经

《黄帝内经》曰:"夫五味入胃,各归所喜,故酸先入肝,苦先入心,甘先入脾,辛先入肺,咸先入肾。久而增气,物化之常也。"这是归经理论形成的基础之一,即五味五行学说,以五行理论为依据,按五行五脏的关联确定食物的归经。除此之外,还存在五色与五脏的关联,即白色食物入肺经,青色食物入肝经,黑色食物入肾经,黄色食物入脾经,赤色食物入心经等。

归经理论揭示了选用食物的一般原则,对指导食膳、药膳的配方具有重要意义。归经理论是认识食物性能的前提,而临证选材时则须将辨质施膳理论灵活运用。

四、食物的升降浮沉

食物的升降浮沉性能概念与食物的气与味有密切关系。食物的气味性质与其阴阳属性决定食物作用趋向。

一般来说,质地轻薄、食性温热、食味辛甘淡的食物,其属性为阳,多具有升浮的作用趋向,如姜、蒜、花椒等;具有发散、宣通开窍等功效,如香菜、薄荷能解表而治疗感冒,菊花、绿茶能清利头目而治疗头痛。

沉降类食物多质重,味苦、酸、咸,浓厚雄烈,性多寒凉,主下行向里,具有泻下通便、清热降火、利水消肿、重镇安神、潜阳息风、消积导滞、降逆止呕、平喘固涩等功效,如龙骨、牡蛎、苏子、杏仁、白果、乌梅、山楂等,以种子、果实多见。

此外,配伍中医营养膳食时除辨证施食外,还应考虑四时脏腑气机的变化,如春夏宜加辛温升浮药食,秋冬宜加酸苦沉降药食,以顺应春升、夏浮、秋降、冬沉的时气特点。

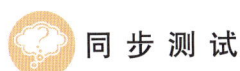

同 步 测 试

1. 食物的味有哪些?
2. 食物的升降浮沉是指什么性质?

第四节 食物的配伍

【任务实施】

为增强食物的效用和可食性,常常把不同的食物搭配起来应用,这种搭配关系,称为食物的配伍。与药物的配伍同理,食物的配伍基本分为协同和拮抗两个方面。食物的协同配伍包括相须、相使,拮抗包括相畏、相杀、相恶和相反(表 7-1)。

表 7-1 食物的配伍

配伍	概念	举例
相须	性能基本相同的食物相互配伍使用,起到加强功效的作用	韭菜与胡桃仁均有温肾壮阳之功,协同使用则壮阳之力倍增
相使	以一类食物为主,另一类食物为辅,使主要食物功效得以加强	桑椹桑枝酒中,辛散活血通经的酒加强了桑枝的祛风湿作用
相畏	一种食物的不良作用能被另一种食物减轻或消除	某些鱼类引起的腹泻、皮疹等,能被生姜减轻或消除
相杀	一种食物能减轻或消除另一种食物的不良作用	
相恶	两种食物同用后由于相互牵制而使原有的功效降低甚至丧失。产生这种配伍关系的食物的性能基本上是相反的	水产动物多属寒性,烹调时需要加葱、姜,以解水产食物的寒性
相反	两种食物同用时能产生毒性反应或明显的副作用	蜂蜜反生葱、柿子反蟹等

总之,在多数情况下,食物通过配伍后,不仅可以增强原有的功效,还可以产生新的功效。此外,配伍食用食物较之单一的食物有更大的食疗价值和较广的适用范围,还可以改善食物的色、香、味、形,增强其可食性,提高人们的食欲。

第五节 常用食物的功效

【任务实施】

一、温性食物

温性食物如表 7-2 所示。

常用食物的功效(课件)

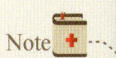

表 7-2 温性食物

名称	主要性能	功效	使用注意
松子	甘,微温。入肝、肺、大肠经	润燥,养血,祛风	便溏、滑精、痰饮体质慎用
山楂	酸、甘,微温。入脾、胃、肝经	消食健胃,行气消滞,活血止痛	脾胃虚弱而无积滞者不宜食,孕妇慎服
桃	甘、酸,温。入肺、大肠经	生津润肠,活血消积,益气血,润肤色	不宜长期食用,容易使人生内热
樱桃	甘、酸,温。入脾、肾经	益肾,健脾,祛湿	其性微温,热病者慎食
刀豆	甘,温。入脾、胃、肾经	温中下气,益肾补元	胃热患者禁服
龙眼	甘,温。入心、脾经	补益心脾,养血安神	腹胀或有痰湿者不宜服用
石榴	甘、酸、涩,温。入脾、肺经	涩肠,止血,止咳	多食易伤肺损齿,石榴皮有毒,服用时必须注意
香菜	辛,温。入肺、脾、肝经	发表透疹,消食开胃,止痛解毒	疹出已透,或虽未透出而热毒壅滞,非风寒外袭者禁服
洋葱	辛、甘,温。入肺经	健胃理气,解毒杀虫,降血脂	热病后不宜进食。患疹痒性皮肤疾病之人忌食
韭菜	辛,温。入肾、胃、肺、肝经	补肾,温中,行气,散瘀,解毒	阴虚火旺者不宜多食韭菜
糯米	甘,温。入脾、胃、肺经	补中益气,健脾止泻,缩尿,敛汗,解毒	湿热痰火及脾滞者禁服
高粱	甘、涩,温。入脾、胃、肺经	健脾止泻,化痰安神	糖尿病患者忌食

二、寒性食物

寒性食物如表 7-3 所示。

表 7-3 寒性食物

名称	主要性能	功效	使用注意
海带	咸,寒。入肝、胃、肾经	消痰软坚,利水退肿	脾胃虚寒、孕妇及哺乳期妇女忌食
马齿苋	酸,寒。入大肠、肝经	清热解毒,凉血止痢,除湿通淋	脾虚便溏者及孕妇慎服
藕	甘,寒。入心、肝、脾、胃经	清热生津,凉血散瘀,止血	煮熟食用时忌选铁锅铁器
赤豆	甘、酸,微寒。入心、小肠、脾经	利水消肿退黄,清热解毒消痈	过食可渗利伤津
绿豆	甘,寒。入心、肝、胃经	清热,消暑,利水,解毒	
柚子	甘、酸,寒	消食,化痰,醒酒	

续表

名称	主要性能	功效	使用注意
芒果	甘、酸,微寒。入肺、胃经	益胃生津,止呕,止咳	饱餐后禁食,过敏体质者不宜食用
冬瓜	甘、淡,微寒。入肺、大肠、小肠、膀胱经	利尿,清热,化痰,生津,解毒	
西瓜	甘、寒。入心、胃、膀胱经	清热解暑,除烦止渴,利小便	中寒湿盛者慎用
苦瓜	苦、寒。入心、脾、肺经	祛暑涤热,明目解毒	
空心菜	甘、寒。入肠、胃经	凉血清热,利湿解毒	脾虚泄泻者不宜多食
番茄	酸、甘,微寒。入肝、脾、胃经	生津止渴,健胃消食	
毛笋	甘,寒,入胃、大肠经	化痰,消胀,透疹	
甘蔗	甘、寒。入肺、脾、胃经	清热生津,润燥下气,解毒	
茭白	甘、寒。入肝、脾、肺经	解热毒,除烦渴,利二便	脾虚泄泻者慎服
魔芋	辛、苦,寒。有毒	化痰消积,解毒散结,行瘀止痛	不宜生服,内服不宜过量
香蕉	甘,寒。入脾、胃、大肠经	清热解毒,润肺滑肠	有明显水肿的需要禁盐的患者不宜多食;糖尿病患者应少吃

三、凉性食物

凉性食物如表 7-4 所示。

表 7-4 凉性食物

名称	主要性能	功效	使用注意
菠菜	甘、平。入肝、胃、大肠、小肠经	养血,止血,平肝,润燥	肾炎和肾结石患者不宜食用
萝卜	辛、甘,凉;熟煮后甘、平。入脾、胃、肺、大肠经	消食除胀,降气化痰	
草莓	甘、微酸,凉。入脾、胃经	清凉止渴,健胃消食	
苹果	甘、酸,凉。入脾、胃、心经	益胃生津,除烦,醒酒	过量易致腹胀
落花生	甘、平。入脾、肺经	健脾养胃,润肺化痰	霉花生有致癌作用,不宜食用
丝瓜	甘、凉。入肺、肝、胃、大肠经	清热化痰,凉血解毒	

续表

名称	主要性能	功效	使用注意
罗汉果	甘,凉。入肺、脾经	清热润肺,生津止渴,滑肠通便	
旱芹菜	甘、辛、微苦,凉。入肝、胃、肺经	平肝,清热,祛风,利水,止血,解毒	
胡萝卜	甘、辛,平。入脾、肝、肺经	健脾和中,滋肝明目,化痰止血,清热解毒	忌与过多的酸醋同食
柿子	甘、涩,凉,入心、肺、大肠经	清热润肺、生津止渴、解毒	
茄子	甘,凉。入脾、胃、大肠经	清热,活血,消肿	
茼蒿	辛、甘,凉。入心、脾、胃经	和脾胃,消痰饮,安心神	泄泻者禁用
黄花菜	甘,凉。入肝、肾经	清热利湿,宽胸解郁,凉血解毒	不要食鲜黄花菜,以防中毒
大麦	甘,凉。入脾、肾经	健脾和胃,宽肠利水	
粟	甘、咸,凉。入脾、胃、肾经	和中益肾,除热,解毒	粟米不宜与杏仁同食,食则令人呕吐、腹泻
小麦	甘,凉。入心、脾、肾经	养心,益肾,除热,止渴	

四、平性食物

平性食物如表 7-5 所示。

表 7-5 平性食物

名称	主要性能	功效	使用注意
香菇	甘,平。入肝、胃经	扶正补虚,健脾开胃,祛风透疹,化痰理气,解毒,抗癌	
银耳	甘、淡,平。入肺、胃、肾经	滋补生津,润肺养胃	咳嗽者禁用
猴头菌	甘,平。入脾、胃经	健脾养胃,安神,抗癌	
木耳	甘,平。入肺、脾、大肠、肝经	补气养血,润肺止咳,止血,降压,抗癌	虚寒溏泻者慎服
包心菜	甘,平。入肝、胃经	清利湿热,散结止痛,益肾补虚	
扁豆	甘、淡,平。入脾、胃经	健脾,化湿,消暑	
大豆	甘,平。入脾、胃、大肠经	宽中导滞,健脾利水,解毒消肿	食之不宜过量

续表

名称	主要性能	功效	使用注意
豌豆	甘,平。入脾、胃经	和中下气,通乳利水,解毒	
蚕豆	甘、微辛,平。入脾、胃经	健脾利水,解毒消肿	过敏者禁服
葡萄	甘、酸,平。入肺、脾、肾经	益气补血,强壮筋骨,通利小便	
南瓜	甘,平。入肺、脾、胃经	解毒消肿	
马铃薯	甘,平。入胃、大肠经	和胃健中,解毒消肿	发芽的马铃薯不宜食用
甘薯	甘,平。入脾、肾经	补中和血,益气生津,宽肠胃,通便秘	湿阻中焦、气滞食积者慎服
山药	甘,平。入脾、肺、肾经	补脾养肺,补肾益精	湿盛中满或有实邪、积滞者禁服
菠萝	甘、微酸,平。入胃、肾经	止渴解烦,醒酒益气	食前在稀盐水或糖水中浸渍

 同步测试

1. 龙眼、茭白、魔芋、马齿苋、山药的功效是什么?
2. 银耳、马铃薯的食用禁忌是什么?

第六节 食疗禁忌

【任务实施】

不同食物有各自的特性或偏性,因此在防治疾病时应根据辨证施食的原则有针对性地选择营养与功效显著的食物,如果应用不恰当或滥用,不但于治疗疾病无补,而且可产生不良反应。故用相宜食物治病养病,称为食疗或食养,而不相宜食物则应禁之,称为禁口或忌口。

一、病中禁忌

病中禁忌是指在患病的过程中不宜食用或禁用某些食物。阳虚忌寒凉,阴虚忌温燥。如寒性病患者,应忌食寒凉、生冷食物等;热性病患者,应忌食温燥、伤阴食物及吸烟、饮酒等;失眠患者,忌喝浓茶、咖啡类易兴奋的饮品;水肿患者,忌咸食;消渴病患者,忌食糖及含糖量高的食物。

二、配伍禁忌

一般情况下,食物可以单独使用,有时为了矫味或增强某方面的作用,常将不同食物搭配起来食用,其中有些食物不宜配合使用,即所谓配伍禁忌。文献记载,柿子忌螃蟹、葱忌蜂蜜、鳖鱼忌苋菜等。关于食物配伍禁忌,《金匮要略》以及历代本草著作中有

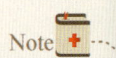

不少记载。

三、胎产禁忌

妇女胎前产后饮食应有不同。妊娠期由于胎儿生长发育的需要，机体的阴血相对不足，而阳气则偏盛，因此凡辛热温燥之物不宜食用，即所谓"产前宜凉"。若有妊娠恶阻者，则更应忌油腻、腥臭及不易消化的食物。

胎儿娩出后，妇女气血均受到不同程度的损伤，机体常呈虚寒状态，同时多兼瘀血内停，此时凡属寒凉、酸收、辛酸、发散之品，均应忌食，故有"产后宜温"之说。

四、时令禁忌

早春时节，乍暖还寒，要少吃黄瓜、冬瓜、茄子、绿豆芽等寒性食物，多吃些葱、姜、蒜、韭菜、芥菜等温性食物，以祛阴散寒，使春阳上升。暮春气温日渐升高，应以清淡饮食为主，在适当进食优质蛋白质类食物及蔬果之外，还可饮用绿豆汤、酸梅汤、绿茶等，不宜进食羊肉、狗肉、麻辣火锅以及辣椒、花椒、胡椒等大辛大热之品，以防邪热化火，变生疮、痈、疖肿等疾病。

夏日炎热，忌食狗肉、羊肉、辣椒等辛温之品，宜食绿豆、金银花、西瓜、梨等清热养阴之品。

秋天气候干燥，易伤肺金，故忌辛辣、干燥的食物以及炒货等，宜进食梨、蜂蜜、芝麻等滋润之品。

冬天气候寒冷，寒邪易伤肾阳，因此不宜过食生冷瓜果及偏寒凉性的食物，宜进食温热性的食物如核桃、羊肉等。

五、质变腐烂禁忌

食物必须干净卫生，无霉变腐烂，否则不能食用，如霉烂或发芽的土豆含有龙葵碱，食用后极易引起中毒，故应忌食，还有一些食物，如鲜鱼、鲜肉、鲜蛋等，久置容易变质变味，应尽量食用新鲜品。

六、偏嗜禁忌

五味各有所偏，适时适量搭配食物有益于身体健康，过食易致弊，如经常食用猪肉易发胖、多痰，偏食鱼易出现火旺证，所以有"肉生痰，鱼生火"之说。食物品种应多样化，也就是前面所说的平衡膳食的原则。

同 步 测 试

1. 食疗禁忌有哪些？
2. 食疗胎产禁忌是什么？

第七节 常用的食疗美容方

【任务实施】

一、减肥食疗方

减肥食疗方如表 7-6 所示。

表 7-6 减肥食疗方

食 疗 方	组　　成	方　　法	功　　效
醋味黄豆瘦身法	黄豆、米醋	①干炒过的黄豆浸泡于米醋中3天后； ②每天吃10粒	通便、降脂、减肥
降脂饮	乌龙茶3 g，槐角18 g，首乌30 g，冬瓜皮18 g，山楂15 g	①将槐角、首乌、冬瓜皮、山楂煎煮； ②取其汁趁热沏茶饮用	消脂去肥
绿豆海带粥	绿豆100 g，海带100 g，粳米100 g	①绿豆先煮待熟，放入粳米煮至熟稠； ②再加入海带丝，可分两次吃完	去脂降压
百合芦笋汤	百合50 g，罐头芦笋250 g，黄酒、味精、素汤各适量	①将百合发好洗净，锅中加素汤； ②将百合放入汤中，烧几分钟后，加黄酒、精盐、味精调料； ③倒入盛有芦笋的碗中即可	补养肺胃、降脂减肥、防癌延年
冬笋虾仁海带汤	虾仁200 g，冬笋500 g，海带200 g，瘦肉100 g，姜数片，盐适量	①将虾仁洗净，冬笋洗净切粒，海带浸透，洗去咸味，切片； ②将冬笋、海带放入汤煲，注入适量滚水煲约30分钟，加肉片煲约1小时后； ③再落虾仁、姜片，再稍滚片刻，调味供食	淡利水湿、去脂减肥
健美一号茶	何首乌、夏枯草、山楂、泽泻、石决明、莱菔子、茶叶各10 g	①共研为细末，分为7份，每日1份； ②开水150 mL浸泡15分钟，首次饭前30分钟服，以后当茶饮	滋阴潜阳，治疗单纯性肥胖症属肝肾阴虚、肝阳上亢者
健美二号茶	大黄、枳实、厚朴、甘草、茶叶各20 g	共为细末，分为7份，每日1份。开水150 mL浸泡15分钟，首次饭前30分钟服，以后当茶饮	清热荡积，治疗单纯性肥胖属脾胃积热者

二、养颜食疗方

养颜食疗方如表7-7所示。

表 7-7 养颜食疗方

食 疗 方	组　　成	方　　法	功　　效
驻颜方	胡桃仁30 g，牛奶200 g，黑芝麻20 g	①将胡桃仁、黑芝麻磨碎，与牛奶调匀，煮沸； ②加白糖适量，每日早、晚服用	滋补肝肾、除皱驻颜

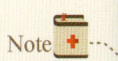

续表

食疗方	组成	方法	功效
凉拌猪皮肉丁	猪肉皮 100 g,黄瓜 20 g,香油、葱、姜、蒜、盐、醋各适量	①将猪皮洗净,炖熟,切成肉丁,与黄瓜丝同拌; ②加入上述佐料适量,即可食用	护肤抗皱,增加皮肤弹性
护肤去皱饮	芹菜、西红柿、红葡萄、柚子、橘子、蜂蜜、牛奶各适量	①将葡萄单独榨汁,余菜混合榨汁; ②蜂蜜和牛奶加温水调匀; ③各汁混合调匀,每日1~2次饮用	丰肌泽肤、抗衰、细嫩红润
灵芝鹌鹑蛋汤	鹌鹑蛋 12 个,灵芝 60 g,红枣 12 个	①将灵芝洗净、切细; ②红枣去核、洗净,鹌鹑蛋煮熟、去壳; ③全部放入锅中,文火煲至灵芝出味,加白糖适量,煲沸即可	补血益精,悦色减皱
雪耳羹	银耳 25 g,红枣 15 g,陈皮 6 g,鸡蛋 1 个,冰糖适量	①红枣去核与雪耳同煮 30 分钟; ②放入陈皮再煮 10 分钟,加冰糖,打入鸡蛋拌匀即可食用	养颜美肤、祛皱嫩肤
姜枣茶	生姜 600 g,大枣 300 g,白盐 75 g,丁香、沉香各 18 g,茴香 150 g	共捣为粗末,和匀备用,每日清晨开水泡服 10~15 g	滋润皮肤,增加皮肤光泽、抗衰老,减皱,调和气血
急面皮方	大猪蹄 1 具,水 200 mL,清浆水(清米水)1000 mL	釜中熬制成胶,用来洗面	增强皮肤弹性,祛皱抗衰
桑椹葡萄粥	桑椹子、白糖各 30 g,葡萄干 10 g,薏苡仁 20 g,粳米 50 g	①将桑椹子、薏苡仁洗净,用冷水浸泡数小时; ②和粳米、葡萄干共同放入铁锅中,先用武火煮开,改文火煨粥,粥成后加入白糖,拌匀,每日食之	丰肌泽肤、减皱洁肤、增加弹性

三、美发乌发食疗方

美发乌发食疗方如表 7-8 所示。

表 7-8 美发乌发食疗方

食疗方	组成	方法	功效
乌发方	大麦 200 g,核桃仁 100 g,黑芝麻 100 g,食糖适量	①将前三者分别炒熟,一起研磨拌匀; ②加入少量食糖,每日早、晚空腹用 2~3 勺	补肾益精,乌发,防脱发、白发

续表

食疗方	组 成	方 法	功 效
芝麻枣膏丸	黑芝麻、大枣适量	①黑芝麻适量,经蒸晒后研末;②大枣去核,捣成泥状。以2∶1调成膏,做成丸。每日早、晚服10 g	补肾益脾,适用于少年肾虚白发及老年白发
核仁肉苁蓉补肾汤	核桃肉150 g,肉苁蓉40 g,陈皮1块,鸡1只	①将鸡剥洗净,去毛、内脏、肥膏。②核桃肉,保留红棕色的核桃衣,用水浸透洗净;③肉苁蓉用水洗净,陈皮用水浸透洗净;④瓦锅内加入清水,先用大火煮至水滚,然后放入以上材料,等水再开时,改用中火煮3小时即可	补肾益精、养发固发
芪参黑豆美发汤	北芪20 g,党参20 g,黑豆80 g,瘦猪肉240 g,生姜2片,红枣4枚	①黑豆用白锅炒至豆裂开,再用清水洗净;②生姜洗净,去皮,切2片;红枣洗净,去核;北芪、党参、瘦猪肉洗净;③将以上材料放入煮开的水中,用中火煮3小时,以细盐调味,即可饮用	防治脱发、补血补气、乌须黑发
核桃芝麻糖	赤砂糖500 g,黑芝麻、核桃仁各250 g	①将砂糖放在锅中,加水少许,以文火煎熬至稠厚。②加入炒熟的黑芝麻、核桃仁,调匀,即停火;③趁热将糖倒在表面涂过食油的大搪瓷盆中,待稍冷,将糖压平,用力切成小块	健脑补肾、乌须黑发

四、美目健齿护唇食疗方

美目健齿护唇食疗方如表7-9所示。

表7-9 美目健齿护唇食疗方

食疗美容方	组 成	方 法	功 效
玉米仁粥	玉米仁30 g,枸杞子15 g,粳米50～100 g	①将玉米仁捣碎,与枸杞子同煮取汁,下粳米煮为粥;②空腹食用	益肝补肾、明目
木耳红枣汤	黑木耳50 g,红枣10个,红糖100 g	水煮30分钟,每日饮用两次	消黑眼圈

续表

食疗美容方	组成	方法	功效
洁齿果菜汁	菜、花生、胡萝卜、紫菜、莲藕、葡萄各适量	①菠菜焯水后与葡萄、莲藕一起搅汁,胡萝卜单独搅汁; ②花生烤熟磨粉,加水制成花生糊; ③紫菜水发取汁; ④以上各种汁、糊混匀后即可饮用	保护牙齿,促进牙齿洁白、坚固
蜜酿白梨	大白梨1个,蜂蜜50 g	①大白梨挖去核; ②放入蜂蜜,蒸熟食	滋肺、养胃、润唇

同 步 测 试

1. 桑椹葡萄粥有什么功效?
2. 芪参黑豆美发汤的食疗组成有哪些?

小 结

食疗应用于健康人群可达到养生的目的,应用于疾病恢复期的人群可以促进康复。食疗的原则主要包括辨证施膳、全面膳食、饮食有节。食物与药物一样,具有性、味、归经和升降浮沉等作用趋向,食物的性、味、归经及功效是中医养生学中选择食物的基础。为增强食物的效用和可食性,不同的食物常常搭配使用,这种搭配关系称为食物的配伍。与药物的配伍同理,食物的配伍基本分为协同和拮抗两个方面。食物的协同配伍包括相须、相使,拮抗包括相畏、相杀、相恶和相反。不同食物均有各自的特性或偏性,因此在防治疾病时应根据辨证施食的原则有针对性地选择营养与功效显著的食物,如果应用不恰当或滥用,不但于治疗疾病无补,而且可产生不良反应。

第八章

音乐美容

【学习目标】
1. 掌握音乐美容的概念。
2. 了解音乐美容的原理。
3. 能熟练应用音乐美容的方法及原则。

【情景导入】
　　用课堂多媒体设备播放一首著名乐曲,如羌笛曲,让学生闭眼聆听,听完之后与同学们分享在音乐中体会到了什么?

第一节　音乐美容疗法

【任务实施】
　　音乐与人类身心健康密切相关,古代医家可以通过声音的高低、急缓、清浊等特点来推测人体脏腑功能,协助诊断疾病。在历史上,还有不少利用曲调的欢快、悠扬、振奋、沉静等特点辅助治疗疾病的记载。音乐美容疗法跨越了时间和空间,慢慢走进大众的生活,现如今,更是受到广大女性的强烈推崇和喜爱。

一、音乐美容的概念

　　音乐美容是指以音乐作为调养治疗的主要手段,通过音乐对人体心理、生理的作用来激发情感,陶冶情操,对脏腑功能进行调节,从而达到治疗或保健目的的美容方法。
　　音乐对人体有奇特的治疗作用,《礼记·乐记》中记载:"乐者,心之动也。"说明音乐对健康的影响,能够与心灵共鸣。声音是物体振动产生的,是一种传递,而音乐则是利用这种振动,产生奇妙的曲调,这也是音乐的魅力。不同风格的音乐带给人们的感受是不一样的。

（一）古代乐律
　　古代乐律的内容与特点见表8-1。

表8-1　古代乐律

乐　　律	内容与特点
五音	①又称五声,包含五个音,即宫、商、角、徵、羽,是最古老的音阶; ②五音相当于现在的"do、re、mi、so、la"或"1、2、3、5、6";

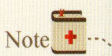

续表

乐 律	内容与特点
五音	③五音之中的每个音之间都相距一个整音,没有半音; ④五音的调式有五种,以宫为主音的是宫调式,以商为主音的是商调式,以角为主音的是角调式,以徵为主音的是徵调式,以羽为主音的是羽调式; ⑤如果是七声音阶(如宫、商、角、变徵、徵、羽、变宫),就有七种不同的调式; ⑥不同调式的音乐,具有不同的感染力,会产生不同的音乐效果,对人体的治疗效果也不一样
六律	①律,在古代指的是律管,后来作为测量音高的方法; ②通过计量管弦乐器的管或弦的长短,来理解和掌握各个音律之间的音程关系; ③将音乐的一个八度划分为十二部分,称作十二律; ④五音只是表示乐音的相对音高,十二律则是乐音的绝对音高; ⑤五种音阶的五个调式,用十二律式来定音,可行六十调; ⑥十二律的建立,说明我国早在数千年前就能科学地将音乐的一个八度划分为十二个部分

（二）音乐的阴阳五行属性

1. 音乐的阴阳属性　音乐本身的规律可以用阴阳来解释。音质的轻快与浑浊,音量的高与低,层次的疏与密,结构的繁与简,都符合阴阳变化的规律。按照阴阳的属性,传统音乐可分为文曲和武曲两大类(表8-2)。

表8-2　音乐的阴阳属性

类 别	属 性	特 点
文曲	阴柔	①主要用于写景抒情; ②以相对动静的差异、快慢的速度来表现沉寂的山林、空旷的原野、幽静的月夜、清新的凌晨,程度不同地勾勒出多重意境
武曲	阳刚	①可以用激越、雄浑、奔放来形容其风格特点; ②传统音乐中,武曲写实叙事较多,常与历史上重大事件相联系,比如,可以用慷慨激昂、振奋人心的曲调逼真地描绘出拼杀搏斗的激战场面,像中国的鼓声、号声就非常有代表性; ③音乐也是有性格的,不同的性格有不同的魅力

2. 音乐的五行属性　五行是中国古代认识客观世界的重要观念,认为宇宙间一切事物,都是由木、火、土、金、水五种物质变化而构成的。在五行体系中,不同物质可以相互配合。根据五行的配属特征,五音和五脏有特定的联系(图8-1),对人体的生理、病理有十分重要的作用(表8-3)。

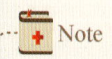

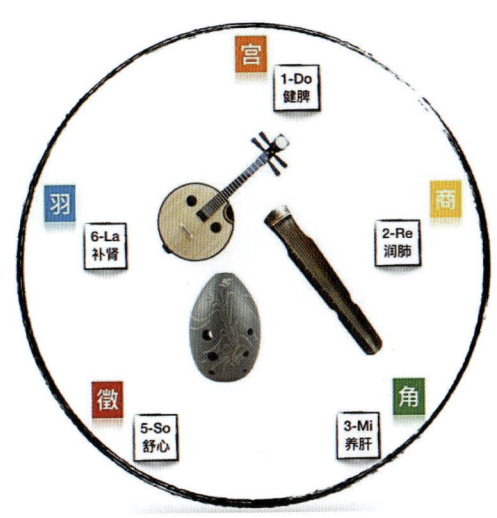

图 8-1　五音与五脏的联系

表 8-3　音乐的五行属性

五行属性	基本调式	特　点	作　用	举　例
木乐	角调	悠扬,生机勃勃,象征春天万木皆绿,生长勃发的景象	①角音舒畅条达,入肝;②善治胁肋疼痛、胸闷、脘腹不适等症	《春之声圆舞曲》《蓝色多瑙河》
火乐	徵调	欢快,轻松,活泼,像火的形象一样,有升腾的特性	①火乐入心;②对心血管系统的功能有促进作用	《步步高》《狂欢》《卡门序曲》
土乐	宫调	悠扬沉静,温厚庄重,给人以浓重厚实的感觉	①宫音入脾;②促进消化吸收,旺盛食欲,滋补气血;③安定情绪,稳定神经	《春江花月夜》《月儿高》《月光奏鸣曲》
金乐	商调	铿锵有力,高亢悲壮,肃劲嘹亮	①商调入肺;②增强机体抗病能力,即"卫外功能";③加强呼吸系统的功能;④改善卫气不足,形寒肢冷	《第三交响曲》《嘎达梅林》《悲怆》
水乐	羽调	清悠,柔和,哀婉,犹如水之微澜	①羽调入肾;②滋补肾精,尤宜于阴虚火旺,肾精亏虚,心火亢盛而出现的各种症状,如耳鸣、失眠多梦等;③肾精补骨生髓,脑为髓海,水乐具有益智健脑作用	《梁祝》《二泉映月》《汉宫秋月》

二、音乐美容的原理

音乐乐声能与皮肤产生良好的共振。音乐的风格多种多样,不同的人在不同的时间、不同的环境接受音乐治疗时的感受是不一样的。按"同声相应,同气相求"的道理,共振波一旦被人体或物体所接收,就会产生感应效果。

音乐本身还具有浪漫、奇幻的特点,让人有一种美好的遐想感,使欣赏者能从中感受到浪漫,这种浪漫能给人美好的享受,这种美好的享受可以传递给机体,达到美体的作用。经常听音乐可以陶冶人的性情,愉悦人的身心,可以使神经和肌肉得到放松。振动频率在 100~130 Hz 的音乐最能使人放松。

三、音乐美容的作用与原则

(一)音乐美容的作用

1. 养生延年,益寿驻颜 中医养生理论认为,音乐能够调畅精神情志,让情志和畅,能使五脏安和、阴阳气血平和,这也是养生抗衰的根本。根据人们的情感与自然界的声音相应而组成的音乐,体现出阴阳五行,并与人的情感相和谐,能使人轻松愉快,有益身心健康,从而达到益寿养生、延年驻颜的美容目的。

从生理角度来看,音乐对个人来说,可以激荡血脉,调和五脏,焕发精神。大量现代研究与观察证实音乐不仅能调节情绪,使人精神平和,而且能够增强智力和记忆。老年人听到年轻时所熟悉和喜欢的乐曲时,能唤起他们对往事的回忆,能使心理上感到自己尚年轻,对延缓衰老起到重要作用。

2. 陶冶情操,美化心灵 健康的音乐能够激发人的情感,改善人的品德情操,美化人的心灵。《礼记·乐记》指出:"乐也者,圣人之所乐也,而可以善民心,其感人深,其移风易俗,故先王着其教焉。"听到宫音,使人温和舒展而心胸广大;听到商音,使人正直而有义;听到角音,使人产生恻隐之心而爱人;听到徵音,使人乐于做善事而施舍穷人;听到羽音,使人规矩而有礼节。对于音乐的这种道德伦理作用,古代思想家、教育家孔子最为重视,并且把"兴于诗,立于礼,成于乐"作为培养道德高尚、有特定教养的人所必需的三个教育阶段。

3. 防病治病,美化身形 人的面容姿态美与内在脏腑气血功能及外表皮肤有关,心理和人格的变化引起的情绪变化通过皮肤、体态表现出来。音乐有独特的艺术感染力和物理特性:一方面刺激人体的生理机能,改善新陈代谢,改善身体素质,使人气血调和,精力充沛,姿态、表情得到美化,洋溢出青春健康的活力;另一方面能调节人的情绪,培养人的意志,使之健康向上、平和宽容,起到养生防病的作用。反之,异常的音乐刺激,影响人的心理状态和情绪变化,可引发皮肤的疾病或缺陷,导致损容。

(二)音乐美容的原则

音乐美容是将乐曲的不同调式、节拍、强度等作用于人体,激发其情感,陶冶其情操,提高其素养,美化其气质。同时,音乐可以使人体产生生理上的共鸣,影响脏腑功能,平调阴阳,辅助损容性疾病的治疗,提高人体的防衰驻颜能力。

在临床上,通常依据中医阴阳相生、五行相克、补虚泻实、顺势利导、三因制宜等原则,辨证施乐。实施得法,就会实现轻身健体、美容驻颜、强身延年的功效;如实施不当,反而会加重病情,甚至再添新病。音乐美容可选择高中低音丰富、音色纯正的音乐作

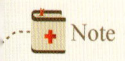

品,乐曲的形式以交响乐、轻音乐为佳,乐曲的情绪应与人的气质、性格互补,这对消除或延缓面部皮肤上的皱纹有一定的帮助。性格内向的人应多听欢快、开阔的大调式乐曲,而性格外向的人,则应多听细腻、优美的小调式乐曲。

四、音乐美容的方法

(一)聆听法

聆听法又称"接受式音乐治疗",即通过聆听特定的音乐调整身心,以达到祛病健身的目的。在聆听时,对音乐的感受会因欣赏者的不同而不同。影响主观感受的原因可分为两个方面:一方面是音乐使听众形成的音乐听觉习惯和音乐审美标准,它受听众所处的历史条件、地理环境、民族习惯等的影响,这是一种普遍性的影响因素;另一方面是在个性差异方面,如个体的音乐修养、知识结构、生活经历、性格以及趣味等,甚至欣赏时心境的不同也会影响其对音乐的感受。无论有无音乐素养,采用音乐防病治病都能取得较好的效果,但是对于能感受到音乐旋律所表达的感情色彩的人来说,生理和心理效应往往同时产生,而心理状态的优化与情感的适度变化,可反馈性地调节相应脏腑的气机和功能,因此效果更为明显。长期聆听乐曲,人的情感得到疏泄,性情得到陶冶,心境得到调整,日久可对人的皮肤、容貌、气色产生良性影响,使聆听者皮肤柔润、气质高雅。

(二)主动参与法

主动参与法又称"参与式音乐治疗",这种方式可以直接影响人的生活观念,提高其生活情趣,同时促进视听等运动的协调,还能培养参与者积极进取的参与精神,提高其自信心,有利于恢复健康。主动参与法包括乐器演奏、歌唱疗法等。在我国古代,对演奏乐器所带来的医疗效果是很推崇的,古人认为弹琴的作用主要在于养心神,利手指,这种看似单纯的手指运动能够通神明、开心窍,不仅能使弹琴者恢复并加强身体功能,还能促进和恢复智力。

演奏乐曲的乐器应该以中音乐器和穿透性较强的乐器为主。从阴阳的观点来说,中音乐器偏于阴,穿透性乐器偏于阳,二者合奏能形成阴阳平衡的音乐感受。

歌唱能锻炼心肺功能,改善新陈代谢;歌唱时膈肌运动还能够促进胃肠蠕动,加强消化功能;歌唱能使人心情愉快,精神振奋;歌唱还能治疗某些特殊疾病,如哮喘。

同步测试

1. 音乐美容是指以( )作为调养治疗的主要手段,通过音乐对人体心理、生理的作用来激发情感,陶冶情操,对脏腑功能进行调节,从而达到治疗或保健目的的美容方法。
   A. 方剂　　　B. 运动　　　C. 音乐　　　D. 膳食　　　E. 护肤手法

2. 以( )为主音的是宫调式。
   A. 宫　　　　B. 商　　　　C. 角　　　　D. 徵　　　　E. 羽

3. 羽调式是以( )为主音。
   A. 宫　　　　B. 商　　　　C. 角　　　　D. 徵　　　　E. 羽

4. 将音乐的一个八度划分为十二部分,称作( )。
   A. 文曲　　　B. 武曲　　　C. 五音　　　D. 六律　　　E. 十二律

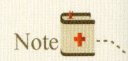

5.（　　）主要用于写景抒情，以相对动静的差异、快慢的速度来表现沉寂的山林、空旷的原野、幽静的月夜、清新的凌晨，程度不同地勾勒出多重意境。

　　A. 文曲　　　　B. 武曲　　　　C. 五音　　　　D. 六律　　　　E. 十二律

6.（　　）属于阳刚之曲，可以用激越、雄浑、奔放来形容其风格特点，传统音乐中，写实叙事较多，常与历史上重大事件相联系。

　　A. 文曲　　　　B. 武曲　　　　C. 五音　　　　D. 六律　　　　E. 十二律

7. 简述音乐美容的原理。

8. 简述音乐美容的作用。

第二节　常用的美容保健音乐

常用的美容保健音乐（课件）

在音乐疗法中，应用已有音乐作品的做法很普遍，而且选择的范围也非常广泛。可以用西欧古典音乐、各国民间音乐，偶尔也会用到现代风格的音乐。在这些音乐中，某些特定风格、流派或某个作曲家的作品常常有特殊的效果，如巴洛克音乐和莫扎特的作品，都是公认的最适于治疗的音乐。除此之外，还有许多专门制作的乐曲，它们没有一般意义上的旋律、和声和曲式，有时只是一些曲调的不断重复，有时只是一系列无节拍、无节奏制约的音符序进，很随意，很即兴，还有的在乐曲中加入了自然声，如海浪声、雨声、流水声等，或者纯粹就是自然声。这些音乐在国内外都有一定数量的发行，实际上已形成了一个新的门类，即治疗音乐。以下将从中医五脏的角度，介绍几首常见的美容保健音乐。

【知识链接】

冥想音乐

西方国家创作的一些治疗音乐，着意营造类似东方"天人合一""回归自然"的情境，如远离尘嚣的小屋、茂密的森林、宁静的海滨、美丽的花园等，引导人们进入冥想境界，求得心灵的宁静，达到缓解现代社会压力，增进身心健康的目的。例如《东方的安宁》，乐曲解说写道：该音乐是古老的亚洲写实风格，能放松心神，使听者超脱人间的世俗界，进入一种平静、安宁的内心世界，每次播放都会使人对东方宁静的大自然有新鲜的感受和体验。

一、养心音乐

心为君主之官。心主血脉，心血亏虚时会出现心慌、心悸、面色无华；心血瘀阻时会出现心胸闷痛、面色灰暗；心主神明功能失调会出现失眠、多梦、神志不宁或反应迟钝、健忘、精神萎靡等（表8-4）。

表8-4　养心音乐

名　称	音乐特点	最佳聆听时间	备　注
《紫竹调》	属于火的徵音和属于水的羽音相配合，补水可以使心火不至于过旺，补火使水气不至于过凉，有利于心的功能运转	21:00-23:00	养心气最需要的是平和，中医讲究睡子午觉，所以一定要在子时之前让心气平和下来

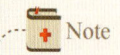

续表

名　称	音乐特点	最佳聆听时间	备　注
《花好月圆》	心气需要平和。徵音曲目利于心脏功能运转,根据"五行相生相克"的原理,"水克火""恐胜喜"。对于过度欢喜之人,可通过聆听羽调式乐曲平和心气,可通过补水,平和心火	21:00-23:00	这段时间平和心气,利于子午觉

二、养肝音乐

肝为血之存库,具有藏血的功能;肝主疏泄,可以保持全身气机疏通畅达,通而不滞,散而不郁;肝功能失调时常常会出现急躁易怒、两目干涩、流泪增多或口苦、胁肋痛(表8-5)。

表8-5　养肝音乐

名　称	音乐特点	最佳聆听时间	备　注
《胡笳十八拍》	属于金的商音元素稍重,可以克制体内过多的木气,同时曲中婉转地配上属水的羽音,水可以滋养木,使之柔软、顺畅	19:00-23:00	夜晚是一天中阴气最盛的时间,可以克制旺盛的肝气,以免肝火过旺,还可以利用这个时间段旺盛的阴气来滋养肝,使之平衡正常
《大胡笳》	角调能疏肝理气、解郁助眠,对于肝病患者和容易生气的人效果良好。顺肝需要木气调达。曲目中商音稍重,用以克制体内过多木气,配上羽音,水滋养木气,使之柔软、顺畅	19:00-23:00	这段时间阴气最重,既克制旺盛的肝气,又滋肝养肝

三、养脾音乐

脾为后天之本,气血生化之源。长期暴饮暴食、五味过重、思虑过度等会使脾的运化失常,出现腹胀、食欲不振、大便溏烂、疲倦、消瘦、痰症、饮症,甚至水肿(表8-6)。

表8-6　养脾音乐

名　称	音乐特点	最佳聆听时间	备　注
《十面埋伏》	脾气需要温和。这首曲子中运用了比较频促的徵音和宫音,能够刺激脾胃,使之在乐曲的刺激下,有节奏地进行对食物的消化、吸收	进餐时、进餐前后	伴随着进餐,以及餐后一小时内,欣赏此曲,效果比较好

续表

名 称	音乐特点	最佳聆听时间	备 注
《春江花月夜》	宫音曲目有助于刺激脾胃,改善消化,帮助吸收。根据"五行相生相克"原理,"木克土""恐胜思"。对于思虑极度之人,可通过聆听角音曲目,调达肝气,通畅脾胃	进餐时、进餐前后	伴随着进餐,以及餐后一小时内,欣赏此曲,效果比较好

四、养肺音乐

肺朝百脉,司呼吸,主宣发肃降。肺功能失调会出现胸闷、鼻塞、呼吸浅表、呼吸短促、咳痰、咳嗽、气喘、呼吸不畅、无力等症状。肺在体合皮,其华在毛。当皮毛防御功能减退时,人就容易感冒,皮肤容易发炎,毛窍多闭塞而出现痤疮、粉刺、肤质差、瘢痕难消等(表8-7)。

表8-7 养肺音乐

名 称	音乐特点	最佳聆听时间	备 注
《阳春白雪》	肺气需要滋润。这首曲子曲调高昂,包括属于土的宫音和属于火的徵音,一个助长肺气,一个平衡肺气,再加上属于肺的商音,可以通过音乐梳理肺气	15:00-19:00	这个时间段夕阳西下,归于西方金气最重的地方,体内的肺气在这个时段是比较旺盛的,随着曲子的旋律,一呼一吸之间,里应外合,事半功倍
《广陵散》	商调乐曲曲调高昂,能很好地滋润肺气。根据五行"生克乘侮"原理,"火克金""喜胜悲"。极度悲伤者,可以通过聆听徵调式乐曲解除悲伤压抑的情绪	15:00-19:00	这个时间段夕阳西下,金气最重,肺气旺盛。商音旋律,呼吸顿挫,里应外合,事半功倍

五、养肾音乐

肾为先天之本,百病之源。肾精亏虚则生殖功能减退,如男子阳痿、早泄、遗精,女子月经不调、性欲减退、易衰老、不孕不育等。肾开窍于耳及二阴,肾精不足则耳鸣、耳聋;肾气失司可出现尿频、夜尿、遗尿、大便稀溏等(表8-8)。

表8-8 养肾音乐

名 称	音乐特点	最佳聆听时间	备 注
《梅花三弄》	肾气需要蕴藏。这首曲子中舒缓适宜的五音搭配,不经意间运用了五行互生的原理,将机体产生的能量源源不断地输送到肾中,一曲听罢,神清气爽,倍感轻松	7:00-11:00	这个时间段,太阳在逐渐上升,体内的肾气受到外界的感召。此时运用属于金性质的商音和属于水性质的羽音,搭配比较融洽的乐曲,能促使肾中精气的隆盛

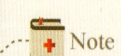

续表

名　称	音　乐　特　点	最佳聆听时间	备　注
《梁祝》	羽调式乐曲风格清纯,旋律奔放,节奏流畅,柔润苍凉,哀怨凄切,可以缓解紧张,消除恐惧,补肾益精。根据"五行相生相克"原理,"土克水""思胜恐"。受到极度惊吓、恐惧之人可以通过聆听宫调式乐曲,缓解恐惧,安神定志	7:00-11:00	这个时间段,太阳逐渐高升。气温持续走高。商音、羽音搭配融洽,促进肾中精气隆盛

同 步 测 试

1. 从中医五脏的角度,可以选择哪些美容保健音乐?
2. 简述养脾音乐的特点。

小　结

音乐美容是指以音乐作为调养治疗的主要手段,通过音乐对人体心理、生理的作用来激发情感,陶冶情操,对脏腑功能进行调节,从而达到治疗或保健目的的美容方法。古代乐律包括五音和六律;根据音乐的阴阳属性,音乐分为文曲、武曲;根据音乐的五行属性,音乐分为木乐、火乐、土乐、金乐、水乐。音乐美容具有养生延年、益寿驻颜、陶冶情操、美化心灵、防病治病、美化身形的作用。

第九章

中医传统养生功法

【学习目标】

1. 掌握易筋经、五禽戏、八段锦的动作要领和临床应用。
2. 熟悉易筋经、五禽戏、八段锦的特点和应用原则。
3. 了解易筋经、五禽戏、八段锦的注意事项。
4. 能帮助和指导练习者进行传统养生功法锻炼。

【情景导入】

刘大妈和张大爷都已年过花甲，目前退休在家，儿女也都已经成家立业，老两口不喜欢外出游玩，最大的爱好就是看电视，通过电视购物，他们购买了不少保健品，希望通过使用保健品达到延年益寿的目的。

对于刘大妈和张大爷，你有什么好的建议？

第一节 中医传统养生功法基础知识

【任务实施】

中医传统养生功法是在中医理论指导下产生的一种预防疾病、祛病延年的身心锻炼方法。它"内练精气神、外练筋骨皮"，不仅能起到调整脏腑阴阳平衡、疏通经络、调和气血、增强体质的作用，而且还能陶冶性情，促进心理健康发展。

一、中医传统养生功法的起源和发展

中医传统养生功法历史悠久，与我国古老的"导引"有着极深的渊源。导引术是在两千多年前，我们的祖先在生产劳动和抗病斗争中，经过历代辗转相传、演变而发展起来的。

春秋战国时，庄子认为："吹呴呼吸，吐故纳新，熊经鸟申，为寿而矣，此导引之士、养形之人、彭祖寿考者之所好也。"1974年，长沙马王堆三号汉墓出土的一批医书中，有两本《导引》专著，其中，《导引图》是我国历史上所见到的最早的练功图解。

【知识链接】

《导引图》出土于1974年湖南长沙马王堆三号汉墓，是现存最早的一卷有关道家保健运动的工笔彩色帛画，为西汉早期作品。《导引图》出土时残缺严重，经过拼复，共有44幅小型全身导引图，从上到下分四层排列，共绘有44个各种人物的导引图式，每层各

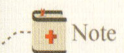

绘 11 幅图。每个图式为一人像，男、女、老、幼均有，或着衣，或裸背，均为工笔彩绘。其术式中，除个别人像做器械运动外，其余多为徒手操练。图旁注有术式名，部分文字可辨。

汉末名医华佗在继承前人有关"导引"理论和经验的基础上，参照民间流传的一些内容，模仿虎攫、鹿伸、熊匍、猴纵、鸟飞等动物的各种动作形态姿势，编创了"五禽戏"，并总结出"动摇则谷气得消，血脉流通，譬犹户枢不朽耳"的锻炼方法和体会，使中医健身术发展到了一个崭新的阶段，为以后其他运动健身形式的出现开辟了广阔的前景。

隋代巢元方的《诸病源候论》，载述疾病病源证候共 1739 门，叙述各种疾病的原因、病理、证候等，并多附有气功导引法治疗的内容，说明古代医家非常重视运动的医疗养生作用。唐代名医孙思邈很重视运动养生，他在《保生铭》中提出："人若劳于形，百病不能成。"他本人还坚持散步运动，认为"四时气候和畅之日，量其时节寒温，出门行三里、二里及三百、二百步为佳"。

明代著名的养生著作《修龄要旨》《修真秘要》，均提倡用导引来锻炼身体。清代养生学家曹庭栋创"卧功、坐功、立功三项"，作为简便易行的导引法，以供老年人锻炼之用。

【知识链接】

由"导引"衍化而生的各种练功方法，名目繁多。比如人们普遍熟悉的"气功"，最早见于《净明宗教录》的"气功阐微"中，但气功一词在古代尚未普遍使用，而是直到现代才盛行起来的。在古代，"气功"多以"吐纳""服气"等来称呼，在现代，包括"导引""吐纳""静功""动功""内功""外功""坐禅""呼吸养生""医疗练功"等，甚至太极拳等某些以内功为基础的武术，都属于此范畴。

二、中医传统养生功法的基本内容和特点

（一）中医传统养生功法的基本内容

中医传统养生功法种类较多，根据练功时肢体是否运动，可分为静功、动功、动静结合功。包括放松功、松静功、内养功、强壮功、易筋经、五禽戏、八段锦、太极拳等。本书主要介绍易筋经、五禽戏、八段锦等三种肢体运动的功法。

（二）中医传统养生功法的特点

中医传统养生功法以中医学基础理论为基础指导养生。根据中医气血学说，"气是生命之本"，人体四肢百骸、五脏六腑无不赖于经脉运行之气血以充养，这样才能维持正常生命活动。气血畅旺，则身体强盛。练习中医传统功法无论采用哪一种功法，都是以中医的阴阳、脏腑、气血、经络等理论为基础。中医整体观念也说明了运动健身中形、神、气、血、表里的协调统一。

中医传统养生功法注重"调心、调息、调身"。所谓"调心"，就是有意识地训练涌现在脑海中的思想和意识，使心理状态放松，排除杂念。所谓"调息"，是有意识地调节呼吸，通过一呼一吸的训练，帮助调节人体的神经系统和脏腑功能。所谓"调身"，是调整姿势，使头颈、躯干、四肢肌肉、关节都处在一个松弛或肌肉用力紧张的状态。

三、中医传统养生功法学习的要求和注意事项

（一）中医传统养生功法学习的要求

（1）明确学习锻炼的目的，端正学习态度。

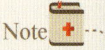

（2）掌握动作要领，体会中医传统养生功法的作用。中医传统养生功法博大精深，意守、调息、动形是掌握动作要领的关键。

（3）动静结合。静功练习注重呼吸吐纳，宁静思想，但气血在意志的支配下，按它本身的规律运行；动功以肢体运动为主，但要排除杂念，宁心静志，心态处于相对静止的状态，两者要相互结合，也就是说静中有动，动中有静。

（4）合理适当运动。运动量的测定，往往以运动者呼吸、心跳、脉率、氧气消耗量等作为客观指标，并且结合运动者自己的主观感觉加以全面测量。

（5）循序渐进。不可盲目增加运动量，或强行闭息吞气，或过于凝神静思。

（6）持之以恒。练功学习一定要有信心和毅力，长期不懈，持之以恒，才能真正达到练功的目的。

（二）中医传统养生功法学习的注意事项

（1）练功场地周围环境要保持安静。练功时，光线不可太强，避免刺激双目。空气要流通，要避免直接吹风。

（2）练功前应排空二便，过饥或过饱、大怒或过于兴奋及身体疲倦时均不宜练功。

（3）练功服装以宽松为宜，除去手表、眼镜等饰物。

（4）练功时排除杂念，排除干扰，全神贯注。

（5）严格按照动作要领进行练习，力求动作准确，姿势舒适自然，呼吸均匀、平稳、缓慢，不可屏气。

（6）练功结束时，不可突然停功，要有收功的缓和过程。

同步测试

1. 中医传统养生功法的内容有哪些？
2. 中医传统养生功法有哪些特点？
3. 指导练习者练功时需要注意什么？

第二节　易　筋　经

【任务实施】

易筋经是我国民间流传的健身锻炼方法，相传为南北朝少林和尚达摩祖师所创，原是仿效劳动人民春谷、载运、进仓、收囤等各种农活姿势演化出来的一套形象的锻炼动作法，其目的是通过将调气、调息与静止性用力相结合，改善内脏器官的功能，活动四肢关节，畅通周身血脉，增强人体肌肉力量，使内外俱壮。易筋经历史悠久，历代相传、演变，流派繁多，后经重新整理，编排成现在的以姿势大方、步伐与拳掌并用为特点的十二势。其动作简单明确，调身、调气与调息相结合，锻炼全面，且不受场地限制。

【知识链接】

"易"是改变，"筋"是肌肉，"经"是方法。易筋经，顾名思义，是一套通过锻炼将松弛萎弱的肌肉变为结实肌肉的功法。人们通过练功可使精神、形体和气息有效地结合起来，进行循序渐进、持之以恒的锻炼，可使五脏六腑、十二经脉、奇经八脉及全身经脉得到充分的调理，气血流通，关窍通利，进而达到强身健体、延年益寿、防病治病的目的。

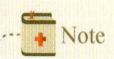

一、动作要领

易筋经历史悠久,经过历代相传、演变,流派繁多,这里选用的是姿势多变、拳掌并用的"十二势"(表9-1)。

表 9-1　易筋经十二势原文

十二势	名　称	原　文
第一势	韦驮献杵	立身期正直,环拱手当胸,气定神皆敛,心澄貌亦恭
第二势	横担降魔杵	足趾挂地,两手平开,心平气静,目瞪口呆
第三势	掌托天门	掌托天门目上视,足尖着地立身端,力周腿胁浑如植,咬紧牙关不放松,舌可生津将腭舐,鼻能调息觉心安,两拳缓缓收回处,用力还将挟重看
第四势	摘星换斗	只手擎天掌覆头,更从掌内注双眸,鼻端吸气频调息,用力回收左右眸
第五势	倒拽九牛尾	两腿后伸前屈,小腹运气空松,用力在于两膀,观拳须注双瞳
第六势	出爪亮翅	挺身兼怒目,推手向当前,用力收回处,功须七次全
第七势	九鬼拔马刀	侧首弯肱,抱顶及项,自头收回,弗嫌力猛,左右相轮,身直气静
第八势	三盘落地	上腭坚撑舌,张眸意注牙,足开蹲似踞,手按猛如拿,两掌翻齐起,千斤重有加,瞪睛兼闭口,起立足无斜
第九势	青龙探爪	青龙探爪,左从右出,修士效之,掌平气实,力周肩背,围收过膝,两目注平,息调心谧
第十势	卧虎扑食	两足分蹲身似倾,屈伸左右腿相更,昂头胸作探前势,偃背腰还似砥平,鼻息调元均出入,指尖着地赖支撑,降龙伏虎神仙事,学得真形也卫生
第十一势	打躬	两手齐持脑,垂腰至膝间,头惟探胯下,口更啮牙关,掩耳聪教塞,调元气自闲,舌尖还抵腭,力在肘双弯
第十二势	掉尾	膝直膀伸,推手至地,瞪目昂头,凝神一志,起而顿足,二十一次,左右伸肱,以七为志,更作坐功,盘膝垂眦,口注于心,息调于鼻

第一势　韦驮献杵(图9-1)

【预备】

(1) 并步,两目平视前方,头如顶物,口微开,舌头抵上腭,上颏微向里收,神情安详。

(2) 含胸,直腰拔背,蓄腹收臀,提肛松肩,两臂自然下垂于身体两侧,中指贴近裤缝,屈膝,不可挺直,两脚相靠,足尖并拢。

【动作】

(1) 左脚向左平跨出一步与肩平,两膝微弯,五趾着地。

(2) 两臂从体前上抬,掌心向下,当与肩同高时,屈肘,两臂与腕徐徐内收,腕、肘、肩相平,十指相对。

(3) 两臂内旋,手握空拳(与天突相平)。

(4) 两臂徐徐拉开,身体微向前倾。

(5) 收势,先深吸气,然后徐徐呼出,并徐徐放下两手。

易筋经(视频)

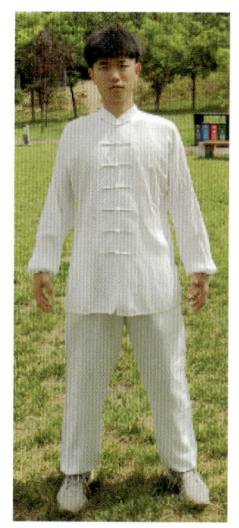
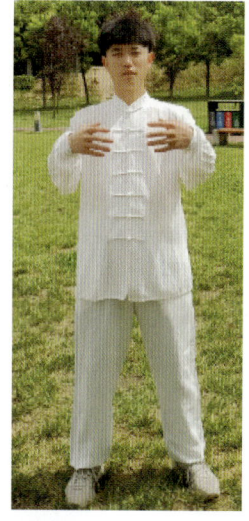
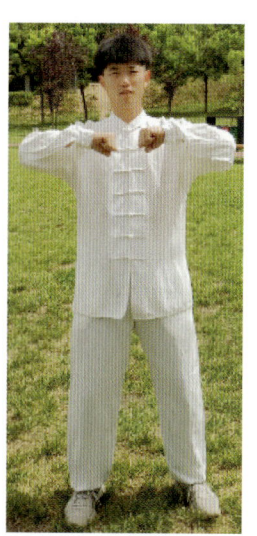
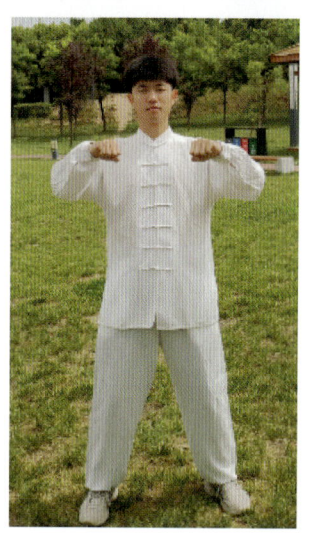
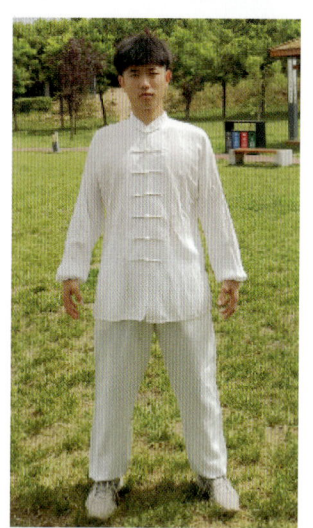

图 9-1　韦驮献杵

【要领】

（1）两足之距等肩，全身放松，上身端正直立，略前倾，两肩松开。

（2）两目平视，半开半闭，这样可起到澄心、敛神的作用。眼上视则心神上浮，下视则心神下降，不得平稳。

（3）头如顶物，口微开，舌尖顶上腭，紧吸慢呼，臀部微收，少腹含蓄，两膝微弯，两掌心相对，这样能使肺脏上下、左右位置适中，升降开合自如，从而达到气定的要求。

第二势　横担降魔杵（图 9-2）

【预备】

同韦驮献杵。

【动作】

（1）左脚向左平跨一步，与肩同宽，两目平视。

（2）两手翻掌从体前上提至胸，拇指外侧着力，徐徐向两侧平开，高于肩平。

（3）两手同时向左右分开，以拇指外侧着力为主。两臂伸直呈"一"字分开。肩、肘、

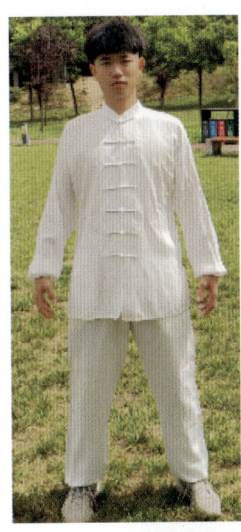 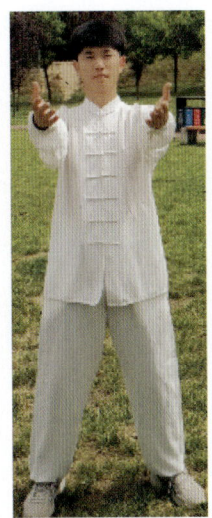 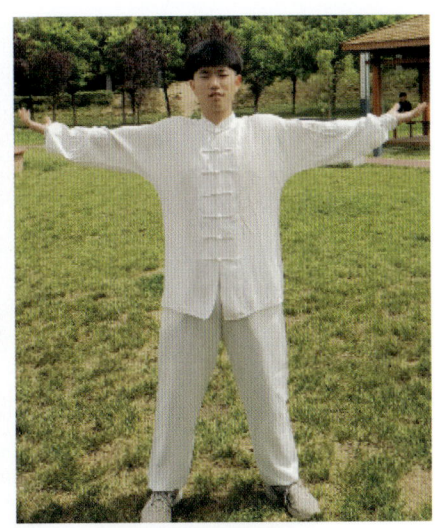

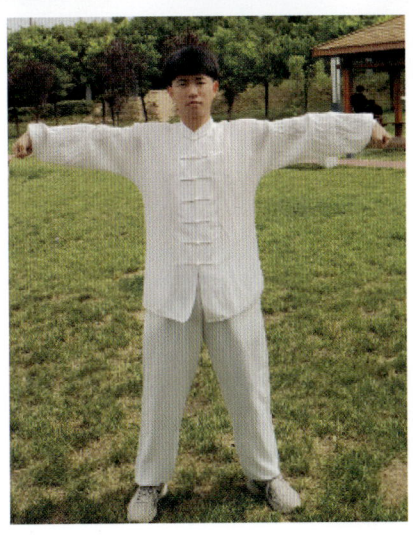 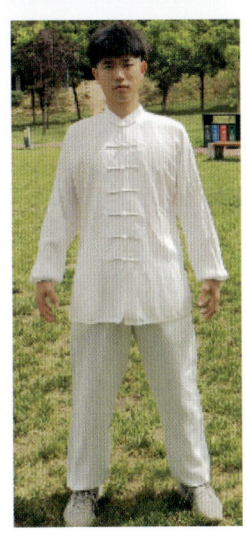

图 9-2　横担降魔杵

腕相平。翻掌,掌心向下,手握空拳。

（4）膝挺直,足跟提起,前掌着地,两目圆睁,咬牙切齿。

（5）收势,先深吸气,然后徐徐呼出,并慢慢放下两手及两足跟,闭目片刻。

【要领】

（1）两手平开,与肩一字平,两足跟提起,脚尖着力是关键。

（2）觉得两肩沉重,才能心平气静,其外部征象就是"目瞪口呆"。如果两目乱视,口动气粗,就会适得其反,甚至导致站立不稳,徒劳无功。

第三势　掌托天门（图 9-3）

【预备】

同韦驮献杵。

【动作】

（1）左脚向左横跨一步,比肩稍宽,平心息气。

（2）两手同时上提至胸前,在肩前,前臂内旋使手指向后,下蹲成马步,缓缓站起,然

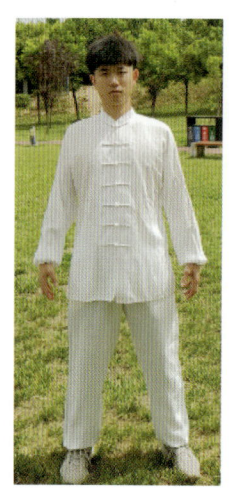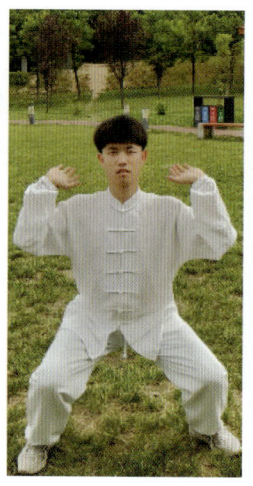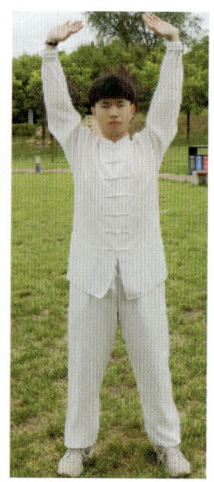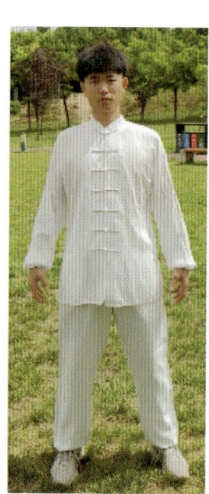

图 9-3　掌托天门

后双掌向上推。

（3）两手上举过头，同时翻掌，掌心朝天，直至两手之指端相距约 3 cm，四指并拢，拇指外分，微角或对着天门处，两手之虎口相对成四边形。

（4）头向后仰，两目注视掌背，两膝微挺，足跟提起，前掌着实，咬牙致耳根有振动感。

（5）收势，同韦驮献杵。

【要领】

（1）两目上视掌背，实指内视之，不需过分仰头，必须从天门观两手背。初学者一时难以做到，这需要一个过程。如果不守此意，过分仰头，势必头昏脑胀，且站立不稳。

（2）脚尖着地的要求：至足跟不能再升为止，但初练者可不抬足跟。足跟抬起时要微微向两侧分开些，使三阳之气血上升，合络督脉。督脉阳气均衡，背后三关自然流畅，姿势也就平稳了。

（3）全身要充分放松，使气血随心所指。两臂切忌贯力，否则不能持久。提肛，咬牙，舌抵上腭，以通任、督二脉。

第四势　摘星换斗（图 9-4）

【预备】

同韦驮献杵。

【动作】

（1）左足向前跨半步，成左弓步。双手同时做动作，左手握空拳，靠于腰眼，右手从右大腿前向前上抬与肩同高，微屈肘、屈腕，五指并拢成钩手。

（2）左足脚尖内旋，以腰为轴，身体向右旋转180°，重心移到左足成右虚步。

（3）右手五指微握如钩状，屈腕沿胸向上举起，至身体右侧。

（4）双目注视掌心，紧吸慢呼，使气下沉，两腿前虚后实，但应虚中带实，实中带虚。

（5）收势，紧吸慢呼，同时还原至立正姿势。左右交换，要求相同。

【要领】

（1）单手高举，五指微微捏齐，屈腕如钩状，离前额约一拳。

（2）肘向胸前，指端向外，头微偏，松肩。

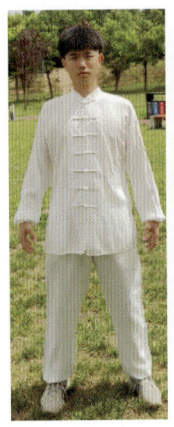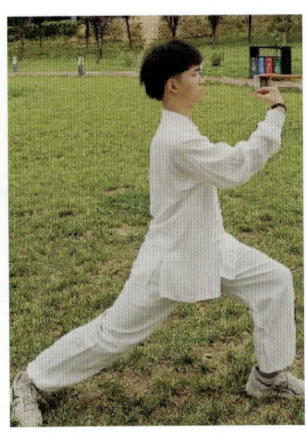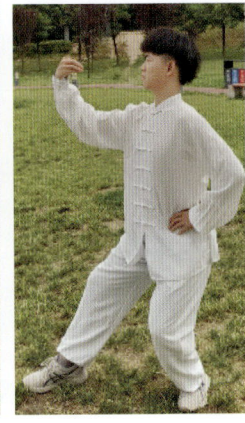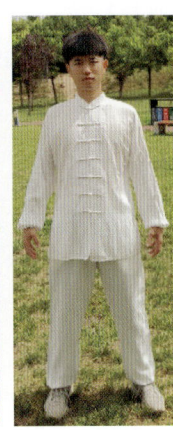

图 9-4　摘星换斗

(3) 两目注视掌心是关键。

(4) 舌抵上腭,口微开,呼吸调匀,臀微收。

(5) 前腿虚中带实,负重量 30%～40%；后腿实中求虚,负重量 60%～70%。换步时,前足向后退半步,动作左右相同。

第五势　倒拽九牛尾(图 9-5)

【预备】

同韦驮献杵。

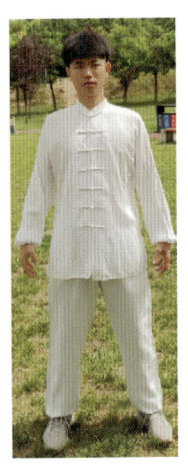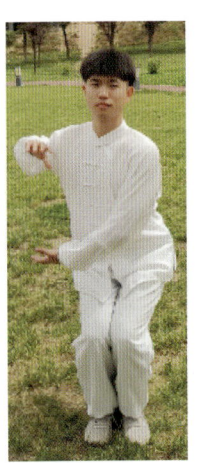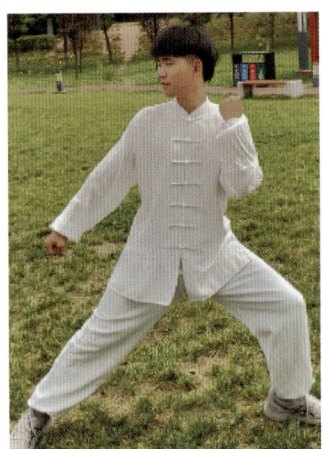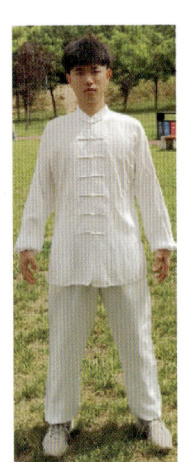

图 9-5　倒拽九牛尾

【动作】

(1) 左腿向右腿靠拢,足尖内扣,屈膝下蹲成丁步,右手在上,左手在下,掌心相对,两手握拳相对。随势上身略前俯,松肩、屈肘、昂头,目前视。

(2) 向左侧跨一大步成左弓步,同时,左手屈肘外旋,右肘伸直内旋,使成螺旋劲,上身正直,塌腰收臀,鼻息调匀。

(3) 以腰用力,右手拳眼对准臀部环跳穴,下坐成大弓箭步。

(4) 收右脚到左足部成右丁步,左手掌在上,右手掌在下,掌心相对。然后,手握拳,右脚向右跨一大步成右弓步,方法同前。

(5) 收势,深呼吸,徐徐呼气,同时还原成立正姿势。左右交换,姿势相同。

【要领】

(1) 两腿前弓后箭,前肘、拳微屈,似半弧形,高不过眉,肘不过膝,膝不过足,后肘微屈,拳向内旋。

(2) 两肩膀松开,蓄劲内收,成螺旋劲,即如绞绳状。

(3) 双目注于拳中(内视劳宫),上身略向前俯,重心向下沉,口微开,舌抵上腭,鼻息调匀,少腹藏气含蓄,运气归内丹田,换步时向左转,左右相同。

第六势　出爪亮翅(图 9-6)

【预备】

同韦驮献杵。

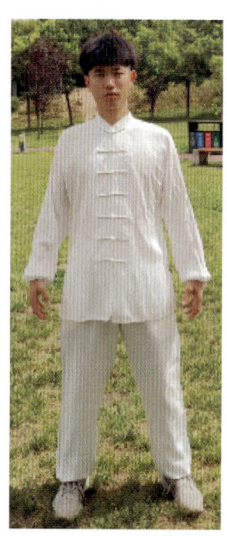
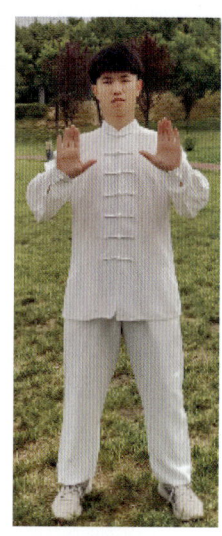
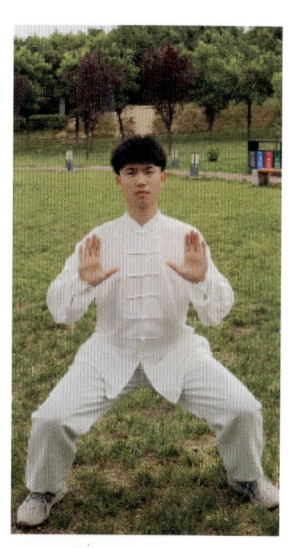
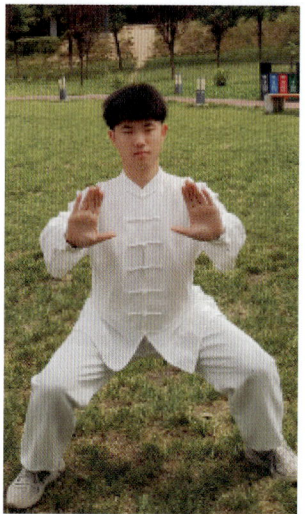
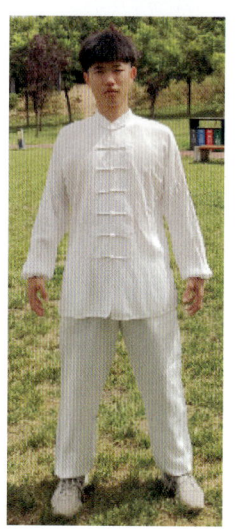

图 9-6　出爪亮翅

【动作】

(1) 护腰势,两手握拳提至腰侧,掌心向内。

(2) 两手缓缓上提至胸,变掌,拇指外侧着力,掌心向前推出,掌侧相距 6 cm,高于肩平,两手缓缓旋腕翻掌,拇指相接,四指并拢,肩、肘、腕、掌相平。两手十指用力外分,使劲贯于指端,两目平视,头如顶物。

(3) 十指用力,上翘外分,肘直腕曲,两目视指端,挺胸,足踏实,膝含蓄,气欲沉,握拳用力收回。

(4) 收势,深呼吸,随呼收势。

【要领】

(1) 握拳护腰,伸掌向前,拇指外侧着力,高与肩平,开始时轻如推窗,继而推到极点则重如推山倒海,这时要挺胸拔背,两目睁开,不许眨眼,集中心念于两掌中,如观明月,功夫深了,当会感觉有月在前,但不可追。

(2) 用力握拳 7 次后,再用力收回。收拳时要吸气,推掌时要呼气,犹如海水还潮,落汐归海。

第七势 九鬼拔马刀(图 9-7)

【预备】

同韦驮献杵。

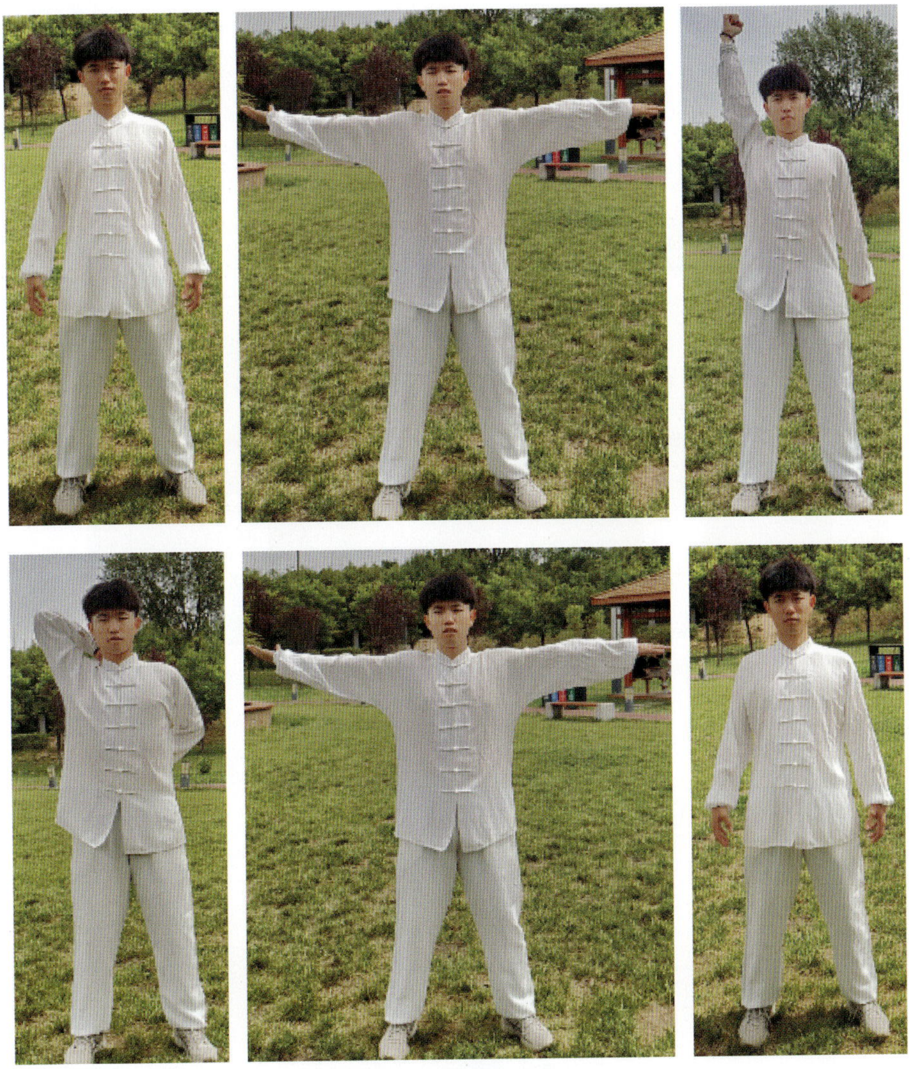

图 9-7 九鬼拔马刀

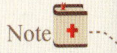

【动作】

（1）双手从体侧平举与肩同高，掌心向上，然后，左手内旋转掌心朝地，双手同时转动，右手从右侧上举，左手从体侧下落。

（2）当右手在头上，掌心向左，左手在腿旁，掌心向腿时，半握空拳，双肘同时弯曲，右手从上至颈后，左手从下至背部。

（3）颈部用力上抬，使头后仰，右手掌用力下按，肘弯欲尽力向上，使二力抗争，两目左平视，背后五指欲紧按。

（4）伸肘、伸掌，从体侧返回与肩同高。

（5）收势，深呼吸，随呼收回。左右交换，要求相同。

【要领】

（1）上举下按，肘部欲直。

（2）上举之掌，指端向对侧，掌心朝天，旋腕翻掌，抱颈用力下按，头后抬，用力与之抗争，目须平视对侧。

（3）下按之掌，指端向前，掌心朝地，而后按背则指端向对侧，五指紧按背部。

（4）左右轮换，身直气静。

第八势　三盘落地（图9-8）

【预备】

同韦驮献杵。

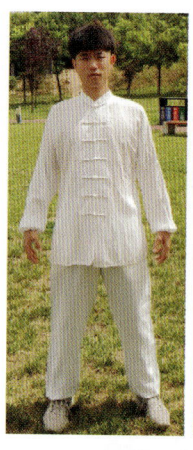
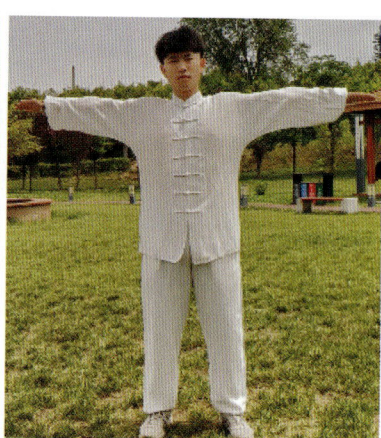
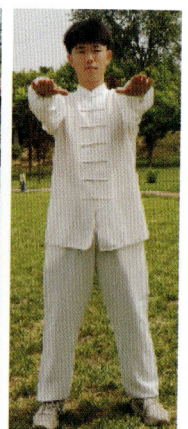
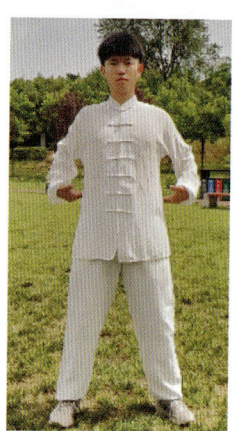
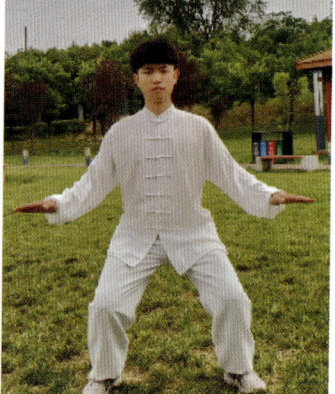
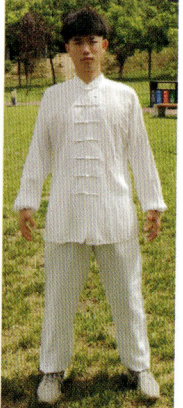

图9-8　三盘落地

【动作】

（1）左足向左横开一步，双足距离比肩稍宽，足尖微向内收。

（2）双手从体侧平举与肩同高，内收肩前，与肩同宽同高，转掌心向上，回收至腰间，再到腰后，从体侧平举，转掌心朝下。

（3）双膝下蹲成马步，上肢下落，沉肩、虚腋、屈肘，掌心朝下，五指自然分开，虎口朝内，如握物状，悬空于膝外侧。

（4）上身转内正直，前胸微挺，后背如弓，两肩松开，两肘向里裹，两目直视，提肛。

（5）收势，深呼吸，随呼收势。

【要领】

（1）前胸微挺，后背如弓，两肘略向里内旋。

（2）头如顶物，两目直视，舌抵上腭，口微开，鼻息调匀，提肛。

（3）重心放在两脚，膝屈90°，不过足尖，意守丹田。

第九势　青龙探爪（图 9-9）

【预备】

（1）左腿向左平跨一步，两足之间约比肩稍宽，两手成仰掌护腰势。

（2）身立正直，头端平，目前视。

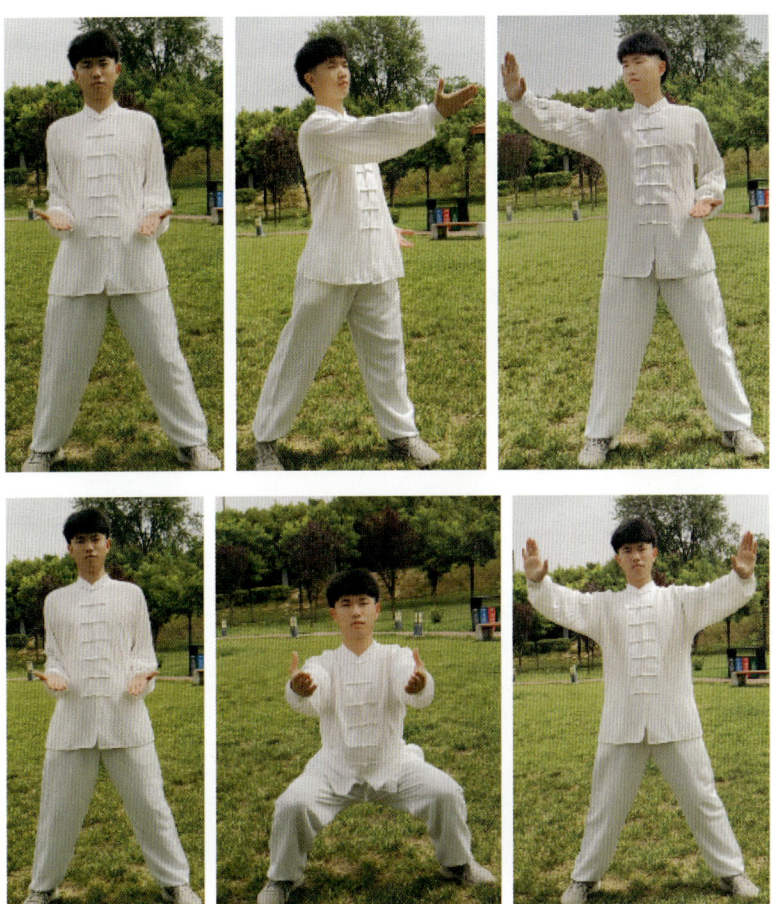

图 9-9　青龙探爪

【动作】

(1) 以腰为轴发力,身体左转,右手仰掌向左前方伸探,与肩同高,前臂内旋,随势身体右转,右手经胸前向右画弧,从右前方收回至腰间。然后换做左手。

(2) 双膝下蹲成马步,同时双手从腰向前伸探,与肩同高,双前臂外旋,双膝伸直站起的同时,双手回收到腰间。

(3) 收势,深呼吸,随呼收势。

【要领】

(1) 两手握拳在腰侧,左从右出拳化掌,目注掌平勿过眉,拇指内屈四指并。

(2) 肩松肘直气实掌,俯身探腰推及地,围收过膝足勿移,左右轮换要求同。

第十势 卧虎扑食(图 9-10)

【预备】

同韦驮献杵。

【动作】

(1) 左足向左跨出一大步,右足稍向左偏斜,前弓后箭成左弓步。

(2) 两手向前,五指着地,掌心悬空,后足跟略微提起,头向上抬。

(3) 前足收回,胸腹微收,抬头。

(4) 全身后收,屈膝屈髋,臀部突起,两肘挺直,头略低;再向前运行,约离地 6 cm,此时两肘弯曲,右足尖着地,全身向前,然后两肘伸直,上体抬起,头昂起,臀部略塌,呈波浪形往返运动,势如卧虎扑食。

(5) 收势,随呼吸徐徐起立,左右交换,要求相同。

【要领】

(1) 头向上抬,不可过高或过低,两目注视前方,两肘和两膝伸直时不能硬挺,切忌用力过猛,应蓄力待发。

(2) 吸气时全身向后收缩,臀部突起,胸腹内收,以一股柔和的悬劲,在呼气时将身向前推送(吸起呼落),力求平稳。

(3) 往返运动,切勿屏气,应量力而行,紧吸慢呼,换步时,左右相同。

第十一势 打躬(图 9-11)

【预备】

同韦驮献杵。

【动作】

(1) 左足向左横开一步,足尖内扣,宽与肩平。两手仰掌徐徐向左右而上,成左右平举势。头如顶物,目向前视,松肩直肘,腕勿屈曲,立身正直,腕、肘、肩相平。

(2) 上势屈肘,十指交叉相握,以掌心抱持后脑。勿挺腹凸臀。

(3) 由上势,屈膝下蹲成马裆势。

(4) 弯腰俯身,两手用力使头尽向胯下,两膝不得屈曲,足跟勿离地。与此同时,左右各鸣天鼓 24 次。

(5) 收势,直腰,松手,随呼吸放下。

【要领】

(1) 两手掌心抱头,十指相握,力与项争,足勿移,膝不屈。

(2) 两腿下蹲,上身欲挺,打躬前俯,使向胯,两膝勿挺,力在肘弯,舌抵上腭,气不

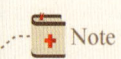

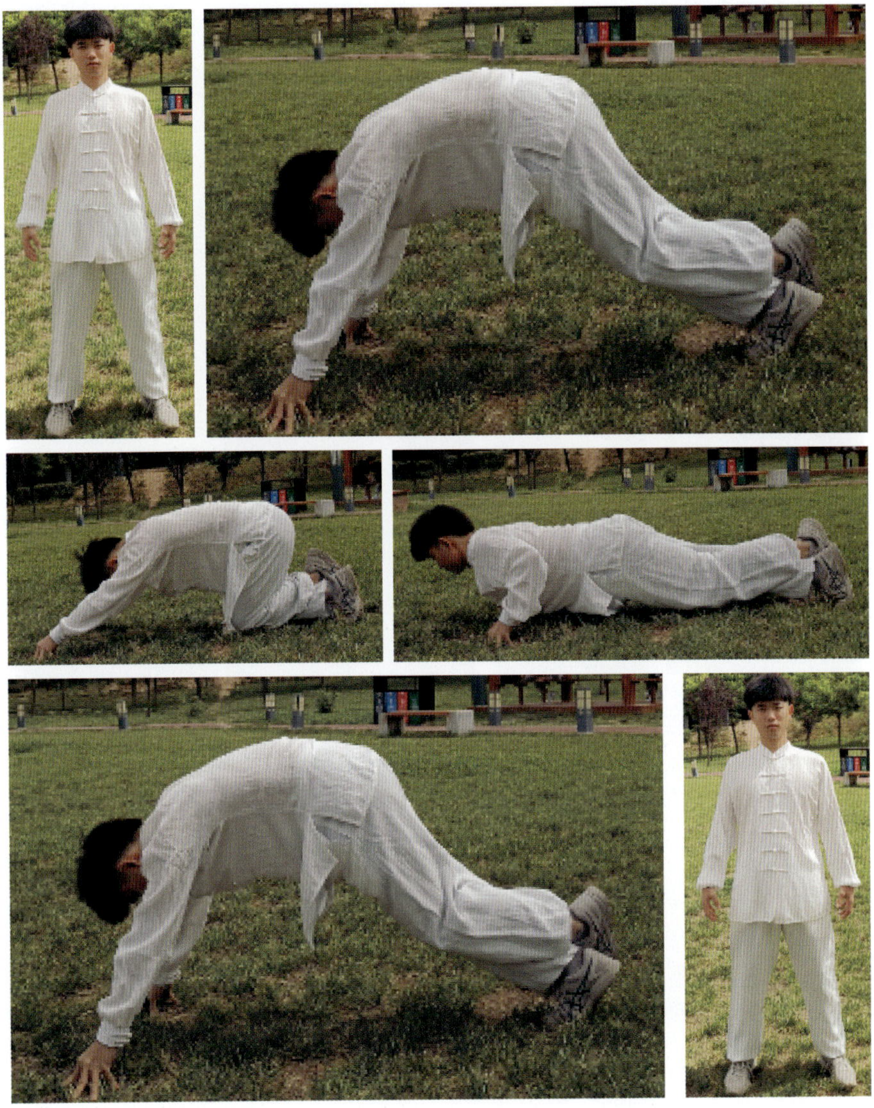

图 9-10 卧虎扑食

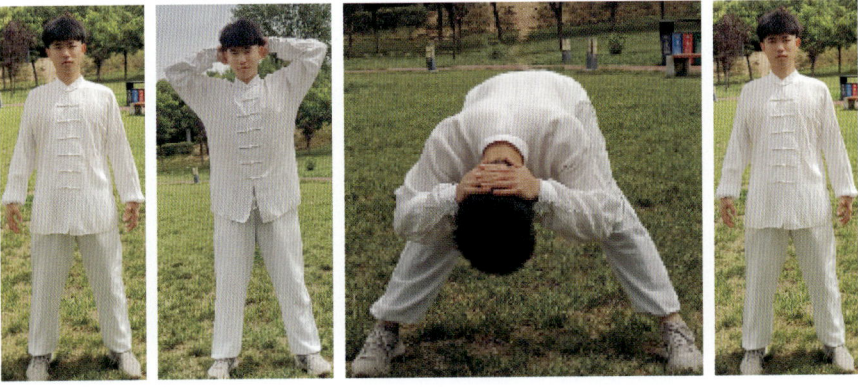

图 9-11 打躬

可屏。

(3) 左右各鸣天鼓 24 次。

第十二势　掉尾(图 9-12)

【预备】

同韦驮献杵。

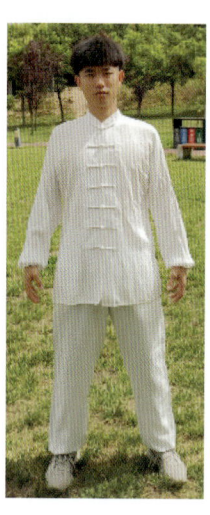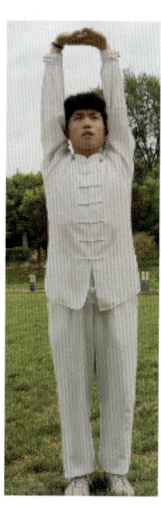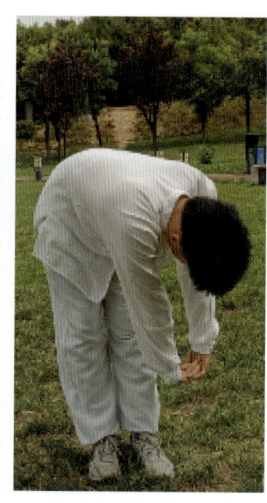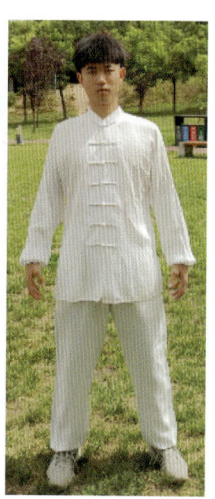

图 9-12　掉尾

【动作】

(1) 两手仰掌由胸前徐徐上举过顶，双目视掌，随掌上举而渐移。身立正直。

(2) 由上势，十指交叉相握，旋腕反掌上托，掌心朝天，两肘欲直，目向前平视。

(3) 由上势，仰身，腰向后弯，上肢随之而往，目上视。

(4) 由上势俯身向前，推掌至地，膝直，足跟勿离地。

(5) 收势，随呼吸徐徐收势。

【要领】

(1) 十指交叉相握，上举肘须直，身向前俯。

(2) 掌须直推至地，以膝直、肘直为要。

二、临床应用

易筋经功法可广泛用于各类人群的养生保健，对呼吸系统、消化系统、运动系统病证及中老年人常见的失眠、多梦、头晕、头痛等病证也有明显的缓解作用，对青少年的生长发育、中老年人的健身防病及妇女的养颜、美容、瘦身等都是极佳的运动之一。

三、注意事项

(1) 松静自然。练此功时不仅肌肉放松，意念也要放松，保持安静，但要松中有紧，紧中有松，松紧结合，从而促进人体的血液循环和新陈代谢，使肌肉的营养得到改善，力量得到加强。

(2) 意守丹田。排除杂念，微微用意念观照丹田(脐下 10 cm)，有助于形成腹式呼吸，增强内脏器官的功能活动，但不可过分用力。

(3) 腹式呼吸。易筋经一般采用腹式呼吸，以加深呼吸和增强内脏器官功能。吸气时用鼻徐徐将新鲜空气吸入肺部，充实胸腔，同时压迫横膈，使之下降，使腹部也得到充实;呼气时,一般用口(也可用鼻)把体内浊气缓缓排出。

（4）循序渐进,持之以恒。练功的时间、次数及动作的强度,都要因人、因时、因地而异,不可勉强过量。

同步测试

1. 易筋经十二势的动作名称是什么?
2. 学习易筋经后有哪些收获?
3. 进行易筋经练习时,需要注意什么?

第三节　五　禽　戏

【任务实施】

五禽戏的起源可以追溯到五千多年前的远古时代。据考证,当时就有人通过模仿鸟兽的运动来治疗一些关节不利的病证。《庄子·刻意》中就有"熊经鸟申,为寿而已矣"的记载。东汉名医华佗在总结前人理论和经验的基础上,研究了虎、鹿、熊、猿、鸟的活动特点,并结合人体脏腑、经络和气血的功能而编成了一套健身功法,《三国志·华佗传》中云:"吾有一术,名五禽戏:一曰虎,二曰鹿,三曰熊,四曰猿,五曰鸟。亦以除疾,并利蹄足,以当导引。"南北朝名医陶弘景的《养性延命录》是现存最早的载录五禽戏具体动作的医籍。五禽戏发展至今,形成不少流派,归纳起来主要有以健身强体为主的外功型和以内气运行为主的内功型,本节只讲述外功型五禽戏。

【知识链接】

华佗(约公元145年—公元208年),名旉,字元化,汉末沛国谯县(今安徽亳州)人,东汉末医学家,与董奉、张仲景并称为"建安三神医"。少时曾在外游学,行医足迹遍及安徽、河南、山东、江苏等地,钻研医术而不求仕途。他医术全面,尤其擅长外科,精于手术,并精通内、妇、儿、针灸各科。华佗也是中国古代医疗体育的创始人之一,他继承和发展了前人"圣人不治已病,治未病"的预防理论,编成健身功法"五禽戏"。

【知识链接】

五禽戏能"摇筋骨,动肢节",是在中医五行、脏腑、经络学说的基础上,结合五禽活动特点,使之既有整体的健身作用,又有每一戏的特定功效,即效仿虎之威猛、鹿之安舒、熊之沉稳、猿之灵巧、鸟之轻盈的动作,使人体肢体舒展,血脉疏通,气息调畅,而达到祛病强身、延年益寿的目的。其对颈椎、胸椎、腰椎等部位关节的锻炼作用特别明显。

一、动作要领

（一）虎戏（图9-13）

【虎举】

（1）两腿开立,与肩同宽,两手自然下垂于体侧。

（2）手指撑开,虎口撑圆,十指指间关节弯曲内扣,呈"虎爪"状。

五禽戏(视频)

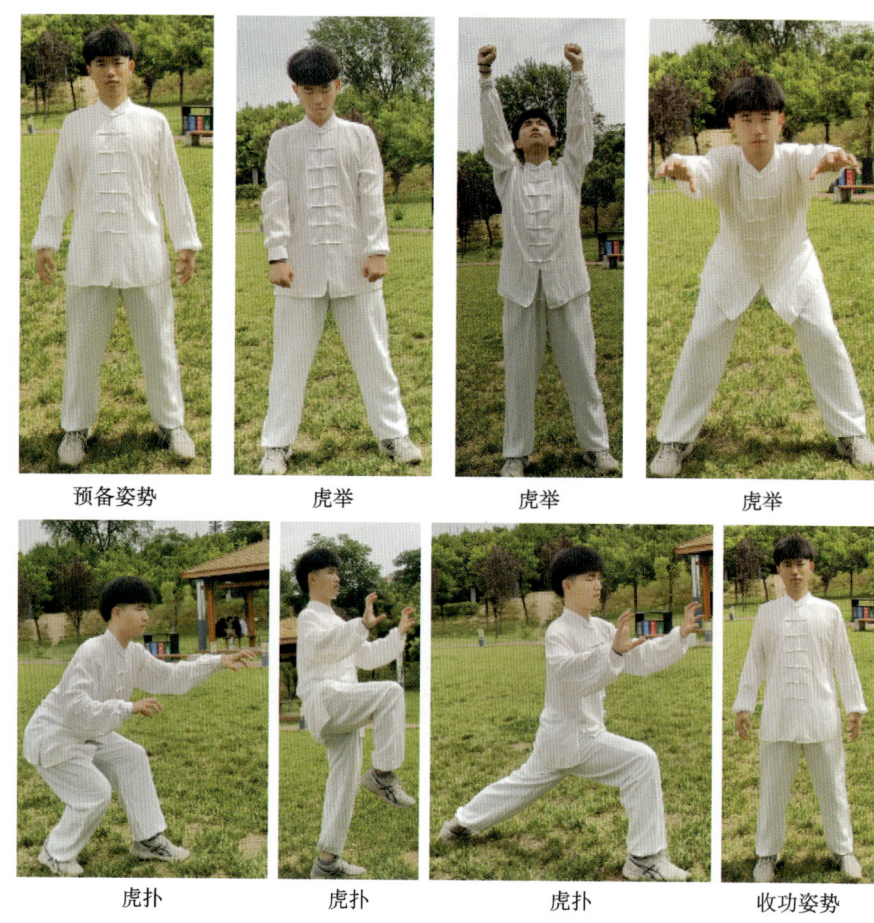

图 9-13 虎戏

(3) 掌心向下,目视两掌。

(4) 两手臂外旋,小指先弯曲,其余四指弯曲握拳,两拳沿体前缓慢上提至肩前时,松开变掌,举至头顶后,弯曲呈"虎爪"状,胸腹充分展开。

(5) 握拳下拉至肩前时,松开变掌,下拉至腹前,十指撑开,掌心向下,含胸松腰。

(6) 重复数次后,两手自然垂于体侧,目视前方。

【虎扑】

(1) 两手握空拳,上提至胸前,两拳变"虎爪"状,掌心向下。

(2) 两掌向上、向前画弧,上身随之前俯,挺胸塌腰,目视前方。

(3) 两掌向下画弧至两膝外侧,同时两脚屈膝成弓步。

(4) 两掌握空拳上提,带动两膝伸直,送髋,身体重心移向右脚,左腿屈膝、提起,向前迈一步,脚跟着地,成左虚步。

(5) 两拳上提过肩后变"虎爪"状,随上身前倾,向前、向下画弧至膝前两侧。

(6) 上身抬起,左脚收回,开步站立,两手自然垂于体侧。

(7) 两脚左右交替做虎扑,重复数次。

(二) 鹿戏(图 9-14)

【鹿抵】

(1) 两腿微屈,重心移至右腿,左脚向左前方画弧迈步,脚跟着地。

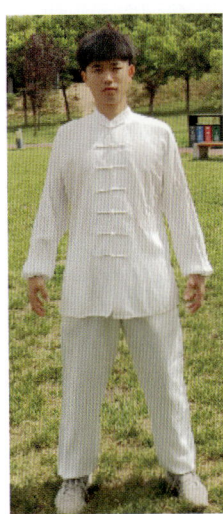 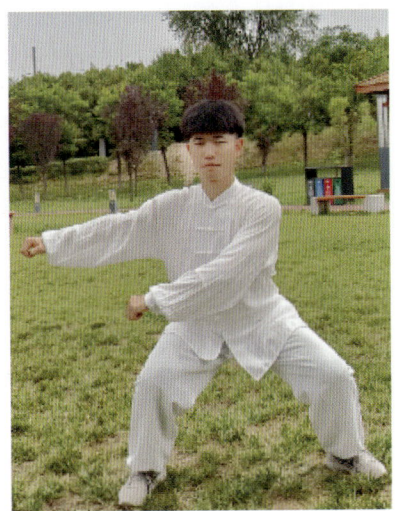

预备姿势　　　　　　　　鹿抵

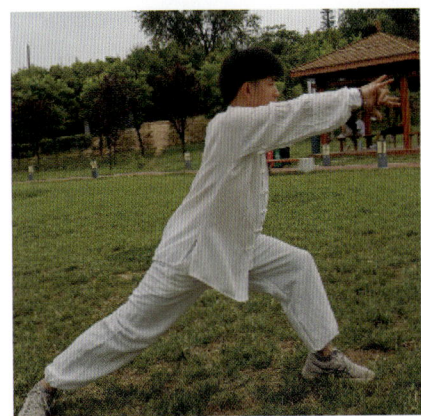 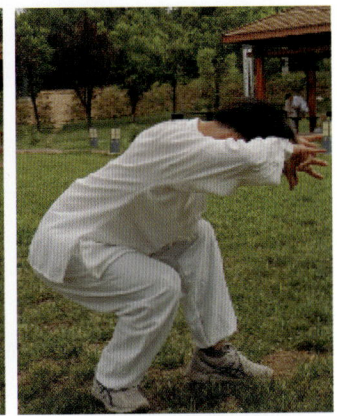

鹿抵　　　　　　　　　　鹿奔

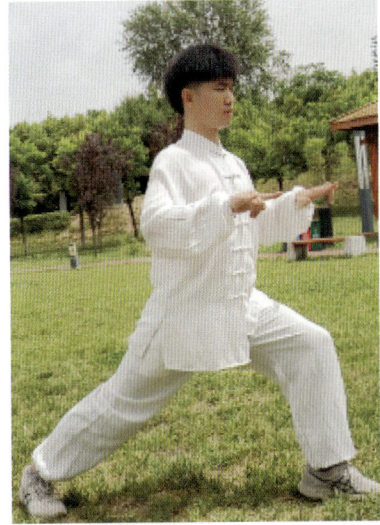 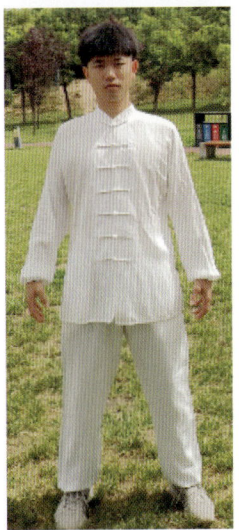

鹿奔　　　　　　　　　　收功姿势

图 9-14　鹿戏

(2) 两手握空拳,从身体右侧摆起,拳心向下,视右拳,目随手动。

(3) 重心前移,左腿向外展,屈膝前顶,右腿伸直踏地;同时身体左转,两拳五指伸展,中指、无名指弯曲扣紧,拇指用力外张,食指和小指伸直,呈"鹿角"状。

(4) 两臂向上、向左后方画弧摆动,左臂屈肘外展,肘抵左腰侧;右臂微屈举至头顶,向左后方伸抵,掌心向外,指尖朝外;目视右脚跟。

(5) 身体转回,收回左脚,开步站立;同时两臂向上、向右下画弧,两手变空拳下落于体侧,目视前方。

(6) 左右交替,重复数次。

【鹿奔】

(1) 左脚向前屈膝前跨,重心在前,右腿伸直成左弓步;同时两手握空拳,两臂向前画弧,至体前平举,与肩平、同肩宽。

(2) 低头、弓背、收腹;同时两臂内旋前伸,拳背相对,拳变"鹿角"状。

(3) 两手再变握空拳,松肩沉肘,两臂外旋,下落体侧;同时重心前移,上身抬起,成左弓步,收回左脚,开步直立,目视前方。

(4) 两脚左右交替,重复数次。

(三) 熊戏(图 9-15)

【熊运】

(1) 两手自然下垂于体侧,手握空拳,大拇指压在食指指端,其余四指弯曲、并拢,虎口撑圆,呈"熊掌"状。

(2) 虎口相对。

(3) 以腰、腹为轴,上身顺时针摇转;同时两掌以肚脐为中心,在腹部做顺时针画弧;目随上身摇转而环视。

(4) 上身逆时针摇转,两掌逆时针画弧。

(5) 重复数次。

【熊晃】

(1) 身体重心右移,左髋向上收体,牵动左脚离地,左膝微屈。

(2) 重心前移,左脚向左前方顺势落地,脚尖朝前,全脚着地踏实,右腿伸直。

(3) 身体以腰为轴右转,带动左臂向前摆动,右臂向后摆动,左掌摆至左膝前上方,右掌摆至体后;目视左前方。

(4) 重心后坐,右腿屈膝,左腿伸直,身体左转,带动两臂前后画弧摆动,右掌摆至左膝前上方,左掌摆至体后,重心前移,左腿屈膝,右腿伸直,身体右转,左掌摆至左膝前上方,右掌摆至体后。

(5) 左右交替,重复数次。

(四) 猿戏(图 9-16)

【猿提】

(1) 两臂内旋,手掌在腹前背屈,五指伸直分开,再撮拢紧成"猿爪"状。

(2) 屈臂上提至胸前,两肩上耸,收腹提肛。

(3) 脚跟提起,头向左转,目随头动,目视左侧。

(4) 头转正,沉肩松腕,舒腹落肛,脚跟着地。

(5) "猿爪"变掌,掌心向下,两掌下按落于腹前;目视前方。

(6) 头分别向左右转动,重复数次。

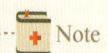

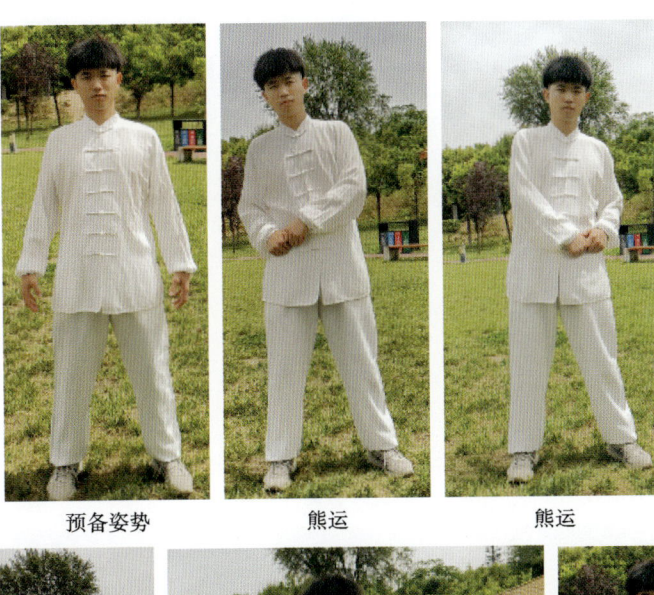

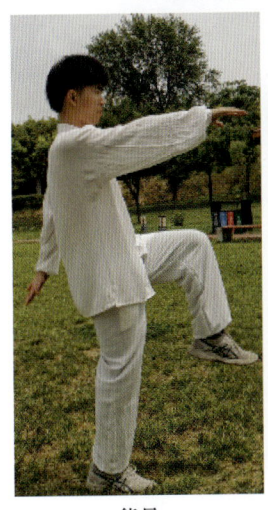
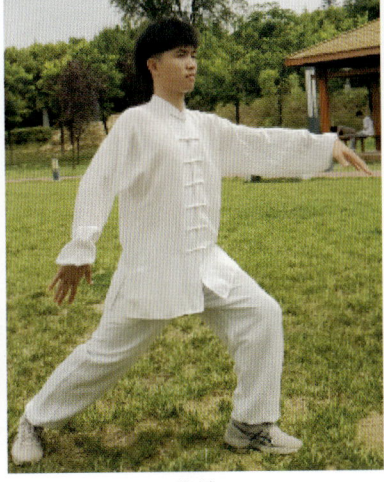
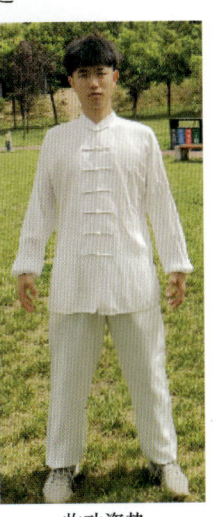

图 9-15　熊戏

【猿摘】

（1）左脚向左后方撤步，脚尖点地，右腿屈膝，重心落于右腿；同时左手成"猿钩"状，置于腰间，右手成掌向右前方摆，掌心向下。

（2）右掌向下经腹前向左上方画弧，摆至头左侧，掌心向内。同时重心后移，左脚踏实，屈膝下蹲，右脚虚步至左脚内侧，脚尖点地成右丁步。

（3）目随右掌动，当右掌画至头侧时，转头注视右前上方。

（4）右掌内旋，掌心向下按至左髋侧，目随右掌。

（5）右脚向右前方迈出，重心前移，右腿伸直；左腿蹬伸，脚尖点地。同时右掌经腹前向右上方画弧，摆至右上侧变"猿钩"。

（6）左掌向前、向上伸展，举至头前上方屈腕，似"采摘"，目视左掌。

（7）左掌变拇指抵掐无名指根节内侧，其余四指屈拢轻握成"握固"；屈肘回收至左耳旁，掌心向上，五指分开，成"托桃"状。

（8）右手变掌，顺势下落，经腹前向左画弧至左肘下方捧托。同时重心后移，左腿屈

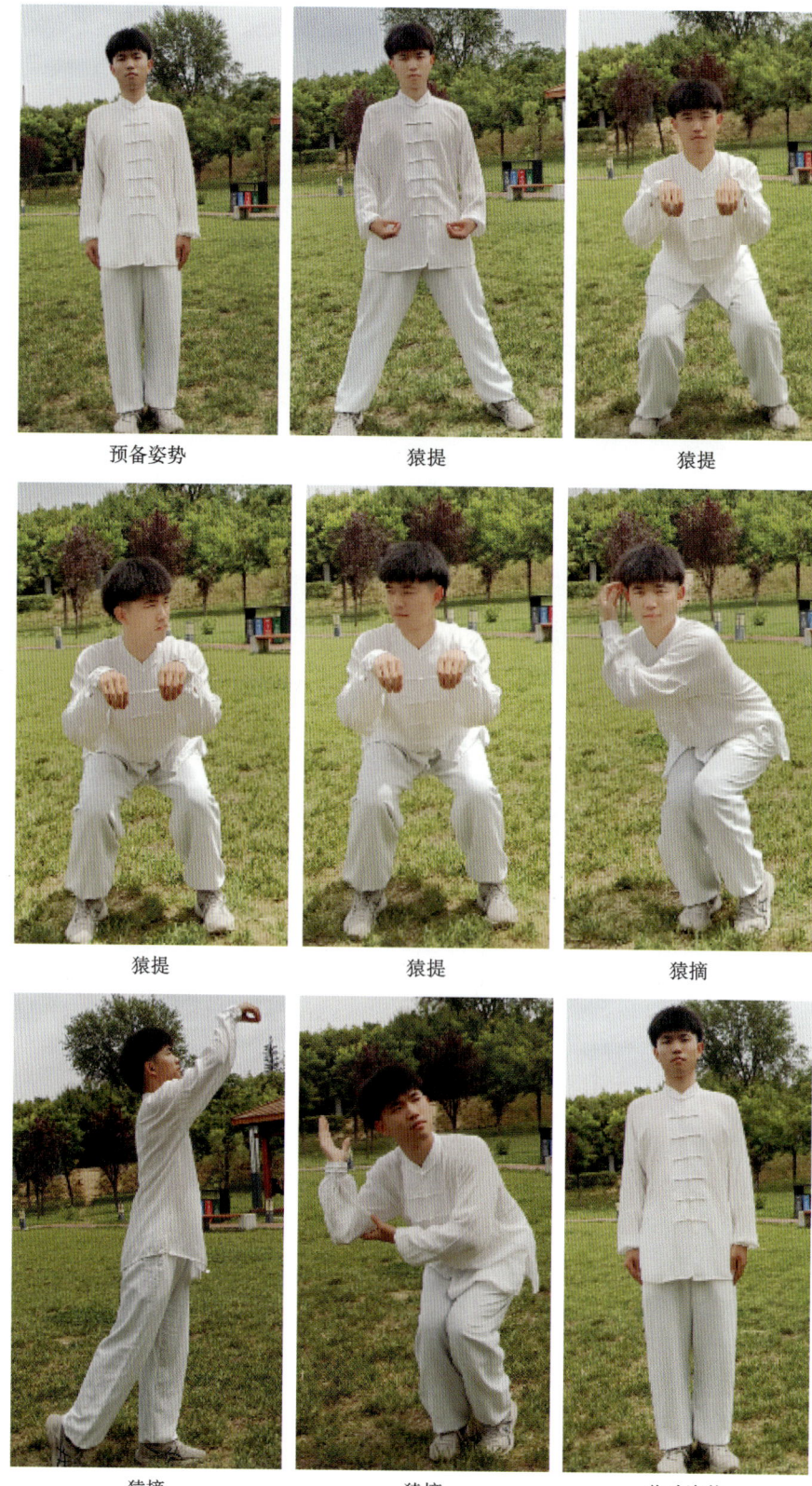

图 9-16 猿戏

膝,右脚回收至左脚内侧,脚尖点地;目视左掌。

(9) 左右交替,重复数次。

(五) 鸟戏(图 9-17)

【鸟伸】

(1) 两腿微屈下蹲,两掌掌心向下,指尖向前,在腹前相叠。

(2) 两掌向上抬至胸前方;同时两腿伸直,挺胸、塌腰,身体向前微倾;目视前下方。

(3) 两腿微屈下蹲,两掌相叠下按至腹前,左右分开。

(4) 五指伸直,拇指、食指、小指向上翘起,中指、无名指并拢微微向下,形似"鸟翅"状,向身体侧后方摆起,掌心向下,重心左移,左脚蹬地,右脚向后抬起伸直。

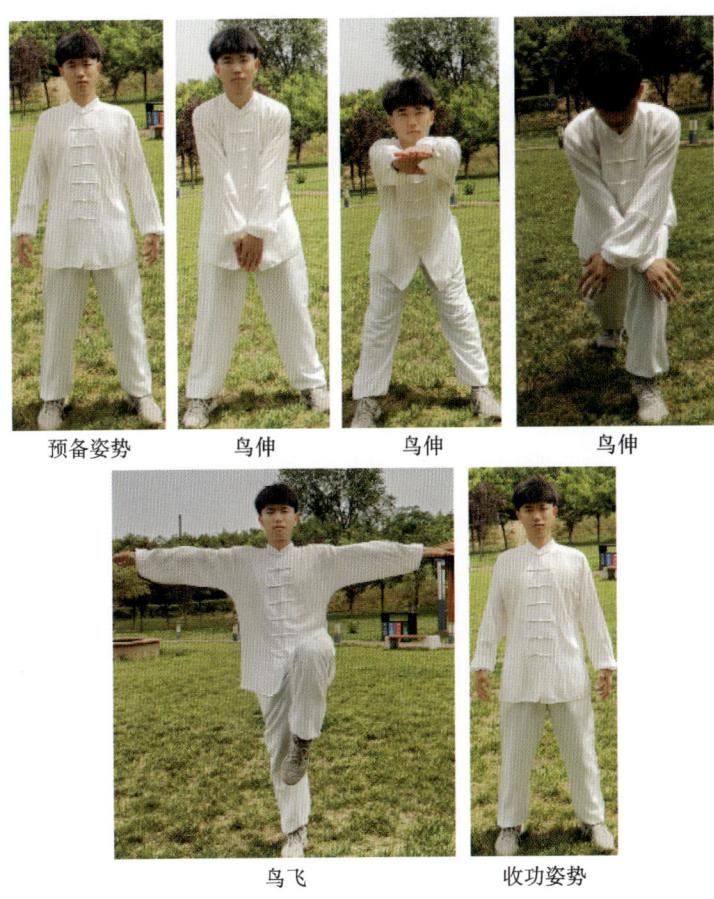

图 9-17　鸟戏

(5) 抬头、挺胸、塌腰,目视前方。

(6) 蹬腿左右交替,重复数次。

【鸟飞】

(1) 两腿微屈下蹲,两掌成"鸟翅"状合于腹前,掌心相对。

(2) 右腿伸直独立,左腿屈膝抬起,小腿自然下垂,脚尖向下;同时两掌向两侧展开,略高于肩,掌心向下,目视前方。

(3) 左脚下落,脚尖着地,两腿微屈,两掌合于腹前。

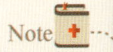

(4) 右腿再伸直独立,左腿屈膝抬起,两掌经体侧向上画弧举至头顶,掌背相对,指尖向上。

(5) 左脚下落、踏实,两腿微屈,两掌经体侧向下画弧,合于腹前。

(6) 左右腿交替独立,重复数次。

二、临床应用

本功法广泛用于各类人群的养生和保健,对神经衰弱、消化不良、冠心病、高脂血症、中风后遗症、肌肉萎缩及中老年人常见的病证如失眠、多梦、头晕、头痛等都有明显的保健作用。

三、注意事项

(1) 五禽戏的动作要领是模仿五禽的动作、形象,做到全身放松,情绪轻松,呼吸调匀,用腹式呼吸,专注意守,保证意气相随。

(2) 五禽戏运动量及幅度较大,应当适度、量力而行,切勿勉强。

(3) 年老体弱及患有高血压、青光眼、脑动脉硬化者,或急性疾病及严重器质性疾病者不宜练习。

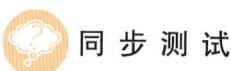

同 步 测 试

1. 何为五禽戏?
2. 进行五禽戏练习,需要注意什么?

第四节 八 段 锦

【任务实施】

八段锦是我国民间广泛流传的一种健身术,由8种不同动作组成,故名"八段"。其名最早出现在《夷坚志》中:"政和七年,李似矩为起居郎……尝以夜半时起坐,嘘吸按摩,行所谓八段锦者。"经过历代流传,在清末《新出保身图说·八段锦》中,才以"八段锦"为名并绘制图,形成比较完整的动作套路。

【知识链接】

八段锦属于古代导引法的一种,是形体活动与呼吸相结合的健身法。八段锦可以舒展筋骨、疏通经络、行气活血、周流营卫、斡旋气机,经常练习可起到养生保健、防病治病的作用。现代研究证实,此功法能加强血液循环,改善神经体液调节功能,对腹腔脏器有柔和的按摩作用,对神经系统、心血管系统、消化系统、呼吸系统及运动器官有良好的调节作用,是一种较好的强身健体功法。

一、动作要领

(一) 两手托天理三焦(图9-18)

(1) 开步直立,两掌五指分开,在腹前交叉,掌心向上。

(2) 两掌慢慢上提至胸前,内旋翻掌向上托起,掌心向上,举至头顶上方;同时两腿缓缓挺膝伸直。

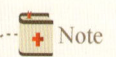

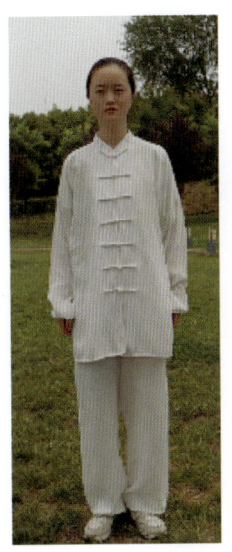
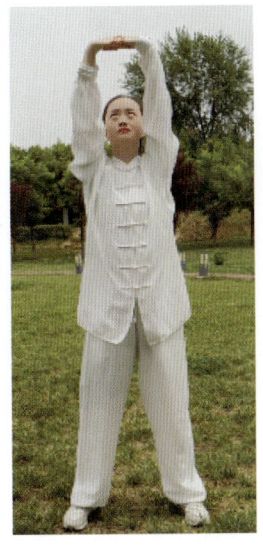

图 9-18 两手托天理三焦

(3) 仰头,目视掌背。
(4) 十指慢慢分开,两臂向体侧画弧下落,两掌捧于腹前,掌心向上。
(5) 两膝微屈;目视前方。

(二) **左右开弓似射雕**(图 9-19)

(1) 左脚向左侧跨一步,徐缓屈膝半蹲成马步。
(2) 屈肘,两掌左外右内交叉于胸前。
(3) 左手拇指、食指撑开呈"八"字,其余三指二、三指间关节屈曲成"八"字掌。
(4) 左臂内旋,向左侧平推,立掌,掌心向左;同时右掌屈指成爪状,向右拉至肩前,犹如开弓射箭之势,谓"左开弓";目视左手方向。
(5) 右手成掌向上、向右、向下画弧,同时左手掌向下回落,捧于腹前。
(6) 左脚收回成预备势;目视前方。
(7) 左右交替,做"右开弓"。

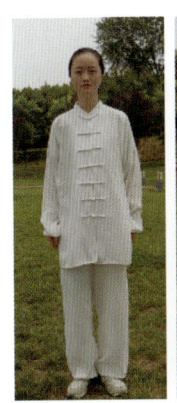
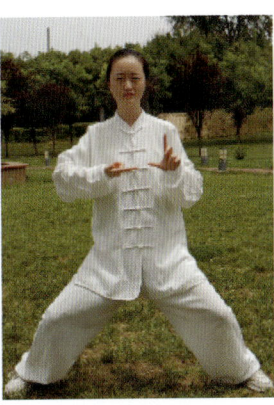
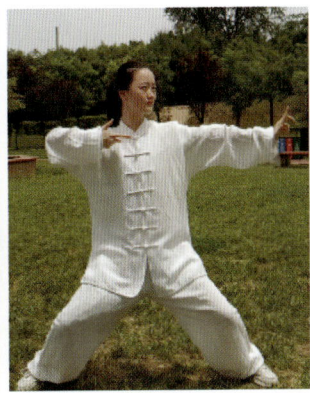
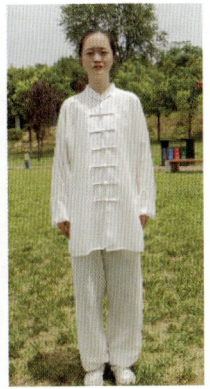

图 9-19 左右开弓似射雕

(三) **调理脾胃须单举**(图 9-20)

(1) 开腿直立,前掌抬至胸前,掌心向内。

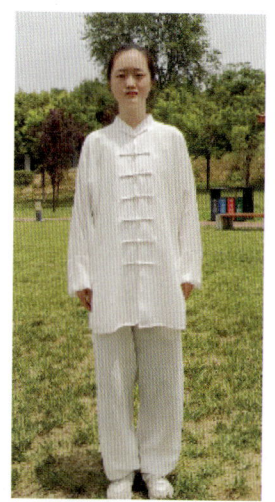
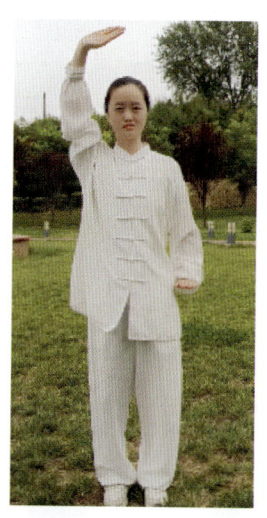
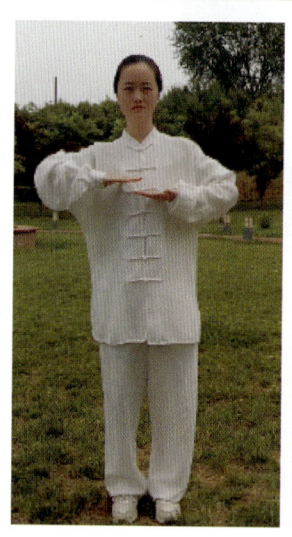
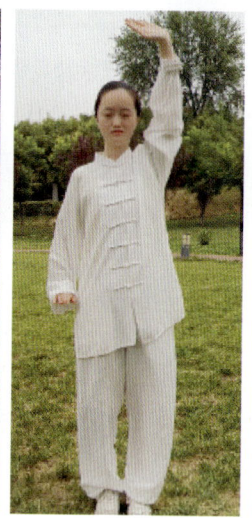
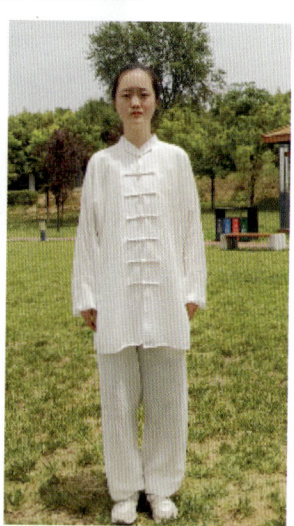

图 9-20 调理脾胃须单举

(2) 左臂外旋翻掌上托，过面部后，左臂内旋上举至头顶左上方，肘微屈，掌心向上，指尖朝右；同时右臂内旋翻掌下按，至右髋外侧，肘微屈，掌心向下，指尖朝前，目视前方，谓"左举手"。

(3) 两臂收回。

(4) 左右交替，做"右举手"。

（四）五劳七伤往后瞧（图 9-21）

(1) 两臂伸直下垂，掌心向内，指尖向下，目视前方。

(2) 两臂充分外旋，掌心向外；头慢慢向左后转，目视左后方。

(3) 两臂内旋，目视前方，复原。做右转头。

（五）摇头摆尾去心火（图 9-22）

(1) 身体向右旋转，重心下沉，退左脚成右弓步。

(2) 身体前俯，向左旋转 180°，重心左移成左弓步。

(3) 身体正直后再向前俯成横裆步。

(4) 重心偏向左脚成仆步。

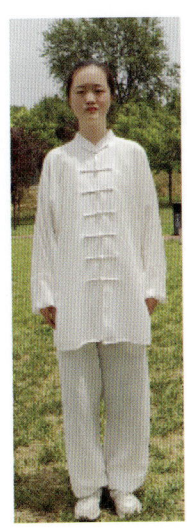
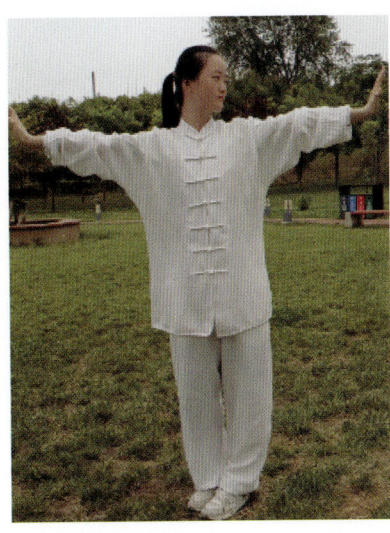

图 9-21　五劳七伤往后瞧

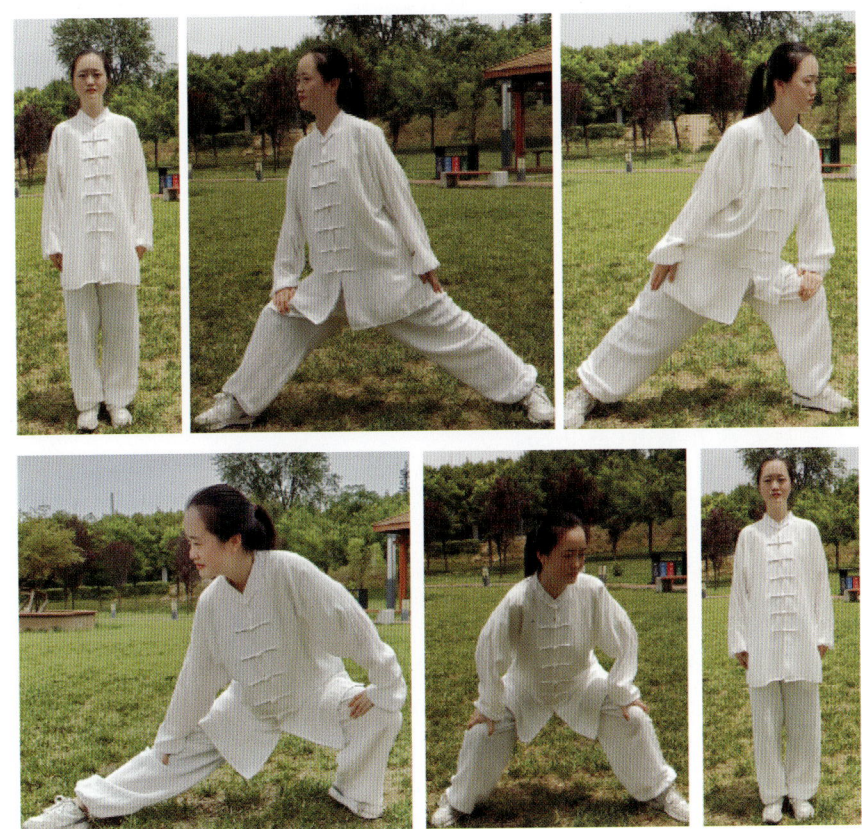

图 9-22　摇头摆尾去心火

(5) 两手掌扶按双膝部，起身收左脚回到预备式。

(六) 两手攀足固肾腰(图 9-23)

(1) 开步直立，与肩同宽。

(2) 双手在体前交叉相握，翻掌心朝上，上举至头顶，再缓慢前屈俯身弯腰，膝关节

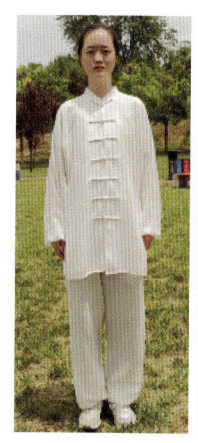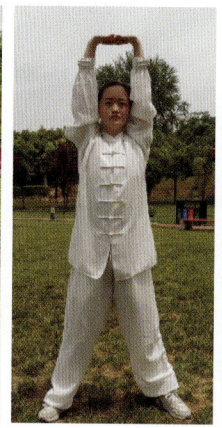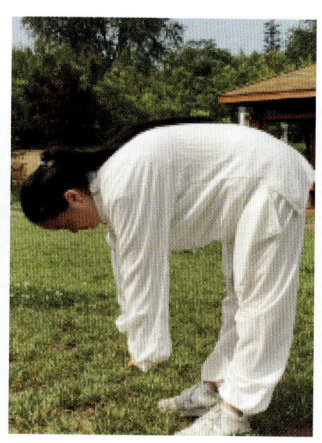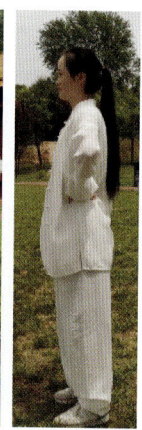

图 9-23 两手攀足固肾腰

伸直,尽量使手掌接近足背。

(3) 双手分开。

(4) 双手从外踝、腿外侧随着起身在腰上行至腰后。

(5) 双手叉腰,停留片刻。

(6) 双手下落回到预备姿势。

(七) 攒拳怒目增气力(图 9-24)

(1) 左脚向左开步,两腿缓慢屈膝下蹲成马步。

(2) 两拳握固,抱于腰侧,拳心向上;目视前方。

(3) 左拳向前缓慢用力击出,左臂内旋,掌眼朝下,与肩同高,再缓慢收回。

(4) 换做右拳向前。

(5) 左拳向左,右拳向右,交替进行。

(6) 瞪目怒视前方。

(八) 背后七颠百病消(图 9-25)

(1) 并步直立,两掌自然垂于体侧或扶于腰部两侧;目视前方。

(2) 两脚跟尽量上提,头用力上顶。

(3) 两脚跟下落,轻震地面。

二、临床应用

本功法适用于各种慢性病患者的治疗及养生保健,凡体质不是很虚弱、活动无明显障碍者,都可采用。对头痛、神经衰弱、冠心病、慢性气管炎、内脏下垂、脾胃虚弱、肩周炎、慢性腰背痛病证尤为适用。

三、注意事项

(1) 动作要舒展大方,用力轻缓,顺其自然,呼吸平稳,采用腹式呼吸,精神放松,意守丹田。

(2) 每式动作的重复次数,应按体质强弱灵活掌握。一般宜渐次增多,不可突然做超负荷锻炼。对于高血压、心脏病、肝硬化等病及重病恢复期患者,尤应注意。

(3) 眩晕症发作期、直立性低血压患者慎用。

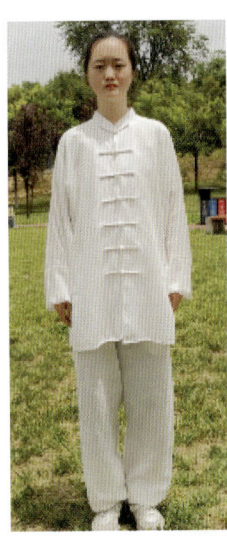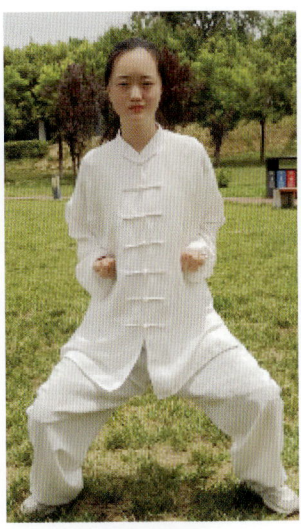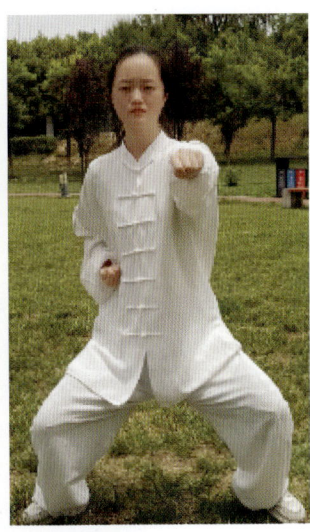
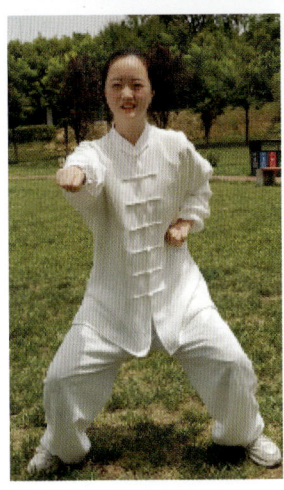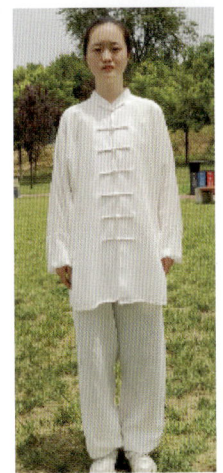

图 9-24 攒拳怒目增气力

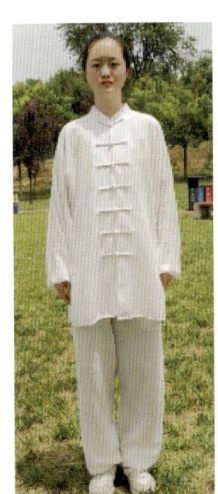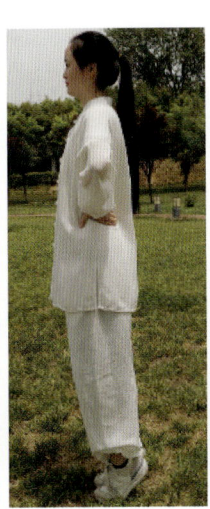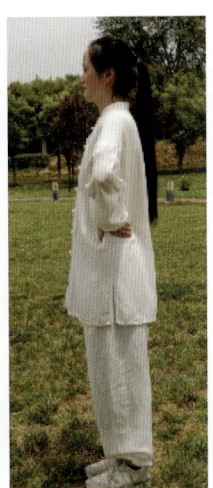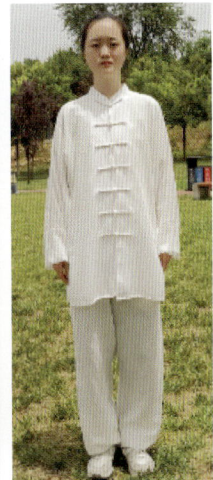

图 9-25 背后七颠百病消

同步测试

1. 八段锦的动作名称有哪些?
2. 练习八段锦时,可根据练习者不同情况,选择其中一段或八段进行练习。请思考:如何给脾胃气虚人群选择八段锦练习方法?

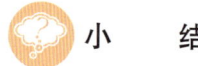

小　　结

　　本章的学习重点和难点是掌握传统养生功法的操作和应用。在练习传统养生功法时练习者应根据自身体质及病情特点,选择相应的养生功法,选取其中对应的段式,安排合理的运动量,并配合呼吸、意念,从而调理内在的脏腑、气血功能,以达到防治疾病、养生保健的目的。"形神合一"是传统养生功法的显著特点,练功时,通过动形体以蓄精,理呼吸以练气,调意识以养神,使人体意气相随、形神兼备。在学习过程中必须坚持长期不懈的练习,不断感悟,才可运用自如。指导者切忌急于求成,一招一式应规范到位,动作由简单到复杂,根据练习者具体情况具体分析。

第十章

其他操作技术

【学习目标】
1. 掌握穴位贴敷、中药熏蒸、中药药浴的概念及操作方法。
2. 熟悉穴位贴敷、中药熏蒸、中药药浴的临床应用。
3. 了解穴位贴敷、中药熏蒸、中药药浴的作用原理。

【情景导入】

据了解,三伏期间,北京市"冬病夏治"三伏贴活动将在社区医院、医院中医科、中医医院开展。目前如北京中医医院、中国中医科学院广安门医院等知名中医医院已发布"三伏贴"的具体通知,可在其医院官网上查询。如北京中医医院明示贴敷时间:头伏为7月13日—22日取药贴敷;中伏为7月23日—8月1日取药贴敷;闰中伏为8月2日—11日取药贴敷;末伏为8月12日—21日取药贴敷。

问题:
1. 三伏贴使用的是什么技术?
2. 哪些疾病可以采用"冬病夏治"?

第一节 穴位贴敷技术

穴位贴敷操作视频

【任务实施】

穴位贴敷是指在一定的穴位上贴敷某种药物,通过药物、腧穴和经络的共同作用以防治疾病的一种外治法。穴位贴敷技术是以中医的经络学为理论依据,把药物研成细末,用水、醋、酒、蛋清、蜂蜜、植物油、清凉油、药液调成糊状,或用呈凝固状的油脂(如凡士林等)、黄醋、米饭、枣泥制成软膏、丸剂或饼剂,或将中药汤剂熬成膏,或将药末散于膏药上,再直接贴敷穴位、患处(阿是穴),用来治疗疾病的一种无创痛穴位疗法。

【知识链接】

穴 位 贴 敷

穴位贴敷疗法,长期在民间广泛流传和应用,是中医学的重要组成部分。贴敷治病,古谓"外敷""外贴",故称"贴敷疗法"。因药贴穴位,故又称"穴位贴敷疗法"。它是利用药物贴敷穴位,刺激穴位,而起到药效、穴效的双重作用,达到治病的目的。

一、作用原理

穴位贴敷,既可刺激穴位,又可使药物有效成分通过皮肤组织吸收,起到穴效、药效的双重作用。具体的作用原理如下。

1. 经络学说 穴位贴敷使外用敷药通过皮毛、经脉、穴位而起作用,腧穴不仅是经气游行出入体表之所在,而且能反映病痛,通过针灸刺激以达到补虚泻实、防病治病的作用。借助穴位本身的治疗作用和经络沟通表里的属性,穴位贴敷疗法不但能治疗局部病变,还可通过经络腧穴与脏腑的联系治疗全身疾病。

2. 药物特性 各种药物除具备寒热温凉、升降浮沉的特性外,还各自具有解表、清热、理气、理血、祛风、安神、调补气血等作用。外敷药物可通过经络系统直达病所发挥作用。

3. 药物经皮肤吸收 不经过消化道,极少通过肝脏,可避免肝脏及各种消化酶、消化液对药物成分的分解破坏,从而使药物保持更多的有效成分,更好地发挥治疗作用。另外,也可避免药物对胃肠的刺激而产生一些不良反应,可以弥补药物内治的不足。

二、操作方法

(一)配方取穴

穴位贴敷疗法以脏腑经络学说为基础,通过辨证选取穴位,穴位力求少而精,并结合以下选穴特点。

1. 局部取穴 选取疾病发生部位局部或临近部位的腧穴进行贴敷治疗。本方法根据每一腧穴都能治疗所在部位局部和邻近部位的病证这一规律取穴,多用于治疗体表部位明显和较局限的症状,如胃痛取中脘、梁门等。

2. 远端取穴 选取距疾病发生部位较远的腧穴进行贴敷治疗。本方法根据每一腧穴都能治疗其所属经络及其相连脏腑病证这一普遍规律取穴,应用时可扩展到其表里经的有关腧穴,如胃痛取足三里。对于脏腑疾病,郄穴往往是远端取穴时较好的选择。

3. 随证取穴 针对某些全身症状或针对病因病机取穴。本方法根据中医理论和腧穴主治功能取穴,如哮喘取肺俞、定喘等。对于脏腑疾病,往往选择脏腑之气输注于背部的腧穴和输注于胸腹部的募穴。

4. 按神经分布取穴 按神经分布取穴是根据人体生理解剖基础,按照脊神经及其所形成的神经丛、神经干的分布而取穴。如内脏发生疾病时可选用相应节段的夹脊穴来治疗。

5. 常用穴 神阙、涌泉、气海、劳宫等。

(二)常用药物

药物的配方应遵循辨证施治的原则,因人因证而异。

1. 多为芳香通络之品 如珍珠粉、冰片、薄荷、麝香、生姜、葱白、大蒜、六神丸等。

2. 多为厚味力猛、有毒之品,且多生用 如巴豆、甘遂、细辛、白芥子、斑蝥、马钱子、生南星、生半夏等。

3. 多为新鲜的植物药 如金银花、菊花、仙人掌、丝瓜、丝瓜叶等。

4. 多用血肉有形之物 如蜈蚣、鳖甲、全虫、白花蛇、动物内脏、鳝鱼血等。

(三)常用剂型与用法

敷药的剂型较多,溶剂有油、醋、酒等,油类的优点是柔软、润滑、保润时间长,易于

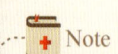

皮肤吸收；醋有解毒、活血化瘀、收敛、缓解烈药药性的作用；酒有明显的理气、活血化瘀、促进吸收的作用。除此之外，水、蜂蜜、蛋清等也常用于调制药膏（图10-1）。贴敷常用剂型与用法见表10-1。

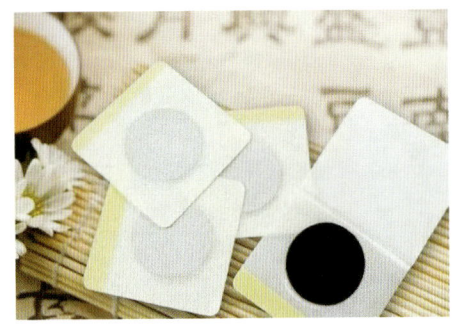 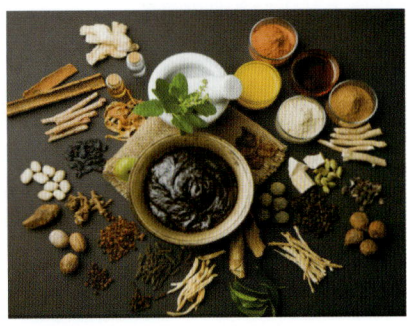

图 10-1　贴敷药膏

表 10-1　贴敷常用剂型与用法

分　类	用　法	备　注
泥剂	将单味鲜药捣成泥糊状，直接贴敷于穴位	将鲜丝瓜捣碎，取汁外涂于面部太阳、四白等处，有增白去皱之功效
散剂	也称粉末剂，是将药物粉碎后混合而制成的剂型。一种是将药粉直接敷于穴位，然后用敷料固定；另一种是将粉末做成药包、药袋，敷于病变部位或穴位	如神阙、涌泉、背俞等穴
糊剂	将药粉与生姜汁、酒、醋、鸡蛋清、水等混合调成糊状贴敷于穴位上	用金黄散、七厘散外敷患处治疗痈疽、跌打损伤等
膏剂	分为软膏和硬膏两种，美容中常用的是软膏。软膏是将药粉与动植物油或凡士林、羊毛脂等调成膏	如斑秃油膏、湿疹油膏等。使用时将其外敷于穴位或患处，外盖纱布、油纸，再以胶布固定
丸剂	用药末加水或面粉、蜂蜜等制成的硬质小药丸。将小药丸贴敷于穴位并压迫起作用，可缓慢发挥药力	贴敷涌泉减肥，耳穴压豆治疗近视，贴敷牵正治疗面瘫等
膏药	将药粉与香油、蜂蜡等基质混合炼制后涂布于一定规格的布、皮、桑皮纸上而制成的硬膏制剂。使用时将膏药烤软，揉搓使药物厚薄均匀后贴于患处或相应穴位上	本剂型应用方便且便于收藏、携带，适用范围较广

（四）穴位贴敷操作流程及操作要领

穴位贴敷操作流程及操作要领如表10-2所示。

表 10-2　穴位贴敷操作流程及操作要领

操作流程	操作要领	备　注
选穴	根据需要选择穴位	每次贴敷2～4穴
摆体位	依据穴位，选择适当体位	选择合适的体位使药物贴敷稳妥

续表

操作流程	操作要领	备注
消毒	用75%酒精棉签在穴位皮肤上从内向外打圈消毒	
贴敷	将调制好的药膏贴敷在穴位上,并用胶布固定好	(1)先涂抹助渗剂; (2)目前有专供穴位贴敷的特殊辅料固定药膏; (3)可使用红外线灯照射,促进吸收
换药	(1)用消毒干棉球蘸取温水或植物油,揩去粘在皮肤上的药物; (2)擦干后,敷药	
整理	贴敷结束,去除药膏,用消毒干棉球擦拭	如有水疱,见下文"常见异常情况的处理"

（五）疗程

用药量不宜过大,贴敷面积不宜过大,时间不宜过久,一般以24～48小时为宜,夏季成人贴敷6～8小时,儿童贴敷2～4小时即可,以免引起其他不良反应。每日换药1次,若药性温和、无刺激性,天气寒冷或为补益药,可以2～3天换药1次,7～10天为1个疗程,疗程之间休息3～5天,并且交替选用穴位,每次贴敷2～4穴。如药物刺激性大或引起过敏,应马上停止贴敷。

【知识链接】

冬病夏治三伏贴

中医学认为"天人合一,天人相应",三伏天是一年中最为炎热的时期,亦是人体阳气最为旺盛的时候,此时气血趋于体表,皮肤松弛,毛孔开张,有利于药物的渗透,有助于邪气的外驱,因此在三伏天里运用特配的中药贴敷于特定的穴位,刺激经络,通过经络的循行和气血的输送可使药物直达病所,达到治病的目的。另外,本疗法在治病的同时可调动人体阳气,鼓舞正气,从而大大提高人体免疫力,具有治病、强身双重功效。

三、临床应用

穴位贴敷疗法临床适应范围相当广泛,不但可以治疗体表病证,而且可以治疗内脏的病证;既可以治疗某些慢性疾病,又可以治疗一些急性病证,所以是一种不可缺少的常用中医疗法。

（一）适应证

穴位贴敷疗法的适应证比较广泛,可以用于养生保健、增强体质,也可以用来治疗失眠、便秘、月经不调、带下等,以及肥胖、皮肤过敏、黄褐斑、痤疮等常见损美性疾病等。穴位贴敷疗法既可以单独使用,又可以与内服法或其他疗法结合使用,临床以提高疗效为宗旨,使用时在方法上不必拘泥。本法简便、安全,一般无危险性和毒副作用(除极少有毒药物外)。对于年老体弱者、药入即吐者尤宜。

（二）穴位贴敷临床应用举例

穴位贴敷临床应用举例如表10-3所示。

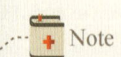

表 10-3　穴位贴敷临床应用举例

常见病证	主要药物	贴敷部位
流行性感冒	紫苏叶、贯众、薄荷、葱白	肚脐
过敏性哮喘、鼻炎	白芥子、延胡索、细辛、甘遂	百劳、肺俞、膏肓
胃脘痛	炒栀子、附片、生姜	中脘
三叉神经痛	厚朴、白芍、乳香、没药	翳风、面部局部
面瘫	制草乌、生芥子、制马钱子、细辛	患侧颊车、下关、太阳等
高血压	吴茱萸、槐花、珍珠母	涌泉或肚脐
头痛	吴茱萸、川芎、白芷	肚脐

(三) 注意事项

(1) 所贴部位要严格消毒,皮肤破溃或红肿处贴敷应慎重。
(2) 注意药膏的软硬度,防止膏药干燥而造成皮肤裂伤。
(3) 注意贴敷物的温度,避免因膏药过凉而粘贴不牢或过热而烫伤皮肤。
(4) 贴敷过程中未加覆盖物时要保持适当的体位,不要轻易移位。若在头面部贴敷,需加绷带固定,防止药物掉入眼内,发生意外。
(5) 头面、关节、神经血管表浅处等部位不宜使用刺激性太强的药物,以免发疱而遗留瘢痕,影响容貌或功能活动。
(6) 孕妇、幼儿避免贴敷刺激性强、毒性大的药物。
(7) 注意患者是否对贴敷药物有过敏反应,如发现用药过敏,应立即停止贴敷。

(四) 常见异常情况的处理

1. 防止中毒　某些外敷药物含有有毒成分,不宜内服。配制好的此类药物须妥善保管。对于剧毒药物如斑蝥、砒石等,外用不宜过量或持续使用。

2. 水疱　在贴敷药物处出现水疱十分常见,主要因药物刺激或者胶布过敏所致。水疱的大小与性别、年龄有一定关系。儿童及青壮年女性水疱常较大,青壮年男性及老年人水疱常较小。若皮肤发疱,可将贴敷药物取下,在小水疱表面涂上紫药水,让其自行吸收。水疱较大者可以用消毒过的三棱针从水疱下端挑破,排出液体,或用一次性注射器抽出疱液,然后涂以紫药水,外用消毒敷料覆盖,操作过程中尽量保持水疱处皮肤完好。

3. 疼痛　穴位贴敷后有人会感觉疼痛或出现痒、麻等自觉症状。疼痛的程度与患者的年龄、性别及皮肤的个体差异有一定关系。一般而言,敷药处出现热、凉、麻、痒或轻中度疼痛属于正常现象,无须处理,待达到所要求的贴敷时间后除去药物即可。如贴敷处有烧灼或针刺样剧痛,患者无法忍受,可提前揭去药物。

4. 过敏　轻者表现为局部皮肤瘙痒、发红、出现丘疹或水疱,重者可出现局部溃烂。主要是因为药物或者胶布刺激皮肤所致。轻度过敏者,可适当缩短每次贴敷治疗时间,并延长两次治疗的间歇时间。对胶布过敏者,可改用纱布、绷带固定。严重过敏者较少见,这种情况一般与患者的过敏体质有关。因此,对初次贴敷患者,应仔细询问是否有过敏史。

5. 感染　感染的概率较低,这可能与贴敷药物本身具有显著抗感染作用有关。为防止感染发生,所选用的贴敷药物须除去杂质,穴位要严格消毒。夏季贴敷时间应相对缩短。贴敷后局部如出现丘疹、水疱，须保护好贴敷面，防止继发感染。一旦有感染发生，须对症处理。

 同步测试

1. 穴位贴敷的常用剂型与用法是什么？
2. 穴位贴敷中出现水疱、过敏怎么处理？

第二节　中药熏蒸技术

【案例导入】

观察中药熏蒸结合 Bobath 疗法对脑卒中患者偏瘫后肩痛的疗效。方法是将 145 例偏瘫后肩痛患者随机分为 A、B、C 三组。在常规药物治疗的基础上，A 组采用中药熏蒸治疗，B 组采用 Bobath 疗法康复治疗，C 组采用中药熏蒸结合 Bobath 疗法治疗。分别在治疗前及治疗 2 个月后以 VAS 评分及 Fugl-Meyer 评分对疼痛及上肢运动功能进行评定。

结果：三组治疗后 VAS 评分及 Fugl-Meyer 评分均较治疗前明显改善，C 组疗效优于 A、B 组。

结论：中药熏蒸与现代康复技术结合能减轻脑卒中患者偏瘫后肩痛，增加患侧上肢运动能力。

【任务实施】

中药熏蒸技术是中药外治方法之一，是一种将中草药煎煮之后，通过对全身或者局部进行熏蒸，达到治病、保健和美容目的的一种治疗方法。

自人类学会用火之后，就产生了简单的热熨疗法。早在原始社会，就有用火烧石块熨治关节和肌肉疼痛的方法。随着历史的变迁、社会的进步、医学的不断发展，中药熏蒸技术也得到了进一步的提高。《黄帝内经》中有用椒、姜、桂和酒煮沸熏蒸治疗关节肿胀、疼痛、屈伸不利等痹证的记载。随着科学技术的日新月异，中药熏蒸疗法无论是理论还是实践均有长足发展，其治疗范围已涉及内、外、妇、儿、五官、皮肤等各科疾病，还广泛应用于康复疗养、休闲保健。

一、作用原理

《黄帝内经》中提出"善治者治皮毛，其次治肌肤"，认为可以通过熏蒸发汗使邪外出，邪出则疾病不生；通过熏蒸疗法可解腠理，改善气血运行；中药熏蒸疗法通过熏洗，使局部皮肤温度增高、腠理疏通、气血畅流，促使药力快速通过皮肤到达患处，快速吸收，发挥治疗作用，达到化瘀消肿、散寒止痛、祛风除湿等目的。

中药熏蒸疗法的主要作用原理如下。

1. 局部作用　中药熏蒸疗法是利用温度和药物共同作用在患部，药蒸汽经皮肤渗透、转运、吸收而使药效高度聚集，药物直达病灶，化瘀消肿、散寒止痛、祛风除湿。中药熏蒸药物不需要经过消化、吸收、输布等漫长过程作用到疾病部位，较为安全、有效，尤其适用于老幼虚弱之体、攻补难施之时、不肯服药之患者、不能服药之病证。

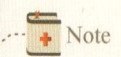

2. 全身作用　药方中多芳香类药物,其中挥发性成分对人体体表的汗孔、毛囊、皮脂腺等组织有很好的亲和性,药物经皮肤吸收,分布全身,加速全身血液及淋巴的循环,加强代谢产物的排泄,促进炎性因子的吸收与排泄,较快缓解肌肉及周围软组织紧张,缓解痉挛,使局部致痛物质迅速消失,从而缓解疼痛。

二、操作方法

(一) 设备

需设立单独的蒸疗室,室内设备包括全身熏蒸仪、熏蒸床、盆、小木凳、浴桶、毛巾、浴罩、床单等,并配有洗浴室及休息室。

【知识链接】

智能中药熏蒸仪

本发明属于医疗器械技术领域,为一种智能中药熏蒸仪(图10-2),包括罩壳、熏蒸汽发生装置、蒸汽舱体。熏蒸汽发生装置具有加热器、熏蒸汽罐和密封盖,熏蒸汽罐内安装有蒸汽出口、出水管和水位传感器,蒸汽出口和出水管上安装有控水电磁阀。熏蒸床具有蒸汽区,每个蒸汽区包括蒸汽室、隔热材料以及温度传感器,在每个蒸汽区底部均连通有蒸汽管,蒸汽管上装有24V或12V的蒸汽电磁阀。罩壳上部装有控制屏,罩壳内部设有控制器,温度传感器、蒸汽电磁阀和控制屏与控制器构成电连接。本发明是一种可以同时实施局部和全身熏蒸治疗的智能复合型中药熏蒸仪,可对治疗部位皮肤表面温度精准测量,可对蒸汽舱温度实时监控,具有良好的应用前景。

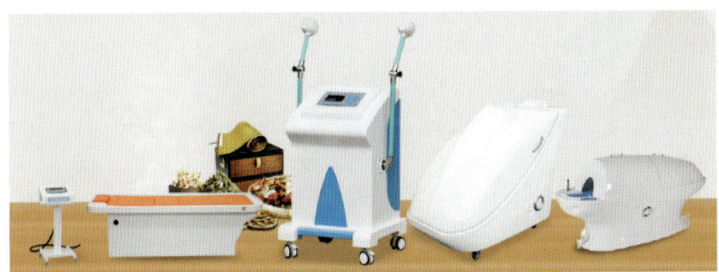

图 10-2　中药熏蒸仪

(二) 治疗方法

根据病情选用全身熏、支凳熏、坐熏、碗口熏等熏蒸方法。

1. 全身熏蒸法　传统的熏蒸技术是将药物煎煮成药液,趁热倒入器具里(不锈钢的、瓷的、瓷砂的),外罩浴罩,其间可对药液不断加热,使蒸汽不断产生,患者坐入其中,进行全身熏蒸。现代可采用中药熏蒸机(药浴机),把中药包放在中药煮蒸器中煎煮,患者坐在机器里面进行蒸汽浴。每次熏蒸时间为20~30分钟,每日1~2次。

2. 局部熏蒸法　分类及操作见表10-4。

表 10-4　局部熏蒸法分类及操作

分　类	操作流程	备　注
上、下肢	支凳熏:(1)药物煎煮成药液,趁热倒入盆里;(2)盆中放一木凳,将上肢或腿搭放于木凳上;(3)外罩布单,进行熏蒸,边加热、边熏蒸	

续表

分　类	操 作 流 程	备　注
颈、肩、腰、背	治疗床熏：(1) 煎煮好的药液放在治疗床孔下；(2) 患者采用卧位，将患处对准蒸汽进行治疗；(3) 外罩布单，进行熏蒸，边加热边熏蒸	
口、鼻、眼、面部	(1) 将煎煮好的药液，趁热倒入碗内、保温瓶或其他器皿里；(2) 两手捂住碗口或瓶口，留出适宜缝隙，口、鼻、眼或面部对着缝隙进行熏蒸	可选择面部熏蒸器
前后二阴	(1) 将煎煮好的药液趁热倒入盆内；(2) 盆上倒扣熏笼，坐在熏笼上，外罩布单，边加热边熏蒸	

现代可采用熏蒸床、熏蒸治疗仪等，有自动控温和计时功能，治疗时将病变局部置于蒸汽孔上，或将四肢伸入治疗仪内。每次熏蒸时间为20～30分钟，每日1～2次。

【知识链接】

中药雾化疗法

中药雾化早在《太平圣惠方》中就有记载(胡荽酒煮沸)，取其雾气喷项背胸腹以治疗小儿痘疹。现代中药雾化多应用在呼吸道，操作方便、安全、用药剂量小、见效快、不良作用少，患者接受度高，易在临床推广。

中药雾化疗法又称为中药汽浴疗、中药熏蒸等，是以中药汽为治疗因子的化学、物理综合疗法，它是目前治疗呼吸系统疾病常用的方法之一。原理是使用专门的雾化装置将中药溶液雾化成微小的颗粒，治疗一般需要15～20分钟，根据病情，每天1～2次。雾化结束后只需要帮孩子洗脸漱口，以免残留的药物继续刺激皮肤和口腔。雾化气体吸入呼吸道，然后通过呼吸道黏膜吸收，从而达到止咳、消炎、祛痰、解除支气管痉挛、改变通气功能等目的。

三、临床应用

(一) 适应证

中药熏蒸疗法在临床上应用广泛，可应用于内、外、妇、儿、骨伤、皮肤、五官等临床各科疾病的治疗，还可用于保健美容。

(1) 内科疾病：如感冒、不寐、水肿等。

(2) 皮肤科疾病：如银屑病、湿疹、神经性皮炎、带状疱疹等。

(3) 骨科疾病：如颈椎病、腰痛、风湿性关节炎、软组织损伤、骨折、增生性骨关节炎等。

(4) 儿科疾病：如伤风感冒、咳嗽(支气管炎)、小儿麻疹、痘疹透发不畅。

(5) 妇科疾病。

(6) 其他：现代广泛用于保健、美容等。

(二) 禁忌证

(1) 各种急性热病初起、痈疡成脓期禁用。

(2) 急性传染病、严重心脏病、肾病、中高度高血压、有出血倾向者禁用。

(3) 主动脉瘤、恶性肿瘤患者禁用熏蒸疗法。

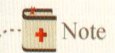

(4) 有严重哮喘病患者应避免使用。
(5) 皮肤敏感性降低或温度觉缺失者禁用。

(三) 注意事项

(1) 饭前、饭后 30 分钟内,空腹,大汗以及过度疲劳时,不宜立即进行中药熏蒸疗法。

(2) 老年人、儿童熏蒸时要有专人陪护,避免烫伤、着凉或发生意外。

(3) 严格掌握熏蒸药物温度,若温度过高,易发生烫伤;若温度过低,则不能正常发挥药效。

(4) 煎药所用清水适量。水过多,则药物浓度低而疗效差;水过少,虽然药物浓度高,但热力不够,不能达到"熏"的目的。

(5) 对皮肤有刺激性和腐蚀性的药物禁用。

(6) 孕妇及月经期妇女不宜进行熏蒸疗法。

(7) 熏蒸前要饮淡盐水或温水 200 mL,避免出汗过多引起脱水。

(四) 临床应用举例

中药熏蒸疗法一般以活血化瘀药、祛风除湿药、发汗解表药、杀虫止痒药为主。用于治疗风寒湿痹证、脑卒中偏瘫、风寒感冒、皮肤病等病证。通常选用当归、五加皮、丹参、防风、艾叶、川牛膝、桑枝、伸筋草、红花、肉桂、羌活、独活等药物。中药熏蒸疗法中使用的药物很多,以下是可供临床熏蒸选用的几组药物。

(1) 头痛:当归 60 g、川芎 30 g、荆芥穗 120 g。煎汤熏头面。

(2) 风湿性关节炎:海风藤、豨莶草、防风、秦艽、桑枝、松节、木瓜、白芷、川芎、当归、羌活、续断各 30~50 g,细辛 10 g。上药同煎,熏蒸患处。

(3) 阴痒:苦参 60 g、蛇床子 30 g、白芷 15 g、银花 30 g、菊花 60 g、黄柏 15 g、地肤子 15 g、大菖蒲 9 g。煎汤熏洗。

(4) 痔疮:五倍子、朴硝、桑寄生、莲房、荆芥各 30 g。上方共煎取液,先熏,待药液温度适宜后沐洗患处。

(5) 骨折:海桐皮 6 g、透骨草 6 g、乳香 6 g、没药 6 g、当归 5 g、川椒 10 g、川芎 3g、红花 3g、威灵仙 3g、甘草 3g、防风 3g、白芷 2 g。上药同煎,熏蒸患处,待药液降温后沐洗患处。

(6) 脑卒中:伸筋草、透骨草、姜黄、老桑枝、红花各 30 g。以上药物加水煮沸 10 分钟,熏蒸患侧肢体。

(7) 小儿脑性瘫痪:红花 10 g、钻地风 10 g、香樟木 50 g、苏木 50 g、老紫草 15 g、伸筋草 15 g、千年健 15 g、桂枝 15 g、路路通 15 g、乳香 10 g、没药 10 g、宣木瓜 10 g。加入清水煮沸进行患部熏蒸。

(8) 腰腿痛:红花 20 g、威灵仙 30 g、川芎 20 g、艾叶 20 g、制川乌 15 g、制草乌 15 g、桂枝 15 g、鸡血藤 30 g、独活 15 g、木瓜 15 g、伸筋草 30 g、透骨草 30 g、杜仲 30 g、白花蛇 1 条。浸泡 30 分钟后,煮沸,暴露腰部,进行熏蒸。

 同步测试

1. 简述中药熏蒸疗法的主要作用原理。
2. 中药熏蒸疗法的适应证是什么?

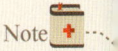

第三节 中药药浴技术

【案例导入】

选择神经性失眠患者62例为研究对象,其中男性30例,女性32例,年龄36～80岁,病程为1～6个月。根据患者的意愿,随机分为A组(33例)、B组(29例),两组患者年龄、性别、病程差异无统计学意义,具有可比性。病例选择:①入睡困难或睡而易醒或醒后失眠,严重者彻夜难眠,病程在1个月以上,严重者达6个月。②常伴头痛、头晕、心悸、健忘、多梦等症。③各系统和实验室检查结果未见异常。

治疗方法:A组:采用药浴疗法。中药液处方:党参20 g,白术15 g,当归9 g,山药15 g,炒枣仁15 g,远志15 g,砂仁15 g,丹参20 g,合欢皮20 g,夜交藤20 g,久煎取汁700 mL。每天取100 mL,兑水至1000 mL。睡前药浴双侧膝关节以下肢体,水温控制在40～43 ℃,以舒适为宜,每次40分钟。B组:艾司唑仑1～2 mg,睡前口服。

结果:两组临床疗效比较。由表可见,两组总有效率比较差异有统计学意义($P<0.05$),A组疗效优于B组。

讨论:神经性失眠常由情志所伤,肝气郁结,日久致心虚,劳心伤脾,气血亏耗所致。中药药浴,不仅避免了患者长期口服汤药的弊端,而且辨证施治,标本兼顾。药浴疗法药物直接经皮吸收,刺激膝以下各穴,从踝至膝分布有六经的部分经穴、合穴、络穴等气血深聚之穴,可以开通经脉,疏通气血,调整脏腑功能,疗效显著。又因其操作简单,方便舒适,易于被患者接受,宜在临床推广。

【任务实施】

中药药浴技术是常用的中医外治方法之一,是在中医理论的指导下,选配适当的中药,将药物煎汤取液进行全身或局部洗浴(如坐浴、足浴、手臂浴、面浴、目浴等),以达到防治疾病、康复目的的一种外治技术。

《黄帝内经》中有"有邪者,渍形以为汗"的记载,《礼记》中有"头疮则沐,身有病则浴"的记载。随着中医药学的发展,中药药浴疗法的种类不断增加,至清代其治疗已涉及内、外、妇、儿、五官、皮肤等各科疾病,药浴种类有洗、沐、浴、浸、渍、浇等法。

一、作用原理

中药药浴用药与内服药一样,亦需遵循处方原则,辨病辨证,谨慎选药,同时根据各自的体质、病情等因素,选用不同的方药,使其各司其属,组成药浴方剂,制备成药浴液进行药浴。

进行中药药浴时,药物作用于全身肌表、局部、患处,经吸收后循行经络血脉,由表及里,内达脏腑,产生热力和药物的双重作用。中药药浴可起到疏通经络、通行气血、活血化瘀、祛风散寒、清热解毒、消肿止痛、调整阴阳、协调脏腑、濡养全身等作用。药物通过皮肤吸收后,一部分进入毛细血管,通过血液循环扩散至全身,调节全身状况。

二、操作方法

(一)设备

中药药浴疗法具有操作简单的特点。一些简单的药浴疗法,患者可以在家中进行。

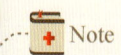

而一些较复杂的药浴疗法，则需要专门的设备和专业人员进行。设备较完善的药浴室由下列各室组成：更衣室、沐浴室、盆浴室及治疗后休息室等。

（二）治疗方法

常用药浴液的制备方法有如下四种：①加水适量，将药物煎煮为液；②将药物放入溶液（水、酒等）中浸泡数日制成浴液；③将药物研细过筛，制成散剂或丸剂保存，用时加热水溶解而成浴液；④提取药液的有效成分，加入皮肤吸收促进剂，调成药浴液。

中药药浴疗法可分为全身洗浴和局部洗浴两大类。根据病情，可选用全身洗浴或局部浸洗、擦洗、冲洗、坐洗等方法（表10-5）。

1. 全身洗浴 全身洗浴时，将药物煎煮取汁，倒入浴盆内，调至水温适宜后，仰卧于药液中进行洗浴，为保持药液温度，可不断地添加少量热水。每次洗10~30分钟，每日1次。

2. 局部洗浴 本法是借助热力和药物的综合作用，直透局部皮肤腠理，而发挥清热解毒、消肿除湿、祛风杀虫、止痒、活血行气、软化角质、祛腐生肌等功效，从而达到治疗目的。

表10-5 药浴方法

分类	操作	作用	注意事项
坐浴	将药液煎煮取汁，倒入盆中，待水温适宜，坐于药液中洗涤。每次20~30分钟，每日1~2次	清热除湿、杀虫止痒、活血化瘀、收涩固脱	药液温度要适宜，坐浴时不可太热或太冷，以免烫伤皮肤、黏膜或产生不良刺激，一般以40~50℃为宜
头面浴	中药浴液倒入清洁消毒的脸盆中，待浴液温度适宜，进行沐发、洗头、洗面。每次洗10~30分钟，每日1次	面部皮肤美容、护发美发、治疗头面部疾病	操作的时候注意避风受寒，防止浴后受风，面部急性炎症性渗出明显的皮肤病患者应慎用
目浴	将煎剂滤清后淋洗眼部。每次洗10~30分钟，每日1次	疏通经络，退红消肿，收泪止痒；利用药液的温热作用，使眼部气血流畅	注意消毒，尤其是黑暗有陷翳者，目浴时更须慎重；眼部有出血或患恶疮者，忌用本法
四肢浴	将药液煎煮取汁，倒入盆中，待水温适宜，将患肢放入药液中浸泡洗涤。每次20~30分钟，每日1~2次	清洁皮肤，防止皮肤老化	洗浴足部要用温水，而不能使用冷水，洗完或泡好后要擦干，不要受凉
熏洗	先熏后洗，可任意结合，如：全身熏—洗浴；全身熏—擦洗；支凳熏—浸洗；支凳熏—擦洗；坐熏—坐洗。	加强局部血管的扩张，利于药物的吸收	不适宜用于热证及皮肤敏感者

【知识链接】

（1）浸浴：先用纱布将药物包好，加清水浸泡半小时左右，煮沸后再煮约20分钟，滤出药液，倒入洗澡水中。先熏蒸患部，待水温不致烫伤皮肤时，再浸泡或用毛巾蘸药液洗浴全身或局部，每次浸浴15~20分钟，每日1~2次，或视病情而定。一般每剂药物可煎煮2~3次。药浴以午后或晚间进行为宜，浴后用干毛巾拭干，盖被静卧片刻。

（2）熏蒸：将药物置纱布袋中，加清水浸泡半小时左右后，放入较大容器中煎煮，用煎煮时产生的热气熏蒸局部，或在蒸气室做全身浴疗。一般来说，药液温度高、多蒸气时，先熏蒸后淋洗，当温度降至40~50 ℃时，再浸浴。

（3）烫敷：将药物分别放入两个纱布袋中上笼屉或蒸锅内蒸透，趁热交替放在局部烫敷，可加上按摩，效果更好。每次20~30分钟，每日1~2次，2~3周为1个疗程。

三、临床应用

（一）适应证

用于缓解疲劳、防病保健、护肤养肤、护发养发、伤风感冒、咳嗽、痹证、扭伤、脑卒中偏瘫，以及缓解各种皮肤问题而致的皮肤瘙痒等。

（二）禁忌证

（1）高热、大汗、有出血倾向等。

（2）高血压病、主动脉瘤、冠心病、心力衰竭、呼吸衰竭、肾衰竭等。

（3）经期妇女不宜进行坐浴疗法。

（4）眼部有出血或患有恶疮者，忌用本法。

（三）注意事项

（1）浴液加水后，温度要适中，不能过热，以免烫伤。

（2）沐浴时要注意保暖，避免受寒、吹风，洗浴完毕后马上拭干皮肤，尤其是在秋冬之季，更应注意浴处宜暖而避风。

（3）饭前、饭后30分钟内不宜沐浴。空腹洗浴容易发生低血糖而虚脱昏倒；饭后饱腹沐浴，全身体表血管被热水刺激而扩张，导致胃肠等内脏血液都被动员而分散到身体表层，胃肠道的血量供应减少，同时会使胃酸分泌量降低，并使消化器官功能减退而影响食物的消化吸收。

（4）药浴时间以20~30分钟为宜。

（5）沐浴时，急性炎症性渗出明显的皮肤病患者慎用。

（6）对皮肤有刺激性或腐蚀性的药物不宜使用。

（7）在沐浴过程中如发现有药物过敏，应立即停止沐浴。

（8）年老和心、肺、脑病等患者，不宜单独洗浴，应有家属助浴，洗浴的时间不宜过长。

（9）沐浴时洗剂必须过滤，以免药渣进入眼内；除了说明是内服药、洗眼药外，所有洗浴药液应防止溅入口、眼、鼻内；同时，一切器皿、纱布、棉球及手指必须消毒。

（四）临床应用举例

中药药浴疗法常用药物有黄芪、羌活、当归、独活、鸡血藤、桃仁、红花、伸筋草、杜仲、续断、麻黄、细辛、藿香、蝉衣、佩兰、海桐皮、透骨草、刘寄奴、钩藤、防风等；不仅可用于偏瘫、截瘫、骨关节病及全身性皮肤病等病证的康复治疗，还可用于美容、保健等诸多方面。

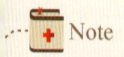

(1) 头风久痛方药与用法：莽草，煎汤沐浴，勿令入目。

(2) 疥疮方药与用法：苦参 250 g，猪胆 4~5 枚，上方共煎取液，以药液淋洗患处。3 天 1 次，可洗 3~5 次。

(3) 眩晕（高血压）方药与用法：桑叶、桑枝各 30 g、茺蔚子 15 g。上药加水煎成 15000 mL，每日浸足 2~3 次，10 天为 1 个疗程。

(4) 阴痒方药与用法：苦参 60 g，蛇床子 30 g，白芷 15 g，银花 30 g，菊花 60 g，黄柏 15 g，地肤子 15 g，大菖蒲 9 g。水煎去渣，临用亦可加猪胆汁 4~5 滴，一般洗 2~3 次即可。

(5) 骨科外洗一方方药与用法：宽筋藤 30 g、钩藤 30 g、金银花藤 30 g、王不留行 30 g、刘寄奴 15 g、防风 15 g、大黄 15 g、荆芥 10 g。煎水熏洗患处。适用于骨折及软组织损伤中后期。

(6) 骨科外洗二方方药与用法：桂枝 15 g、威灵仙 15 g、防风 15 g、五加皮 15 g、细辛 10 g、荆芥 10 g、没药 10 g。煎水熏洗患处。适用于骨折及软组织损伤中后期，肢体冷痛、关节不利及风寒湿邪浸注，局部遇冷则痛增、得温稍适的痹证。

(7) 外痔方药与用法：黄连、黄柏、黄芩、大黄、荆芥、防风、栀子、槐角、苦参、甘草各 30 g，朴硝 15 g。上药加水适量，煎 3 次，合并煎汁，坐浴。

(8) 小儿麻疹（疹出不畅）方药与用法：熟石膏 60 g，干葛根 30 g，当归 30 g，桑白皮 30 g、地骨皮 25 g，荆芥 25 g，炒枳壳 20 g，牵牛子 5 g，陈皮 5 g，川贝母 5 g，赤芍 5 g，薄荷 5 g，生甘草 15 g，红花 11 g，桔梗 4 g。煎水 3 沸，待温浴儿，每日 1~2 次。

(9) 发鬓枯黄方药与用法：桑皮、柏叶汤沐头，能润泽头发，增添光泽。

 同步测试

1. 简述常用药浴液的制备方法。
2. 中药药浴注意事项是什么？

 小　　结

本章节主要学习了穴位贴敷、中药熏蒸和中药药浴三项技术。穴位贴敷是指在一定的穴位上贴敷某种药物，通过药物、腧穴和经络的共同作用以防治疾病的一种外治法。中药熏蒸技术是中药外治方法之一，是一种将中草药煎煮之后，对全身或者局部进行熏蒸，达到治病、保健和美容目的的一种治疗方法。中药药浴技术是常用的中医外治方法之一，是在中医理论的指导下，选配适当的中药，将药物煎汤取液进行全身或局部洗浴，以达到防治疾病、康复目的的一种外治技术。要求掌握穴位贴敷、中药熏蒸、中药药浴的概念及操作方法；熟悉穴位贴敷、中药熏蒸、中药药浴的临床应用；了解穴位贴敷、中药熏蒸、中药药浴的作用原理。

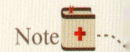

下篇

实训篇

项目一

针刺技术

实训一 毫针刺法操作

实训目标：

1. 掌握单手进针法、夹持进针法、提捏进针法、舒张进针法、提插法和捻转法。
2. 具备熟练操作的技能。
3. 培养严谨认真、精益求精的服务意识。

一、实训用品准备

0.30 mm×1 寸、0.30 mm×1.5 寸针灸针,酒精缸,75%酒精棉球,干棉球,镊子,弯盘等。

二、实训方法及步骤

(一) 体位

根据穴位及操作要求选择合适的体位。

(二) 定穴及禁忌证

(1) 叙述并指出腧穴定位。

(2) 检查皮肤是否完好无损。

(3) 女性经期禁针。

(三) 消毒

(1) 穴位消毒:一穴一棉球。

(2) 操作者:双手消毒。

(3) 针具:按无菌原则操作。

(四) 进针

1. 单手进针法 用刺手拇、食指持针,中指端紧靠穴位,指腹抵住针体中部,当拇、食指向下用力时,中指也随之屈曲,将针刺入,直至所需要的深度。

2. 夹持进针法 左手拇、食二指持消毒干棉球夹住针身下端,针尖露出 2~3 分,并固定在穴位皮肤表面,右手持针柄,双手配合,左手下压,右手捻转,将针刺入穴位。

3. 提捏进针法 左手拇、食二指将针刺部位的皮肤捏起,右手持针,从捏起部位的上端刺入,适用于皮肉浅薄部位腧穴的进针。

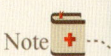

4. 舒张进针法 左手拇、食二指将穴位皮肤向两侧撑开,使之绷紧,右手持针,使针从左手拇、食指中间刺入,适用于皮肤松弛部位腧穴的进针。

（五）行针

1. 提插法 将针刺入腧穴一定深度后,使针在穴内上提下插的操作方法。针由深层向上退到浅层为提,由浅层向下刺入深层为插。

2. 捻转法 将针刺入腧穴一定深度后,以刺手拇、食、中三指持住针柄做一前一后、左右交替旋转捻动的动作。

（六）出针

（1）用棉球按压穴旁皮肤,刺手捏持针柄,将针缓慢退至皮下,快速出皮肤。

（2）按压针孔,处理医用垃圾。

（七）整理

整理患者衣物;嘱患者注意保暖;整理操作台。

技能实训效果评价

实训项目名称		毫针刺法操作			
班级		姓名		学号	

序号	评分标准		评分权重	得分
1	准备工作	实训用品准备	10分	
2	体位	体位选择合适	10分	
3	定穴及禁忌证	叙述腧穴定位准确,询问患者有无禁忌证	10分	
4	消毒	穴位消毒(一穴一棉球)	5分	
		操作者双手消毒	10分	
		按无菌原则操作针具	5分	
5	进针	动作灵活、协调,衔接动作连贯	20分	
6	行针	手法熟练,操作准确	10分	
7	出针	根据需要选择补法或泻法出针	10分	
8	整理	整理患者衣物及操作台	10分	
	总分		100分	

教师评语	
改进意见	

实训二　针刺补泻操作

实训目标：
1. 掌握捻转补泻、提插补泻、徐疾补泻、迎随补泻、呼吸补泻、开阖补泻和平补平泻。
2. 具备熟练操作的技能。
3. 培养严谨认真、精益求精的服务意识。

一、实训用品准备

0.30 mm×1寸、0.30 mm×1.5寸针灸针，酒精缸，75％酒精棉球，干棉球，镊子，弯盘等。

二、实训方法及步骤

（一）体位

根据穴位及操作要求选择合适的体位。

（二）定穴及禁忌证

（1）叙述并指出腧穴定位。
（2）检查皮肤是否完好无损。
（3）女性经期禁针。

（三）消毒

（1）穴位消毒：一穴一棉球。
（2）操作者：双手消毒。
（3）针具：按无菌原则操作。

（四）进针

动作灵活、协调，衔接动作连贯。

（五）针刺补泻

1. 捻转补泻　针下得气后，捻转角度小、用力轻、频率慢、操作时间短，结合拇指向前、食指向后（左转用力为主）者为补法；捻转角度大、用力重、频率快、操作时间长，结合拇指向后、食指向前（右转用力为主）者为泻法。

2. 提插补泻　针下得气后，先浅后深，重插轻提，提插幅度小，频率慢，操作时间短，以下插用力为主者为补法；先深后浅，轻插重提，提插幅度大，频率快，操作时间长，以上提用力为主者为泻法。

3. 徐疾补泻　进针时徐徐刺入，少捻转，疾速出针者为补法；进针时疾速刺入，多转，徐徐出针者为泻法。

4. 迎随补泻　进针时，针尖顺着经脉循行的方向刺入为补法；针尖逆着经脉循行的方向刺入为泻法。

5. 呼吸补泻　患者呼气时进针，吸气时出针为补法；吸气时进针，呼气时出针为泻法。

6. 开阖补泻　出针后迅速按压针孔为补法；出针时摇大针孔而不按压为泻法。

7. 平补平泻　进针得气后，均匀地捻转、提插后即可出针。

（六）整理

整理患者衣物；嘱患者注意保暖；整理操作台。

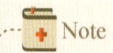

技能实训效果评价

实训项目名称		针刺补泻操作		
班级		姓名		学号
序号		评分标准	评分权重	得分
1	准备工作	实训用品准备	5 分	
2	体位	体位选择合适	10 分	
3	定穴及禁忌证	叙述腧穴定位准确，询问患者有无禁忌证	10 分	
4	消毒	穴位消毒（一穴一棉球）	5 分	
		操作者双手消毒	10 分	
		按无菌原则操作	5 分	
5	进针	动作灵活、协调，衔接动作连贯	10 分	
6	针刺补泻	捻转补泻 手法熟练，操作准确	5 分	
		提插补泻 手法熟练，操作准确	5 分	
		徐疾补泻 手法熟练，操作准确	5 分	
		迎随补泻 手法熟练，操作准确	5 分	
		呼吸补泻 手法熟练，操作准确	5 分	
		开阖补泻 手法熟练，操作准确	5 分	
		平补平泻 手法熟练，操作准确	5 分	
7	出针	根据需要选择补法或泻法出针	5 分	
8	整理	整理患者衣物及操作台	5 分	
		总分	100 分	

教师评语	
改进意见	

实训三　穴位注射的基本操作方法

【实训目标】

1. 掌握穴位注射的概念及原理。
2. 掌握穴位注射的基本操作方法。
3. 熟悉穴位注射的操作注意事项。

一、实训用品准备

美容床、酒精棉球、不同型号的注射器、维生素制剂或中草药制剂。

二、实训方法及步骤

(一) 体位

患者体位为正坐位,操作者站在患者右侧。

(二) 操作步骤

(1) 患者取正坐位,每次取 2~4 穴。

(2) 皮肤常规消毒。

(3) 取 5 mL 注射器抽取注射液 2 mL 左右,在穴位上斜刺 10~15 mm,缓慢提插至有针感。

(4) 抽吸针筒无回血后,注入药液(每穴注入药液 0.2~0.4 mL),隔日一次,6~10 次为 1 个疗程。

三、技法要点

(1) 操作者双脚分开站立,降低重心,增加操作稳定性。
(2) 必须在得气的基础上进行操作。

技能实训效果评价

实训项目名称		穴位注射的基本操作方法		
班级		姓名		学号	

序号		评分标准	评分权重	得分
1	准备工作	用品摆放规范	8分	
		患者准备	8分	
2	消毒	器皿、用具消毒	8分	
		操作者双手清洁或消毒	8分	
3	穴位注射	每次取2~4穴	8分	
		定位准确,针刺操作熟练	8分	
		抽取药物正确	8分	
		抽吸针筒无回血	8分	
		注射剂量正确	8分	
4	基本要求	有得气感	18分	
5	结束工作	结束工作程序规范,方法正确	10分	
		总分	100分	

教师评语	
改进意见	

实训四　穴位埋线的基本操作方法

【实训目标】
1. 掌握穴位埋线的概念及原理。
2. 掌握穴位埋线的基本操作方法。
3. 熟悉穴位埋线的操作注意事项。

一、实训用品准备

美容床、酒精棉球、洞巾、注射器、镊子、埋线针(亦可用经改制的12号腰椎穿刺针,将针芯前端磨平)、持针器、0～1号铬制羊肠线、0.5%～1%盐酸普鲁卡因、手术剪、敷料等。

二、实训方法及步骤

(一) 体位

患者体位为卧位,医生站在患者右侧。

(二) 操作步骤

(1) 穿刺针埋线法:常规消毒局部皮肤,镊取一段1～2 cm长已消毒的羊肠线,放在腰椎穿刺针针管的前端,后接针芯,左手拇、食指绷紧或提起进针部位皮肤,右手持针,刺入所需深度,当出现针感后,边推针芯,边退针管,将羊肠线埋填在穴位的皮下组织或肌层内,针孔处敷盖消毒纱布。也可用9号注射器针头作套管,28号2寸长的毫针剪去针头作针芯,将0号羊肠线1～1.5 cm放入针头内,埋入穴位,操作方法同前。

(2) 三角针埋线法:在距离穴位两侧1～2 cm处,用紫药水做进出针点的标记。皮肤消毒后,在标记处用0.5%～1%盐酸普鲁卡因做皮内麻醉,用持针器夹住带羊肠线的皮肤缝合针,从一侧局麻点刺入,穿过穴位下方的皮下组织或肌层,从对侧局麻点穿出,捏起两针孔之间的皮,紧贴皮肤剪断两端线头,放松皮肤,轻轻揉按局部,使羊肠线完全埋入皮下组织内,敷盖纱布3～5天,每次可用1～3个穴位,一般20～30天埋线1次。

(3) 切开埋线法:在选定的穴位上用0.5%盐酸普鲁卡因做浸润麻醉,用刀尖划开皮肤(0.5～1 cm),先将血管钳探入穴位深处,经过浅筋膜达肌层探找酸感点,按摩数秒钟,休息1～2分钟,然后将0.5～1 cm长的羊肠线4～5根埋于肌层内,羊肠线不能埋在脂肪层或过浅,以防不易吸收或感染,切口处用丝线缝合,盖上消毒纱布,5～7天后拆去丝线。

三、技法要点

(1) 操作者双脚分开站立,降低重心,增加操作稳定性。

(2) 埋线多选用肌肉比较丰满部位的穴位,以腰部及腰部穴最常用,选穴原则与针刺疗法相同,但取穴要精简。每次埋线1～3穴,可间隔2～4周治疗1次。

技能实训效果评价

实训项目名称		穴位埋线的基本操作方法		
班级		姓名		学号

序号	评分标准		评分权重	得分
1	准备工作	用品摆放规范	8分	
		患者准备	8分	
2	消毒	器皿、用具消毒	8分	
		操作者双手清洁或消毒	8分	
3	穴位埋线	患者体位为卧位,操作者站在患者右侧	10分	
		每次埋线1~3穴	10分	
		操作平稳,节奏、频率合理	10分	
		选择穴位准确,操作熟练	10分	
4	基本要求	多选用肌肉比较丰满部位的穴位	18分	
5	结束工作	结束工作程序规范,方法正确	10分	
	总分		100分	

教师评语

改进意见

实训五 耳 针 法

【实训目标】
1. 掌握耳针法的概念及原理。
2. 掌握耳针法的基本操作方法。
3. 熟悉耳针法的操作注意事项。

一、实训用品准备

美容床、酒精棉球、毫针、75％酒精棉球、探棒(也可用针柄、探针、大头针的尾部、火柴棒等代用)、镊子(或血管钳)。

二、实训方法及步骤

(一)体位

患者体位为卧位,操作者站在患者右侧。

(二)操作步骤

(1)耳穴探查:可分观察法、按压法、电阻测定法3种。

(2)核对穴位,常规消毒。消毒范围视耳廓大小而定。用75％的酒精消毒,或先用2％碘酒消毒,然后以75％酒精脱碘。

(3)进针法:一般用捻入法和插入法。

①捻入法:操作者左手固定耳廓,右手拇、食指持针柄,将针尖对准耳穴,手指前后捻动,边捻边按,使针随捻转刺入。

②插入法:操作者左手固定耳廓,右手持针柄,将针尖对准耳穴,用力一按,迅速将针插入耳穴中。

(4)针刺角度和深度:耳针刺入的角度和深度取决于耳穴的位置。

(5)疗程:急性病每天1～2次,慢性病每日或隔日1次。8～12次为1个疗程,2个疗程间隔5～7天。

三、技法要点

(1)操作者双脚分开站立,降低重心,增加操作稳定性。
(2)定位要准确。
(3)在得气的基础上进行操作。

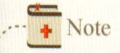

技能实训效果评价

实训项目名称		耳针法	
班级	姓名		学号

序号	评分标准		评分权重	得分
1	准备工作	用品摆放规范	8分	
		患者准备	8分	
2	消毒	器皿、用具消毒	8分	
		操作者双手清洁或消毒	8分	
3	耳针操作	患者体位为卧位,操作者站在患者右侧	10分	
		用捻入法和插入法进针	10分	
		操作手法施力适宜,速度平稳,节奏、频率合理	10分	
		定位穴位准确	10分	
4	基本要求	有得气感	18分	
5	结束工作	结束工作程序规范,方法正确	10分	
	总分		100分	

教师评语

改进意见

项目二

灸法操作技术

实训一 艾炷灸

【实训目标】
1. 掌握艾炷灸的操作方法。
2. 熟悉艾炷灸的分类及操作方法。
3. 了解艾炷的制作方法。

1.1 非化脓灸

一、实训准备

(1) 协助患者取合适体位,暴露施术部位,注意保暖。
(2) 选穴及禁忌证:叙述并指出腧穴定位。检查患者皮肤是否完好无损。女性经期禁灸。
(3) 用品准备齐全:艾绒、酒精灯、打火机、镊子、棉球、矿泉水等;取适量艾绒制作3~7壮直径约为2 cm的艾炷。

二、实训方法及步骤

(1) 在施灸部位涂凡士林或清水。
(2) 将艾炷放在施灸部位上点燃。
(3) 不待燃尽,患者感到稍微灼痛时,用镊子夹去残炷,另换新的一壮再灸。
(4) 灸后不留瘢痕,以灸至皮肤稍红晕,局部有温热感而无灼痛为宜。
(5) 须在规定的时间内灸完所需壮数。

三、灸后处理

(1) 灭火(放置矿泉水瓶中)。
(2) 用干棉球擦拭施灸部位,保持皮肤清洁。
(3) 整理患者衣物,并嘱患者注意保暖,避风寒,畅情志。
(4) 整理、清洁操作台,将物品放回原处。

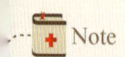

技能实训效果评价

实训项目名称		非化脓灸			
班级		姓名		学号	

序号	评分标准	评分权重	得分
1	体位选择正确	10分	
2	选穴及说明禁忌证	15分	
3	用品准备齐全(尤其是艾炷的制作)	20分	
4	施灸(涂抹介质、操作准确、更换艾炷)	35分	
5	灸后处理(灭火,整理操作台,嘱患者)	20分	
总分		100分	

教师评语

改进意见

1.2 隔姜灸

一、实训准备

(1) 协助患者取合适体位,暴露施术部位,注意保暖。

(2) 选穴及禁忌证:叙述并指出腧穴定位。检查患者皮肤是否完好无损。女性经期禁灸。

(3) 用品准备齐全:取新鲜生姜切成数片,直径2~3 cm,厚0.2~0.3 cm,姜片中心用牙签穿刺数孔;准备艾绒、酒精灯、打火机、镊子、棉球、矿泉水等;取适量艾绒制作5~7壮直径约为2 cm 的艾炷。

二、实训方法及步骤

(1) 将姜片置于所选腧穴上。

(2) 将艾炷放在姜片上,点燃。

(3) 待患者感觉灼热不适时,用镊子夹去残炷,另换新的一壮再灸;或在艾炷与姜片之间另加一姜片衬隔。

(4) 灸至皮肤稍红晕,局部有温热感而无灼痛为宜。

(5) 须在规定的时间内灸完艾炷壮数。

三、灸后处理

(1) 灭火,用镊子将燃完的艾灰放置在指定的器具中,取下姜片。

(2) 用干棉球擦拭施灸部位,保持皮肤清洁。

(3) 整理患者衣物,并嘱患者注意保暖,避风寒,畅情志。

(4) 整理、清洁操作台,将物品放回原处。

1.3 隔蒜灸

一、实训准备

(1) 协助患者取合适体位,暴露施术部位,注意保暖。

(2) 选穴及禁忌证:叙述并指出腧穴定位。检查患者皮肤是否完好无损。女性经期禁灸。

(3) 用品准备齐全:取独头紫皮大蒜切成数片厚0.2~0.3 cm 的薄片,蒜片中心用牙签穿刺数孔;准备艾绒、酒精灯、打火机、镊子、棉球、矿泉水等;取适量艾绒制作3~5壮直径约为2 cm 的艾炷。

二、实训方法及步骤

(1) 将蒜片置于所选腧穴上。

(2) 将艾炷放在蒜片上点燃。

(3) 待患者感觉灼热不适时,用镊子夹去残炷,另换新的一壮再灸;或在艾炷与姜片之间另加一蒜片衬隔。

(4) 灸至皮肤稍红晕,局部有温热感而无灼痛为宜。

(5) 须在规定的时间内灸完艾炷壮数。

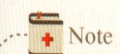

三、灸后处理

(1) 灭火,用镊子将燃完的艾灰放置在指定的器具中,取下蒜片。
(2) 用干棉球擦拭施灸部位,保持皮肤清洁。
(3) 整理患者衣物,并嘱患者注意保暖,避风寒,畅情志。
(4) 整理、清洁操作台,将物品放回原处。

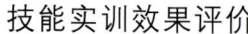

技能实训效果评价

实训项目名称		隔物灸(隔姜灸、隔蒜灸)	
班级		姓名	学号
序号	评分标准	评分权重	得分
1	体位选择正确	10 分	
2	选穴及说明禁忌证	15 分	
3	用品准备齐全(尤其是姜片、蒜片、艾炷的制作)	20 分	
4	施灸(操作准确、更换艾炷)	35 分	
5	灸后处理(灭火,整理操作台,嘱患者)	20 分	
总分		100 分	

教师评语	
改进意见	

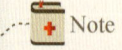

1.4 隔 盐 灸

一、实训准备

(1) 协助患者取合适体位,暴露施术部位,注意保暖。
(2) 选穴及禁忌证:叙述并指出腧穴定位。检查患者皮肤是否完好无损。女性经期禁灸。
(3) 用品准备齐全:取新鲜生姜切成数片直径 2~3 cm,厚 0.2~0.3 cm 的薄片,姜片中心用牙签穿刺数孔;准备食盐(数克)、艾绒、酒精灯、打火机、镊子、棉球、矿泉水等,取适量艾绒制作 3~5 壮直径约为 2 cm 的艾炷。

二、实训方法及步骤

(1) 取干净食盐填平脐孔。
(2) 在食盐上放姜片。
(3) 将艾炷放在姜片上,点燃。
(4) 待患者感觉灼热不适时,用镊子夹去残炷,另换新的一壮再灸;或在艾炷与姜片之间另加一姜片衬隔。
(5) 灸至皮肤稍红晕,局部有温热感而无灼痛为宜。
(6) 须在规定的时间内灸完艾炷壮数。

三、灸后处理

(1) 灭火,用镊子将燃完的艾灰放置在指定的器具中,取下姜片,拨出食盐。
(2) 用干棉球擦拭施灸部位,保持皮肤清洁。
(3) 整理患者衣物,并嘱患者注意保暖,避风寒,畅情志。
(4) 整理、清洁操作台,将物品放回原处。

技能实训效果评价

实训项目名称		隔盐灸	
班级		姓名		学号	

序号	评分标准	评分权重	得分
1	体位选择正确	10 分	
2	选穴及说明禁忌证	15 分	
3	用品准备齐全(尤其是姜片、艾炷的制作,用食盐填平脐孔)	20 分	
4	施灸(操作准确、更换艾炷)	35 分	
5	灸后处理(灭火,食盐的处理,整理操作台,嘱患者)	20 分	
	总分	100 分	

教师评语	
改进意见	

实训二　艾条灸

实训目标:

1. 掌握艾条灸的操作方法。
2. 熟悉艾条灸的分类及操作手法。
3. 了解艾条灸的材料、艾条的选取。

2.1　温和灸

一、实训准备

(1) 协助患者取合适体位,暴露施术部位,注意保暖。

(2) 选穴及禁忌证:叙述并指出腧穴定位。检查患者皮肤是否完好无损。女性经期禁灸。

(3) 用品准备齐全:艾条、酒精灯、镊子、棉球、75%酒精、打火机、矿泉水等。

二、实训方法及步骤

(1) 点燃艾条。

(2) 距离部位约3 cm,进行熏灸。

(3) 如果患者感觉舒适,距离就固定不动,灸至皮肤稍红晕,局部有温热感而无灼痛为宜。

(4) 每穴灸10~15分钟。

(5) 注重与患者的沟通,根据患者反应调整距离。若患者局部知觉迟钝,可将中、食二指分开,置于施灸部位两侧,以此感知患者的局部受热程度。

(6) 施灸时持艾条之手须平稳。

(7) 注意掸灰。

三、灸后处理

(1) 灭火(放置矿泉水瓶中)。

(2) 用干棉球擦拭施灸部位,保持皮肤清洁。

(3) 整理患者衣物,并嘱患者注意保暖、避风寒,畅情志。

(4) 整理、清洁操作台,将物品放回原处。

2.2　回旋灸

一、实训准备

(1) 协助患者取合适体位,暴露施术部位,注意保暖。

(2) 选穴及禁忌证:叙述并指出腧穴定位。检查患者皮肤是否完好无损。女性经期禁灸。

(3) 用品准备齐全:艾条、酒精灯、镊子、棉球、75%酒精、打火机、矿泉水等。

二、实训方法及步骤

(1) 点燃艾条。

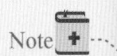

(2) 距离部位约 3 cm,均匀地向左右方向移动或反复旋转移动,移动范围为 3 cm 左右。

(3) 每穴灸 20~30 分钟,灸至皮肤稍红晕为度。

(4) 注重与患者的沟通,根据患者反应调整距离。若患者局部知觉迟钝,可将中、食二指分开,置于施灸部位两侧,以此感知患者的局部受热程度。

(5) 施灸时持艾条之手须平稳。

(6) 注意掸灰。

三、灸后处理

(1) 灭火(放置矿泉水瓶中)。

(2) 用干棉球擦拭施灸部位,保持皮肤清洁。

(3) 整理患者衣物,并嘱患者注意保暖,避风寒,畅情志。

(4) 整理、清洁操作台,将物品放回原处。

2.3 雀 啄 灸

一、实训准备

(1) 协助患者取合适体位,暴露施术部位,注意保暖。

(2) 选穴及禁忌证:叙述并指出腧穴定位。检查患者皮肤是否完好无损。女性经期禁灸。

(3) 用品准备齐全:艾条、酒精灯、镊子、棉球、75%酒精、打火机、矿泉水等。

二、实训方法及步骤

(1) 点燃艾条。

(2) 像鸟啄食一样,均匀地忽近忽远移动。

(3) 灸 5 分钟,灸至皮肤红晕为度。

(4) 注重与患者的沟通,根据患者反应调整距离。若患者局部知觉迟钝,可将中、食二指分开,置于施灸部位两侧,以此感知患者的局部受热程度。

(5) 施灸时持艾条之手须平稳。

(6) 注意掸灰。

三、灸后处理

(1) 灭火(放置矿泉水瓶中)。

(2) 用干棉球擦拭施灸部位,保持皮肤清洁。

(3) 整理患者衣物,并嘱患者注意保暖,避风寒,畅情志。

(4) 整理、清洁操作台,将物品放回原处。

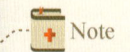

技能实训效果评价

实训项目名称		艾条灸(温和灸、回旋灸、雀啄灸)	
班级		姓名		学号	

序号	评分标准	评分权重	得分
1	体位选择正确	10 分	
2	选穴及说明禁忌证	15 分	
3	用品准备齐全	15 分	
4	施灸(操作准确,持艾条之手平稳)	30 分	
5	操作过程中与患者沟通	15 分	
6	灸后处理(灭火,整理操作台,嘱患者)	15 分	
	总分	100 分	

教师评语

改进意见

项目三

拔罐技术

实训　拔罐的基本操作

实训目标：
1. 掌握拔罐的基本操作流程。
2. 具备操作火罐的能力。
3. 培养严谨认真、精益求精的服务意识。

一、实训用品准备

美容床、弯盘、血管钳（或持针器）、打火机、火罐、95%的酒精棉球、纸片、酒精缸、石蜡油、皮肤针、毫针、消毒用碘伏、毛巾、治疗单等。

二、实训方法及步骤

（一）体位

闪火法取俯卧位，贴棉法、投火法取侧卧位，操作者站在患者右侧。

（二）操作步骤

1. 环境准备　关闭门窗，调室温，必要时用屏风遮挡。

2. 术前检查　检查病情，明确诊断，确定是否是适应证。检查拔罐的部位和患者体位是否合适。检查罐口是否光滑和有无残角、破口。

3. 操作方法

（1）闪火法：

①用血管钳夹住酒精棉球，点燃棉球后，一手持血管钳，另一手持罐体，罐口朝下。

②将夹住点燃棉球的血管钳迅速深入罐内旋转一圈即退出，再迅速将罐扣在需拔处。

③起罐时一般先用右手夹住罐体，左手拇指或食指在罐口旁边按压皮肤，使气体进入罐内，即可将罐取下。

（2）投火法：

①将易燃纸片或酒精棉球点燃后迅速投入罐内，将罐扣在需拔处，即可吸附于体表。

②吸附 10~15 分钟后取罐。

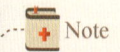

(3) 贴棉法：

①将直径约为 2 cm 的 95% 酒精棉球贴在罐内壁中段。

②点燃后迅速将罐扣在施术部位。

③吸附 10~15 分钟后取罐。

(4) 走罐法：

①先在罐口或吸拔部位涂上一层润滑剂，如石蜡油、凡士林等。

②用闪火法将罐吸拔于皮肤上。

③再以手握住罐底，稍倾斜罐体，或着力于后半边向前推，或着力于前半边向后拉，也可做环形旋转运动。这样反复数次，至皮肤潮红、深红或起丹砂点为止。

(5) 闪罐法：以闪火法使罐吸附于皮肤后，又立即取下，如此反复操作，直至皮肤潮红发热。

(6) 针罐法：

①在待针刺部位用 75% 的酒精或者碘伏擦拭消毒，应以针刺部位为中心向外绕圈消毒。

②使用合适的针具在腧穴位置进针，行针得气后留针。

③在以针为中心的部位上用闪火法拔火罐。

④留置 10~15 分钟后起罐出针。

(7) 刺络拔罐：

①拔罐部位用 75% 的酒精或者碘伏擦拭消毒，应以拔罐部位为中心向外绕圈消毒。

②先用皮肤针点刺出血或用皮肤针叩刺。

③然后以闪火法使罐吸附在点刺的部位上，使之出血。

④留置 10~15 分钟后取罐。

⑤起罐后，用消毒纱布擦净血迹，局部皮肤须用酒精棉球消毒，并应注意保持针刺局部清洁，以防感染。24 小时内不要沐浴。

⑥擦净罐具血迹后，用消毒液或者 75% 的酒精浸泡 30 分钟，然后用清水洗净晾干。

三、技法要点

(1) 操作时注意不要蘸太多酒精，以免燃烧时火焰随酒精流溢，酒精棉球干湿程度以不滴酒精为宜。

(2) 火焰应伸至罐中底部以利排尽空气，同时避免罐口过热烫伤皮肤。

(3) 动作要迅速，罐与操作部位的距离不要太远。

(4) 操作时尽量挺直腰背，保护颈、腰关节。

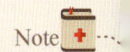

技能实训效果评价

实训项目名称			拔罐的基本操作		
班级		姓名		学号	

序号	评分标准			评分权重	得分
1	准备工作		物品摆放规范	8分	
			患者体位舒适、合理	8分	
2	消毒		器皿、用具消毒,血管钳夹棉球规范	8分	
			皮肤消毒规范	8分	
3	拔罐操作	闪火法	(1)定位准确。(5分) (2)一手握罐体,罐口朝下,接近施术部位;另一手将血管钳夹持的酒精棉球点燃后立即伸入罐内,闪火即退出,迅速将罐扣于应拔部位。(15分) (3)一手持罐稍倾斜;另一手拇指或食指按压罐口皮肤;等罐内负压消失后,取下火罐。(10分) (4)定位不准、动作不完善、操作不完整酌情扣分(10分)	40分	
		投火法	(1)一手握罐体,罐口朝下,接近施术部位;另一手将易燃的纸片(卷)点燃后投入罐内,迅速将罐扣于应拔部位。(15分) (2)起罐方法正确。(10分) (3)操作动作完整。(5分) (4)定位不准、动作不完善、操作不完整酌情扣分(10分)	40分	
		闪罐法	(1)用闪火法将罐吸拔于应拔部位。(10分) (2)立即取下,再吸拔,再取下。(10分) (3)拔至局部皮肤潮红。(10分) (4)起罐方法正确(10分)	40分	
		走罐法	(1)先于吸拔部位涂上润滑油。(10分) (2)用罐吸拔后,用手握住罐体,略用力将罐沿着一定路线(如从上往下)反复推拉,至走罐部位皮肤潮红为度。(20分) (3)随时询问患者的感觉。(5分) (4)起罐方法正确(5分)	40分	

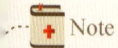

续表

序号	评分标准			评分权重	得分
3	拔罐操作	留罐法	（1）用闪火法拔罐，将吸拔在皮肤上的罐留置一定时间。(15分) （2）随时检查火罐吸附情况，局部皮肤红紫的程度，皮肤有无烫伤或小水疱。(15分) （3）留罐时间5分钟，随时询问患者的感觉。(5分) （4）起罐方法正确(5分)	40分	
		针罐法	（1）在待针刺部位用75%的酒精或者碘伏擦拭消毒，在腧穴位置进针，行针得气后留针。(15分) （2）在以针为中心的部位上用闪火法拔火罐。(10分) （3）留置10～15分钟后起罐出针。(10分) （4）毫针处理符合要求(5分)	40分	
		刺络拔罐	（1）在待针刺部位用75%的酒精或者碘伏擦拭消毒，先用皮肤针点刺出血或用皮肤针叩刺。(10分) （2）点刺的部位上用闪火法使罐吸附在点刺的部位上。(10分) （3）留置10～15分钟后起罐。(10分) （4）清洁皮肤。(5分) （5）毫针处理符合要求(5分)	40分	
4	技能熟练		操作熟练，拔罐部位、方法准确，手法稳、准、快	18分	
5	结束工作		清理用物，归还原处，火罐处理符合要求	10分	
	总分			100分	

教师评语	
改进意见	

项目四

刮痧技术

实训 刮痧的基本操作

实训目标：

1. 掌握刮痧的基本操作方法。
2. 熟悉常用刮痧工具。
3. 要求学生在自己身上或相互之间进行刮痧练习，进行测评。

一、实训用品准备

刮痧板、刮痧油、75％酒精、消毒棉球。

二、实训方法及步骤

（一）熟悉刮痧工具

（二）教师示范操作

教师从每个部位的操作中任选1～2个进行示范。

1. 头颈部刮拭示范操作

（1）刮拭头部两侧：从头两侧的太阳至风池，刮拭线经过头维、率谷等穴位。

（2）刮拭前头部：从头顶的百会至前发际正中。

（3）刮拭后头部：从头顶的百会到后发际正中。

（4）刮拭全头部：以头顶的百会为中心呈放射状向全头部刮拭。

（5）刮拭前额部：先刮拭前发际正中至眉毛之间即印堂处，再由前额正中分别自内向外刮拭两侧。刮拭线经过印堂、攒竹、鱼腰、丝竹空等穴位。

（6）刮拭两颧部：从承泣至巨髎、迎香至耳门、听宫等的区域，分别自内向外刮拭，刮拭线经过承泣、四白、颧髎、巨髎、下关、耳门、听宫、听会等穴位。

（7）刮拭下颌部：以唇下正中承浆为中心，分别自内向外刮拭。刮拭线经过承浆、地仓、大迎、颊车等穴位。

2. 躯干部刮拭示范操作

（1）刮拭背部正中：刮拭督脉。刮拭线从大椎至长强，从上向下刮拭。

（2）刮拭背部两侧：主要刮拭背腰部足太阳膀胱经的循行路线。刮拭线即后正中线旁开1.5寸及3寸的位置，从上向下刮拭。

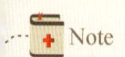

（3）刮拭腹部正中：即任脉在腹部的循行路线。刮拭线从鸠尾至水分，从阴交至曲骨，从上向下刮拭。

（4）刮拭腹部两侧：主要刮拭腹部足少阴肾经、足阳明胃经、足太阴脾经的循行路线，即前正中线旁开0.5寸、2寸、4寸的位置。从上向下刮拭。

3. 四肢部刮拭示范操作

（1）刮拭上肢内侧部：主要刮拭手太阴肺经、手厥阴心包经、手少阴心经的循行路线，从上向下刮拭。

（2）刮拭上肢外侧部：主要刮拭手阳明大肠经、手少阳三焦经、手太阳小肠经的循行路线，从上向下刮拭。

（3）刮拭下肢内侧部：主要刮拭足太阴脾经、足厥阴肝经、足少阴肾经的循行路线，从上向下刮拭。

（4）刮拭下肢前侧、外侧、后侧：主要刮拭足阳明胃经、足少阳胆经、足太阳膀胱经的循行路线，从上向下刮拭。

（5）刮拭膝眼：先用刮痧板的棱角点按刮拭内外膝眼，自里向外，刮拭方法为先点按，然后向外刮出。

（6）刮拭膝关节前部：刮拭部位主要是足阳明胃经过膝关节前部的路线、膝关节以上部分（从伏兔经阴市到梁丘）、膝关节以下部分（从犊鼻到足三里），从上向下刮拭。

（7）刮拭膝关节内侧部：刮拭部位主要是足三阴经过膝关节内侧的路线。刮拭路线经过血海、曲泉、阴陵泉、膝关、阴谷等穴位，从上向下刮拭。

（8）刮拭膝关节外侧部：刮拭部位主要是足少阳胆经过膝关节外侧的路线。刮拭穴位有膝阳关、阳陵泉等，从上向下刮拭。

（9）刮拭膝关节后部：刮拭部位主要是足太阳膀胱经过膝关节后部的循行路线。刮拭穴位有殷门、委阳、委中、合阳等，从上向下刮拭。

（三）学生练习

学生两人一组练习，教师巡回指导。

三、技法要点

（1）刮痧板要消毒。刮痧前涂抹刮痧油。

（2）刮痧时手握刮痧板，刮痧板的底边横靠在手掌心部位，大拇指与其余四指呈弯曲状，分别放在刮痧板两侧，刮痧板与刮拭方向保持在45°～90°。

（3）刮拭方向从颈到背、上肢，再到下肢，从上向下刮拭。

（4）刮痧时间：一般每个部位刮3～5分钟，不可强求出痧。

（5）刮痧时避风和注意保暖。

技能实训效果评价

实训项目名称		刮痧的基本操作	
班级		姓名		学号	

序号	评分标准	评分权重	得分
1	刮痧板消毒	5 分	
2	涂抹刮痧油	10 分	
3	握刮痧板姿势正确	10 分	
4	刮拭顺序正确，从上向下刮拭	15 分	
5	刮拭力度适当，有一定的压力	15 分	
6	每部位刮拭时间为 3~5 分钟	15 分	
7	患者出痧（但不易出痧时不强求）	20 分	
8	患者刮痧后感觉舒适	10 分	
	总分	100 分	

教师评语

改进意见

项目五

推拿美容保健

实训一 头面部推拿保健训练

实训目标：

1. 掌握头面部推拿保健的流程。
2. 具备在头面部推拿保健的能力。
3. 培养严谨认真、精益求精的服务意识。

一、实训用品准备

按摩床、毛巾、美容推车、推拿介质。

二、实训方法及步骤

（一）体位

受术者仰卧，施术者站立或坐于其头后方。

（二）操作步骤

（1）摩浴面目：施术者双手掌合拢搓至微热，分别轻放于受术者两侧面颊，沿面颊→眼→额面一线做3～5遍摩法。

（2）分抹前额：①施术者以两手掌面着力，沿受术者印堂→神庭一线做单向抹动3～5次；②用双手大鱼际沿印堂→太阳方向做推抹法，用中指螺纹面点揉太阳，反复施术3～5次。

（3）轻摩眼眶：双手拇指及大鱼际沿眼眶由下至上、由内至外轻摩。

（4）推摩鼻翼：中指、食指轻夹鼻翼两旁，做轻快擦法。

（5）轻揉口周：双手拇指指腹由水沟→地仓→承浆反复推揉3～5次。

（6）摩揉面颊：①双手拇指指端点按受术者两侧迎香；②指螺纹面自迎香起，经巨髎推摩至颧髎；③双手四指螺纹面着力，轻摩受术者下颌处，并沿下颌外缘，经大迎摩至颊车，然后用中指揉按颊车；④从颊车经下关轻揉至太阳。

（7）梳理头皮：施术者双手五指屈曲，并自然分开，以指端及指螺纹面交替着力，从受术者头部两侧耳上的发际处，向头发内对称做快速而节律地梳抓，并缓慢移到头顶正中线，双手十指交叉梳抓搓动，如洗头状。

（8）点按五经穴：双手指腹点按督脉、膀胱经、胆经穴位。由轻到重，慢进慢出。

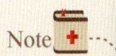

(9) 叩击头皮:施术者一手垫在头皮上,另一手虚拳叩击在手掌上,轻轻叩击头部。

(10) 轻揉耳廓:①两手拇指与食指相对放置于耳廓前后面,由下至上揉搓耳廓;②向下方牵拉耳垂。

(11) 头面部推拿总收法:①施术者以双手拇指螺纹面或大鱼际着力,先行分抹前额,揉运太阳,分抹眼球,抹揉迎香,掐人中、地仓;②从耳前到耳上,推理至耳后;③以双手小鱼际着力,沿颈项斜方肌推揉至双侧肩井,点按肩井2~3次收势。

三、技法要点

(1) 操作时腰背挺直,沉肩坠肘。

(2) 手法连贯、流畅,动作沉稳、协调,力量持续、透达。

(3) 操作时由上而下,由前至后,由中到侧,由点及面,整体连贯,按经络循行规律施术。

(4) 头面部推拿时间约为10分钟,可根据受术者实际状况,适当调整时间。

(5) 按摩后要达到头面部放松舒适、醒脑明目等目的。

技能实训效果评价

实训项目名称			头面部推拿保健训练		
班级		姓名		学号	

序号		评分标准	评分权重	得分
1	准备工作	用品摆放规范	8分	
		盖毛巾被	8分	
2	消毒	器皿、用具消毒,取护肤品规范、卫生	8分	
		按摩师双手清洁或消毒	8分	
3	推拿按摩	针对不同部位采取适宜的按摩手法,按摩动作正确	10分	
		手指动作灵活、协调,衔接动作连贯	10分	
		按摩手法施力适宜,速度平稳,节奏合理	10分	
		按摩穴位准确,手法熟练	10分	
4	基本保养	基本保养程序和方法正确	18分	
5	结束工作	结束工作程序规范,方法正确	10分	
		总分	100分	

教师评语

改进意见

实训二　胸腹部推拿保健训练

实训目标：
1. 掌握胸腹部推拿保健的流程。
2. 具备在胸腹部推拿保健的能力。
3. 培养严谨认真、精益求精的服务意识。

一、实训用品准备
按摩床、毛巾、美容推车、推拿介质。

二、实训方法及步骤
（一）体位
受术者取仰卧位，保持呼吸均匀，腹肌放松；施术者站立或坐于其侧。

（二）操作步骤
（1）掌根按压双肩：①施术者以双手掌根同时着力，按压受术者双肩；②拇指指端同时点压其中府 30 秒。反复施术 5~6 次。
（2）分推胸胁、腹部：施术者双手拇指分别置于受术者胸骨两侧的俞府穴，四指抱定胸廓两侧，以全掌着力，从腹部正中线沿肋弓向两侧分推，反复施术 5~6 次。
（3）点揉胸部腧穴：①施术者以一手或双手拇指螺纹面着力，从天突开始逐个点揉任脉诸穴至膻中；②从两侧俞府开始，向下逐个揉按足少阴经诸穴至神封；③两手分别向外揉按气户至乳根。
（4）搓摩双胁肋：施术者双手对称性地分置于受术者两胁肋部，以全掌着力，向下来回对搓其胁肋部。
（5）全掌揉腹：施术者双手叠掌，全掌着力，从受术者右下腹开始，沿升、横、降结肠的方向顺时针轻揉全腹。
（6）拿揉腹直肌：施术者以两手拇指、四指分别置于受术者腹部两侧，向内合力将腹肌挤起，然后两手交叉，以双掌归拢扣合腹肌，使双手拇指置于腹肌一侧，余四指于腹肌另一侧，自上而下。
（7）摩腹：①双手叠压，以神阙为中心，在腹部沿顺时针方向摩腹；②再采用相同方法逆时针摩腹。
（8）点穴：用拇指指腹点按上脘、中脘、天枢、气海、关元。
（9）热敷：双手搓热，掌心放置于脐部。

三、技法要点
（1）双脚分开站立，降低重心，增加操作稳定性。
（2）施压操作时，伸直手臂，使上身的力量通过手臂作用于双手。
（3）按摩时尽量挺直腰背，保护颈、腰关节。
（4）手法连贯、流畅，动作沉稳、协调，力量持续、透达。
（5）操作应重视循经与取穴，配合呼吸节律，由胸及腹，条理连贯，左右照应。

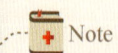

(6) 胸胁部施术宜轻巧灵活,速率均匀,勿施粗暴,女性应忽略乳房部位;腹部施术应轻松柔和,均匀深透,摩运须热,按揉勿急,和缓顺应,勿伤脏器。

(7) 胸腹部推拿时间约为 10 分钟,可根据受术者实际情况,适当调整时间。

(8) 按摩后要达到改善脏腑功能、消除胸腹部胀满等目的。

技能实训效果评价

实训项目名称		胸腹部推拿保健训练		
班级		姓名		学号	
序号		评分标准	评分权重	得分
1	准备工作	用品摆放规范	8 分	
		盖毛巾被	8 分	
2	消毒	按摩师双手清洁或消毒	16 分	
3	推拿按摩	针对不同部位采取适宜的按摩手法,按摩动作正确	10 分	
		手指动作灵活、协调,衔接动作连贯	10 分	
		按摩手法施力适宜,速度平稳、节奏、频率合理	10 分	
		按摩穴位准确,手法熟练	10 分	
4	基本保养	基本保养程序和方法正确	18 分	
5	结束工作	结束工作程序规范,方法正确	10 分	
总分			100 分	
教师评语				
改进意见				

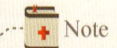

实训三　上肢部推拿保健训练

实训目标：
1. 掌握上肢部推拿保健的流程。
2. 具备在上肢部推拿保健的能力。
3. 培养严谨认真、精益求精的服务意识。

一、实训用品准备
按摩床、毛巾、美容推车、推拿介质。

二、实训方法及步骤

（一）体位

受术者取仰卧位，上肢放松，自然下垂；施术者站于其一侧。

（二）操作步骤

（1）推抚上肢：施术者一手托住受术者一侧腕部，另一手全掌着力，从受术者腕掌部开始，向心推按至腋窝处，而后再离心从外侧推按至腕部。

（2）拿揉上肢：施术者一手托住受术者一侧腕部，另一手拇指与其余四指相对着力，沿经脉循行或肌肉轮廓，揉拿上肢肌肉和腧穴，由肩至臂、腕部。

（3）㨰上肢：以小鱼际㨰肩关节和上肢内、外侧。

（4）点揉上肢穴：施术者一手握住受术者近侧手掌，另一手托住其肘臂，用拇指端螺纹面点揉臂臑、曲池、手三里、内关、神门、合谷、劳宫等穴。

（5）摇肩关节：施术者一手托住受术者手腕部，另一手扶肘关节，先顺时针，后逆时针环转摇动肩关节各3～5次。

（6）摇腕关节：施术者一手握住受术者腕关节上部，使之固定；另一手握其食指、中指、无名指和小指，并稍使之背屈，然后自内向外摇动其手腕3～5周。

（7）抖动上肢：施术者双手握住受术者大、小鱼际，双手拇指在稍用力牵拉手背的基础上，上下抖动上肢。

（8）推按手掌和手背：双手四指托住大、小鱼际，拇指由下至上推按手掌和手背。

（9）捻、捋手指：①施术者一手托扶受术者腕部，另一手拇、食指螺纹面相对着力，夹持受术者各指根部，做快速捻动，并向指端方向移动，施术时应以捻动手指关节为主，时间约30秒。②屈曲的食、中指近侧关节的相对面着力，紧夹住受术者的手指根部，用力向指端方向迅速捋出，可听到施术者两指相撞发出"嗒"的响声。按拇指至小指的顺序施术。

三、技法要点

（1）双脚分开站立，降低重心，增加操作稳定性。

（2）按摩时尽量挺直腰背，保护颈、腰部关节。

（3）手法连贯、流畅，动作沉稳、协调，力量持续、透达。

（4）上肢部皮肤薄弱，推拿操作手法宜柔和轻快。

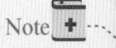

(5) 点、按应着重于腧穴,尤其是肩、肘、腕关节部位;揉、推须遵循经络;摇、抖灵巧到位,功力通臂贯肢;捻、捋手指要轻松、灵活、柔和。

(6) 上肢部推拿时间约为 10 分钟,可根据受术者实际状况,适当调整时间。

(7) 按摩后要达到滑利关节、改善血液循环、消除上肢疲劳等目的。

技能实训效果评价

实训项目名称		上肢部推拿保健训练		
班级		姓名		学号
序号		评分标准	评分权重	得分
1	准备工作	用品摆放规范	8分	
		盖毛巾被	8分	
2	消毒	按摩师双手清洁或消毒	16分	
3	推拿按摩	针对不同部位采取适宜的按摩手法,按摩动作正确	10分	
		手指动作灵活、协调,衔接动作连贯	10分	
		按摩手法施力适宜,速度平稳,节奏、频率合理	10分	
		按摩穴位准确,手法熟练	10分	
4	基本保养	基本保养程序和方法正确	18分	
5	结束工作	结束工作程序规范,方法正确	10分	
		总分	100分	

教师评语	
改进意见	

实训四　下肢部推拿保健训练

实训目标：

1. 掌握下肢推拿保健的流程。
2. 具备在下肢推拿保健的能力。
3. 培养严谨认真、精益求精的服务意识。

一、实训用品准备

按摩床、毛巾、美容推车、推拿介质。

二、实训方法及步骤

（一）下肢部前侧推拿

1. 体位　受术者取仰卧位，施术者站于其一侧。

2. 操作步骤

（1）分推下肢：①双掌相对分推大腿，髋关→足背。②单掌跟自大腿内侧推至足弓下。③单掌跟自环跳推至足外踝。

（2）拿揉下肢：双手拇指与四指相对，自上而下分别拿揉下肢前侧、内侧和外侧。

（3）擦下肢：单手小鱼际擦，从下往上沿下肢前侧。

（4）点穴：施术者以拇指螺纹面着力，点按足三里、血海、阴陵泉、阳陵泉、三阴交等穴。

（5）抱揉膝关节：①施术者一手掌心着力，置受术者髌骨上揉压1～2分钟；②双手掌心着力，如抱球状，抱住其膝关节两侧，相对用力，轻揉膝关节1～2分钟。

（6）环摇髋、踝关节：①施术者一手托住受术者足跟，另一手扶住受术者膝盖，先使受术者屈髋屈膝，之后顺、逆时针环转摇髋关节双侧，各操作3～5次；②双手用力向胸部方向上推，使受术者髋、膝关节尽可能屈曲，然后用力将此下肢向远端牵拉成伸直状态，可施术2～3次；③施术者摇踝关节，先顺时针，后逆时针，环转摇动各5～8次。

（7）推摩足背：施术者一手托扶受术者足底，以另一手拇指螺纹面、大鱼际或掌根推摩其足背。

（8）叩击下肢：空掌或空拳从上往下叩打下肢前侧、外侧、内侧，遇脂肪堆积部位适当加力。

（二）下肢部后侧推拿

1. 体位　受术者俯卧，双下肢放松，自然伸直；施术者站于其一侧。

2. 操作步骤

（1）分推下肢：单掌紧贴大腿根部，自承扶推至足跟。

（2）拿揉下肢：两手拇指与四指由上至下拿揉下肢后侧肌群。

（3）点穴：两手拇指点按环跳、承扶、殷门、委中、承山，按压后缓慢揉动。

（4）擦下肢：单手小鱼际擦，从下往上沿下肢后侧。

（5）拿揉昆仑、太溪：一手扶住足部，另一手拇指与食指指腹拿住昆仑与太溪，进行提拿揉捏。

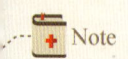

（6）抱揉下肢：两手掌心相对抱紧下肢肌群，由上至下揉动，重点抱揉小腿后侧肌群。

（7）叩击臀部及下肢：双手空拳由上至下叩击臀部及下肢。

（8）推揉足底：①施术者以单手鱼际、掌根或双手拇指螺纹面着力，推、搓、揉受术者足弓、足底各3~5遍；②最后以空拳有节奏地叩打其足跟部3~5遍。

三、技法要点

（1）双脚分开站立，降低重心，增加操作稳定性。

（2）按摩时尽量挺直腰背，保护颈、腰部关节。

（3）下肢部肌肉丰厚、韧带肌腱强劲，推拿操作手法宜深透有力，均匀持久。

（4）揉应遵经循筋，以线及面；推抚勿浮，搓摩须热，拍叩轻巧，运动准确有度。

（5）下肢部前侧、后侧推拿时间约为15分钟，可根据受术者实际状况，适当调整时间。

（6）按摩后要达到改善血液循环、消除下肢酸胀、疲劳等目的。

技能实训效果评价

实训项目名称		下肢部推拿保健训练	
班级		姓名		学号	
序号	评分标准		评分权重	得分
---	---	---	---	---
1	准备工作	用品摆放规范	8分	
		盖毛巾被	8分	
2	消毒	按摩师双手清洁或消毒	16分	
3	推拿按摩	针对不同部位采取适宜的按摩手法，按摩动作正确	10分	
		手指动作灵活、协调，衔接动作连贯	10分	
		按摩手法施力适宜，速度平稳，节奏、频率合理	10分	
		按摩穴位准确，手法熟练	10分	
4	基本保养	基本保养程序和方法正确	18分	
5	结束工作	结束工作程序规范，方法正确	10分	
	总分		100分	

教师评语	
改进意见	

实训五　颈肩部推拿保健训练

实训目标：
1. 掌握颈肩部推拿保健的流程。
2. 具备在颈肩部推拿保健的能力。
3. 培养严谨认真、精益求精的服务意识。

一、实训用品准备
按摩床、毛巾、美容推车、推拿介质。

二、实训方法及步骤
（一）体位

受术者俯卧,保持颈肩部放松。施术者站于其一侧或身后。

（二）操作步骤

（1）拿揉颈项部及肩部：①一手扶住额头,另一手拇指与四指指腹相对同时用力,由上而下拿揉颈部两侧肌肉丛,风府→大椎。②四指向前,拇指向后拿揉肩部肌肉,风池→肩井。

（2）指压颈椎棘突两侧：两手拇指指腹分别放在颈部棘突两侧,由上至下按压。

（3）按揉肩背：两手拇指分别放在两侧肩胛冈上窝处,其余四指放在肩前部,拇指、四指及虎口有节奏地相互用力进行按揉。

（4）点穴：双手拇指螺纹面或指端着力,分别点揉受术者颈项及肩部的风池、风府、大椎、肩井、秉风、曲垣、天宗等腧穴各20秒左右。

（5）搓颈肩部：双手交替搓颈肩部。

（6）叩击肩部：双掌心相对,小指尺侧有节奏地交替叩击肩部。

三、技法要点
（1）双脚分开站立,降低重心,增加操作稳定性。

（2）按摩时尽量挺直腰背,保护颈、腰部关节。

（3）要求手法稳定、深透、灵活,慢而不滞,快而有序,轻重适宜,柔和深透。并注意施术方向、角度分寸和手法变化,切忌生硬力猛。

（4）颈肩部推拿时间约为10分钟,可根据受术者实际状况,适当调整时间。

（5）按摩后要达到舒筋通络、解痉止痛、缓解肩颈部疲劳等目的。

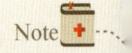

技能实训效果评价

实训项目名称			颈肩部推拿保健训练		
班级		姓名		学号	
序号	评分标准			评分权重	得分
1	准备工作	用品摆放规范		8分	
		盖毛巾被		8分	
2	消毒	按摩师双手清洁或消毒		16分	
3	推拿按摩	针对不同部位采取适宜的按摩手法，按摩动作正确		10分	
		手指动作灵活、协调，衔接动作连贯		10分	
		按摩手法施力适宜，速度平稳，节奏、频率合理		10分	
		按摩穴位准确，手法熟练		10分	
4	基本保养	基本保养程序和方法正确		18分	
5	结束工作	结束工作程序规范，方法正确		10分	
	总分			100分	

教师评语	
改进意见	

实训六　背腰部推拿保健训练

实训目标：
1. 掌握背腰部推拿保健的流程。
2. 具备在背腰部推拿保健的能力。
3. 培养严谨认真、精益求精的服务意识。

一、实训用品准备
按摩床、毛巾、美容推车、推拿介质。

二、实训方法及步骤

（一）体位

受术者取俯卧位；施术者站于其一侧，并面向其头部。

（二）操作步骤

（1）推抚背腰及两胁：①施术者用掌推法或肘推法，从受术者脊柱两侧由上至下反复施术3～5次。②自肩胛骨下缘开始，沿脊柱两旁由内斜向外，逐肋分推至腋中线，反复施术2～3次。

（2）掌揉背腰部：叠掌由上至下按揉脊柱两侧肌肉。

（3）弹拨足太阳膀胱经：①双手拇指指腹由上至下弹拨足太阳膀胱经。②一手掌由上至下轻揉膀胱经。

（4）㨰膀胱经：背部脊柱两侧膀胱经施以㨰法。

（5）捏脊：用双手沿督脉、两侧夹脊穴、足太阳膀胱经从尾骶部至大椎水平进行捏脊，反复操作3次，捏三提一。

（6）拍打背腰部：双手握空拳，拍打背腰部。

（7）按揉肾俞：①双手拇指指腹点按肾俞。②手掌或大鱼际揉肾俞。

（8）搓命门：双手搓热，一手放在背部，另一手快速横搓命门及两侧肾俞。

三、技法要点

（1）双脚分开站立，降低重心，增加操作稳定性。

（2）按摩时尽量挺直腰背，保护颈、腰部关节。

（3）推拿操作手法大多接触面大，且要求力达深透。

（4）推抚宜广而不浮；按压要重而不滞；揉捏均匀有力，动而不涩；叩拍有节奏，轻重有度。

（5）背部手法当柔和而深透；脊部手法要力重而勿暴；腰肾部手法要轻巧；腰骶部手法应透达。

（6）背腰部推拿时间约为15分钟，可根据受术者实际状况，适当调整时间。

（7）按摩后要达到舒筋通络、解痉止痛、缓解背腰部疲劳等目的。

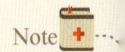

技能实训效果评价

实训项目名称		背腰部推拿保健训练	
班级		姓名		学号	

序号	评分标准		评分权重	得分
1	准备工作	用品摆放规范	8分	
		盖毛巾被	8分	
2	消毒	按摩师双手清洁或消毒	16分	
3	推拿按摩	针对不同部位采取适宜的按摩手法,按摩动作正确	10分	
		手指动作灵活、协调,衔接动作连贯	10分	
		按摩手法施力适宜,速度平稳,节奏、频率合理	10分	
		按摩穴位准确,手法熟练	10分	
4	基本保养	基本保养程序和方法正确	18分	
5	结束工作	结束工作程序规范,方法正确	10分	
	总分		100分	

教师评语	
改进意见	

项目六

中医传统养生功法的操作

实训一　易筋经的练习

实训目标：

1. 掌握易筋经各式名称，熟练易筋经各式动作。
2. 熟悉易筋经十二势口诀。
3. 要求学生独立完成易筋经练习，进行测评。

一、实训用品准备

教学光盘、练功服。

二、实训方法及步骤

（1）易筋经功法视频学习。

（2）教师进行易筋经功法的动作指导：教师逐一讲解易筋经十二势动作要领，强调动作要点，提示易犯错误，纠正错误及不规范动作，并通过口诀加以强化巩固。演练步骤：第一势，韦驮献杵；第二势，横担降魔杵；第三势，掌托天门；第四势，摘星换斗；第五势，倒拽九牛尾；第六势，出爪亮翅；第七势，九鬼拔马刀；第八势，三盘落地；第九势，青龙探爪；第十势，卧虎扑食；第十一势，打躬；第十二势，掉尾。

（3）学生进行易筋经的动作练习：学生集体练习，教师巡回指导。

三、技法要点

（1）练功时肌肉放松，保持安静。
（2）意念守于丹田，但不可过分用力。
（3）采用腹式呼吸，不急不躁，力求自然，不可鼓劲用力。
（4）演练时以缓慢的速度进行，不急不躁。
（5）适量运动，做到科学合理、安全实效，不要负重锻炼。

技能实训效果评价

实训项目名称		易筋经的练习	
班级		姓名		学号	

序号	评分标准	评分权重	得分
1	预备动作正确	10 分	
2	按照十二势顺序进行练习	10 分	
3	动作缓慢、流畅,不急躁	20 分	
4	准确完成韦驮献杵、横担降魔杵、掌托天门、摘星换斗、倒拽九牛尾、出爪亮翅、九鬼拔马刀、三盘落地、青龙探爪、卧虎扑食、打躬、掉尾十二势动作	60 分 (每一势动作5 分,共 12 势)	
	总分	100 分	

教师评语	
改进意见	

实训二　五禽戏的练习

实训目标：
1. 掌握五禽戏各式名称，熟练五禽戏各式动作。
2. 熟悉五禽戏各式动作特点。
3. 要求学生独立完成五禽戏练习，进行测评。

一、实训用品准备

教学光盘、练功服。

二、实训方法及步骤

(1) 五禽戏功法视频学习。

(2) 教师进行五禽戏功法的动作指导。

①进行五禽戏基本手型、基本步行讲解示范。

②教师示范操作：虎举、虎扑；鹿抵、鹿奔；熊运、熊晃；猿提、猿摘；鸟伸、鸟飞。

③依次教授各式动作，学生跟随教师逐一完成动作。教师提示易犯错误，纠正错误及不规范动作。

④先要求学生做到形似，然后要求学生做到神似，如虎之威武、鹿之安闲、熊之稳健、猿之机敏、鸟之轻捷。内蕴"五禽"神韵，做到形神合一。

(3) 学生进行五禽戏的动作练习。学生集体练习，教师巡回指导。

三、技法要点

(1) 练功时全身放松，情绪轻松乐观。

(2) 用腹式呼吸，专注意守，保证意气相随。

(3) 模仿五禽的动作形象，不能只达到形似，还要追求神似。

(4) 适度、量力而行，切勿勉强。

技能实训效果评价

实训项目名称		五禽戏的练习	
班级		姓名		学号	

序号	评分标准	评分权重	得分
1	预备动作正确	10 分	
2	按照虎戏、鹿戏、熊戏、猿戏、鸟戏的顺序进行练习	10 分	
3	动作缓慢、流畅,不急躁	20 分	
4	准确完成虎举、虎扑、鹿抵、鹿奔、熊运、熊晃、猿提、猿摘、鸟伸、鸟飞的动作	50 分（每戏 10 分）	
5	模仿五禽的动作形象而达到神似	10 分	
	总分	100 分	

教师评语	
改进意见	

实训三　八段锦的练习

实训目标：

1. 掌握八段锦各式名称,熟练八段锦各式动作。
2. 熟悉八段锦各式动作特点。
3. 要求学生独立完成八段锦练习,进行测评。

一、实训用品准备

教学光盘、练功服。

二、实训方法及步骤

(1) 八段锦功法视频学习。

(2) 教师进行八段锦功法的动作指导。

①教师示范八段锦各式动作,强调各式动作要领。形体动作要柔和匀缓、圆活连贯、刚柔相济、松紧结合。演练步骤:两手托天理三焦;左右开弓似射雕;调理脾胃须单举;五劳七伤往后瞧;摇头摆尾去心火;两手攀足固肾腰;攒拳怒目增气力;背后七颠百病消。

②学生跟随教师逐一完成动作,同时在讲授过程中强调动作要点及注意事项,提示易犯错误,纠正错误及不规范动作。

(3) 学生进行五禽戏的动作练习。学生集体练习,教师巡回指导。

三、技法要点

(1) 呼吸平稳,精神放松。
(2) 腹式呼吸,意守丹田。
(3) 动作要舒展大方,用力轻缓,顺其自然。
(4) 每式动作的重复次数渐次增多。

技能实训效果评价

实训项目名称			八段锦的练习	
班级		姓名		学号
序号	评分标准		评分权重	得分
1	预备动作正确		10 分	
2	按照八段锦口诀顺序进行练习		10 分	
3	动作缓慢、流畅,不急躁		20 分	
4	准确完成两手托天理三焦、左右开弓似射雕、调理脾胃须单举、五劳七伤往后瞧、摇头摆尾去心火、两手攀足固肾腰、攒拳怒目增气力、背后七颠百病消的动作		40 分 (每式 5 分)	
5	动作优美,如丝锦般连绵不断		20 分	
	总分		100 分	

教师评语

改进意见

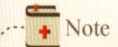

项目七

其他操作技术

实训 穴位贴敷

实训目标：
1. 掌握贴敷的基本操作方法。
2. 熟悉穴位贴敷常用药物。
3. 要求学生相互之间进行穴位贴敷，进行测评。

一、实训准备
（1）协助患者取合适体位，暴露施术部位，注意保暖。
（2）选穴及禁忌证：叙述并指出腧穴定位。检查患者皮肤是否完好无损。孕妇、幼儿避免贴敷刺激性强、毒性大的药物。
（3）实训用品准备：75％酒精、消毒干棉球、调制好的药物、空白穴位贴、调药勺、红外线灯等。

二、实训方法及步骤
（一）选穴
根据病情选择相应穴位，每次贴敷2～4穴。
（二）消毒
用75％酒精棉签，在穴位皮肤处从内向外打圈消毒。
（三）制作药贴
把调制好的药膏贴敷在空白穴位贴上，或者把调制好的药膏贴敷在穴位上，并用胶布固定好。
（四）促进吸收
使用红外线灯照射15～20分钟，促进吸收。
（五）换药
（1）用消毒干棉球蘸取温水或植物油，揩去粘在皮肤上的药物。
（2）擦干后，重新敷药。
（六）整理
贴敷结束，撤下药膏，用干棉球擦拭。如有水疱，按要求处理。

三、学生练习
学生两人一组练习，教师巡回指导。

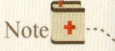

技能实训效果评价

实训项目名称		穴位贴敷	
班级	姓名		学号
序号	评分标准	评分权重	得分
1	正确选穴并定位准确	10 分	
2	选择合适体位	10 分	
3	实训用品准备	10 分	
4	正确消毒方法，消毒顺序	15 分	
5	制作药贴	15 分	
6	使用红外线灯照射	10 分	
7	换药	20 分	
8	整理	10 分	
总分		100 分	

教师评语

改进意见

主要参考文献

[1]　冯居秦,杨国峰.中医美容非药物疗法[M].北京:中国中医药出版社,2014.
[2]　汪安宁,易志龙.针灸学[M].4版.北京:人民卫生出版社,2018.
[3]　陈健尔,李艳生.中国传统康复技术[M].3版.北京:人民卫生出版社,2019.
[4]　王德瑜,邓沂.中医养生康复技术[M].2版.北京:人民卫生出版社,2014.
[5]　侯在恩,祁景伟.经络美容学[M].北京:科学出版社,2000.
[6]　王富春,贾春生.刺法灸法学[M].3版.上海:上海科学技术出版社,2018.
[7]　施洪飞,方泓.中医食疗学[M].北京:中国中医药出版社,2018.
[8]　陈健尔,甄德江.中国传统康复技术[M].2版.北京:人民卫生出版社,2014.
[9]　陈景华.美容保健技术[M].3版.北京:人民卫生出版社,2019.